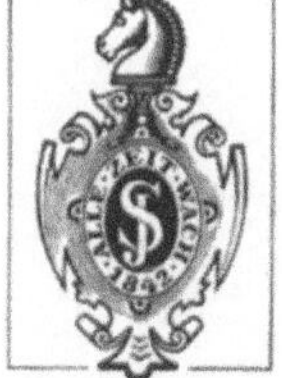

P. Tondelli · M. Allgöwer

Gallenwegschirurgie

Indikationen und operative Verfahren
bei gutartigen Gallenwegserkrankungen

Mit 92 Abbildungen und 49 Tabellen

Springer-Verlag
Berlin Heidelberg New York 1980

Privatdozent Dr. med. P. TONDELLI
Prof. Dr. med. M. ALLGÖWER
Kantonsspital Basel, Departement für Chirurgie
Spitalstraße 21, CH-4031 Basel

CIP-Kurztitelaufnahme der Deutschen Bibliothek
Tondelli, Peter
Gallenwegschirurgie: Indikationen u. operative Verfahren bei gutartigen Gallenwegserkrankungen
P. Tondelli; M. Allgöwer. – Berlin, Heidelberg, New York: Springer, 1980.
ISBN-13: 978-3-642-67620-8   e-ISBN-13: 978-3-642-67619-2
DOI: 10.1007/978-3-642-67619-2
NE: Allgöwer, Martin:

Vorwort

Die Cholezystektomie ist vielerorts der häufigste allgemeinchirurgische
Eingriff geworden. Als meist einfache „Anfängeroperation" wird sie
gerne etwas unterschätzt. Um so schwerer wiegen ihre Mißerfolge: So
kann z. B. eine etwas überhastet gesetzte Klemme den Gallengang verletzen und zu einer langen Leidensgeschichte mit oft ungewissem Ausgang
führen.

Das vorliegende Buch versucht, einerseits eine Übersicht über die gutartigen Gallenwegserkrankungen, wie sie sich aufgrund der neuen Literatur präsentieren, zu geben, andererseits diejenigen Operationstechniken
darzustellen, die sich uns besonders bewährt haben. Immer wieder sind
es kleine „Tricks", die in der Chirurgie helfen, Ärger zu ersparen: So erlaubt z. B. die Kenntnis der einfachen sog. „Distensionsspülung", einen
sonst kaum erreichbaren intrahepatischen Stein problemlos und scho-
nend zu entfernen. Entscheidend zur Vermeidung von Enttäuschungen
nach Cholezystektomie ist auch eine sorgfältige intraoperative Beurteilung von Gallengang und Papille. Die Cholangiographie in Kombination
mit der Gallengangsdruck- und Durchflußmessung liefert dem Operateur
Angaben für die Entscheidung, ob der Gallengang eröffnet, evtl. die
Papille gespalten werden muß. Dabei können zusätzliche interessante
physiologische und pathophysiologische Erkenntnisse gewonnen werden,
die z. B. die emotional geführte Diskussion um die Existenz der Papillenstenose auf eine rationale Ebene zurückbringen läßt.

Es ist unser Wunsch, daß das Buch in diesem Sinne beim Lösen der
alltäglichen Gallenwegsprobleme Unterstützung bieten kann.

Allen jenen, die beim Entstehen des endgültigen Manuskriptes Hilfe ge-
leistet haben, sei an dieser Stelle herzlich gedankt. Besonders erwähnen
möchten wir dabei: Frau I. SCHAUMBURG, die die prächtigen Zeichnun-
gen angefertigt hat; Frl. S. HÜNI, H. LEHFELDT und E. SCHEURER, die das
Manuskript mehrfach durchgearbeitet haben; dem Springer-Verlag, der
für die großzügige Ausstattung des Buches sorgte.

Basel, Sommer 1980
P. TONDELLI
M. ALLGÖWER

Inhaltsverzeichnis

A. Einleitung

I. Häufigkeit von Gallenwegserkrankungen, Gallensteinen, Gallenwegsoperationen

Die Erkrankungen der Gallenwege sind häufig und in Zunahme begriffen (Salzer u. Hagleitner 1971). Als Beispiel seien die USA zitiert mit einer großen, gut erfaßten Population. Auf die 200 Mio. Einwohner schätzt man 20 Mio. (10%) *Gallenwegserkrankungen* und etwa 1 Mio. neue Fälle pro Jahr (Orloff 1973). Für den Großteil, und zwar 18 Mio. (9% der Population oder 90% der Gallenwegserkrankungen), sind Gallensteine verantwortlich (Sosin 1975). Man nimmt 900 000 neue Gallensteinkranke pro Jahr an, wovon ca. die Hälfte, d. h. 450 000 operiert werden. Die dadurch verursachten Kosten belaufen sich auf 1 Milliarde Dollar im Jahr (Small 1976).

Die Häufigkeit der *Gallensteine* zeigt eine Abhängigkeit von Rasse, Geschlecht und Alter. In den USA liegt die Frequenz bei 9% (Sosin 1975). Berichte aus skandinavischen (Torvik u. Hoivid 1960) und südamerikanischen Ländern (Marinovic 1972) geben höhere Zahlen an. Andererseits hat Japan (Nakayama u. Miyaka 1970) eine geringere Häufigkeit, und gewisse Stämme in Afrika (Biss 1971) kennen diese Erkrankung überhaupt nicht. Wie eine große Autopsiestatistik nachweist, haben Frauen dreimal häufiger Gallensteine als Männer, 21- bis 40jährige in 5–10% und 41- bis 80jährige in 15–40% (Newman et al. 1968) (Tabelle 1).

Entsprechend der Frequenz der Gallenwegserkrankungen und ihrer Aufgliederung sind die *Gallenwegsoperationen*. In den USA werden ca. 450 000 Gallenwegsoperationen pro Jahr vorgenommen, die Mehrzahl wegen Steinen (Orloff 1973). Die Aufschlüsselung der Gallenwegsoperationen eines großen Spitals in Europa zeigt, daß die Eingriffe in 94% der Fälle wegen benigner und nur in 6% wegen maligner Erkrankung erfolgen. Bei den benignen Ursachen stehen die Steine mit 90% weit an der Spitze; die verbleibenden 4% beinhalten fast ausschließlich Zweiteingriffe, meist nach Erstoperation aufgrund von Steinen (Spohn et al. 1973). So ist die Cholezystektomie vielerorts zum häufigsten Eingriff im allgemeinchirurgischen Krankengut geworden.

Tabelle 1. Häufigkeit von Gallensteinen in Abhängigkeit von Geschlecht und Alter: 5375 Autopsien (Newman et al. 1968)

Alter	Männer (%)	Frauen (%)
0–19 Jahre	0,1	0,1
20–29 Jahre	1,0	5,0
30–39 Jahre	2,0	9,0
40–49 Jahre	6,0	15,0
50–59 Jahre	9,0	24,0
60–69 Jahre	13,0	30,0
70–79 Jahre	18,0	34,0
>79 Jahre	22,0	38,0

II. Ätiologie, Pathogenese der Gallensteine, medikamentöse Steinauflösung

Galle ist eine wäßrige Lösung. Die Lebergalle enthält 97,5% Wasser und 2,5% feste Substanz; die Blasengalle ist viermal konzentrierter und besitzt 10% feste Bestandteile: Die Gallenfarbstoffe (darunter das Bilirubin) und die Gallenlipide (darunter die Gallensäuren, die Lezithine und das Cholesterin) sind die wichtigsten.

Zwei Typen von Gallensteinen können unterschieden werden:

1. Pigmentsteine   2. Cholesterinsteine

Die Pigmentsteine bestehen hauptsächlich aus Bilirubin, die Cholesterinsteine entweder ausschließlich oder aber hauptsächlich aus Cholesterin. In den USA, in Europa und Afrika findet man Pigmentsteine selten (10%), Cholesterinsteine häufig (90%). In Asien ist dieses Verhältnis umgekehrt (Sutor u. Wooley 1971). Oft enthalten die Cholesterinsteine allerdings ein kleines Pigmentzentrum, womit ihre wahre Häufigkeit auch bei uns höher liegen dürfte.

1. Ätiologie, Pathogenese der Gallensteine

a) Pigmentsteine

Entscheidend ist ein Überschuß an wasserunlöslichem, nicht glukuronisiertem Bilirubin, das als Kalziumsalz ausfällt. Dieser Überschuß kann entweder durch vermehrte Leberausscheidung, z. B. bei chronischen hämolytischen Anämien, oder durch vermehrte Bildung in den Gallenwegen, beispielsweise durch Deglukuronisierung bei chronischem bakteriellem Infekt, zustande kommen (Small 1968).

b) Cholesterinsteine

Das Verständnis der Pathogenese setzt eine grobe Kenntnis der *Löslichkeitsverhältnisse* der wichtigsten drei Gallenlipide – der Gallensäuren, der Lezithine und des Cholesterins – in wäßriger Lösung voraus (Small 1970). Die Gallensäuren, in der Galle als Salze vorhanden, sind wasserlöslich. Die Moleküle formen kleine Aggregate, die sog. Mizellen. Die Lezithine und das Cholesterin sind wasserunlöslich, werden aber, indem sie in die Gallensäurenmizellen eingebaut werden, in Lösung gehalten. Gallensäuren und Lezithine wirken in Form gemischter Mizellen als „Lösungsmittel" für das Cholesterin. Die maximale Cholesterinmenge, die eben noch in Lösung gehalten werden kann, hängt vom Verhältnis der drei Lipide ab. Dies ist die wichtigste Grundlage für das Verständnis der Cholesterinsteinbildung. Sie kann am besten im bekannten *Dreiecks-Koordinaten-System* ersehen werden (Admirand u. Small 1968) (Abb. 1). Die relativen Konzentrationen der drei Lipide in Prozent der Summe der molaren Konzentration aller drei Lipide sind je auf ei-

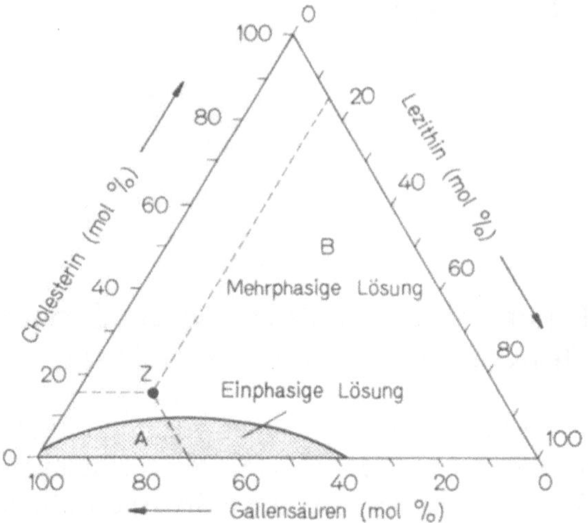

Abb. 1. Löslichkeitsverhältnisse der wichtigsten drei Gallenlipide (Gallensäure, Lezithin, Cholesterin). Dreiecks-Koordinaten-System (Wheeler 1973)

nem Schenkel eines gleichseitigen Dreiecks aufgetragen. Sind die Lipide in einem Mengenverhältnis vorhanden, das durch die Zone A charakterisiert ist, so liegt eine stabile einphasige Lösung vor. Das Cholesterin ist in Form der gemischten Mizellen gelöst. Wird das Mengenverhältnis der Lipide durch die Zone B bestimmt (wie z.B. eine Gallenzusammensetzung, die dem Punkt Z entspricht), so handelt es sich um folgende Lösung: entweder eine übersättigte unstabile einphasige Lösung, in der das Cholesterin jederzeit ausfallen kann (sog. *lithogene Galle*), oder eine zweiphasige Lösung, in der das Cholesterin teilweise gelöst, teilweise in Form von Kristallen vorhanden ist. Die Cholesterinkristalle können mikroskopisch klein sein oder aber die Größe von Steinen haben. Wie bereits gesagt, hängt die maximale Cholesterinmenge, die eben noch in Lösung gehalten werden kann, von der Relation der drei Lipide ab und nicht von ihrer absoluten Menge. Die Konzentrationstätigkeit der Gallenbalse ist also kein Grund für Steinbildung in diesem Organ.

Die pathogenetischen Kenntnisse können die Cholesterinsteinbildung in gewissen klinischen Fällen erklären:

1. *Erhöhung des Cholesterins* in der Galle führt zur Steinbildung: erhöhte Leberausscheidung bei Adipositas (Shaffer u. Small 1975).

2. *Erniedrigung der Gallensäuren* in der Galle führt zu Steinbildung: chronische Verluste im Darm bei ausgedehnter Ileumresektion oder Ileumbypass (Dowling 1972); Rückresorption oder Abbau in der entzündlich veränderten Gallenblase (Small 1974).

c) Welches ist die Rolle der Gallenblase bzw. wo greift die Cholezystektomie bei der Steinbildung ein?

1. Bei chronischem bakteriellem Infekt der Gallenblase kommt es zur Deglukuronisierung von wasserlöslichem Bilirubin und damit zur Pigmentsteinbildung (Small 1968).
2. Die chronisch entzündlich veränderte Gallenblase führt durch Rückresorption oder Abbau von Gallensäuren zur lithogenen Galle. So kann eine primär steinfreie Cholezystitis die Cholesterinkonkrementbildung verursachen. Sind bereits Steine vorhanden, unterhält die Cholezystitis einen Circulus vitiosus (Small 1968).
3. Die Gallenblase schafft als Reservoir günstige Voraussetzungen sowohl für die Pigment- als auch Cholesterinsteinbildung: Stase und Präzipitationskerne in Form von Zelldetritus, Schleim und Bakterien lösen bei entsprechend veränderter Galle die Konkrementbildung aus (Wheeler 1973).

Die Cholezystektomie unterbricht damit meist nur eine pathogenetische Kette und stellt lediglich eine symptomatische, aber dennoch definitive Behandlung der Gallensteinerkrankungen dar.

2. Medikamentöse Steinauflösung
(Stalder 1977)

Die medikamentöse Steinauflösung ist heute bei Cholesterinsteinen, jedoch nicht bei Pigmentsteinen möglich geworden. Die Galle wird derart verändert, daß die maximale Cholesterinmenge, die in Lösung gehalten werden kann, erhöht wird. Dies gelingt durch Veränderung des Mengenverhältnisses der drei Gallenlipide. Kristallines Cholesterin geht damit in Lösung über, die Konkremente verkleinern sich und verschwinden schließlich ganz. *Voraussetzung*

für eine solche Therapie sind eine funktionierende Gallenblase, damit die medikamentös veränderte Galle in Kontakt mit den Steinen kommen kann (keine ausgeschlossene Gallenblase im Cholezysto-Cholangiogramm), und kalkfreie Konkremente (nicht sichtbar auf der Abdomenleeraufnahme). Selbstverständlich eignen sich viele kleine Steine (< 2 cm Durchmesser) infolge größerer Oberfläche besser als wenige große. Der Patient sollte ferner möglichst beschwerdefrei und – für eine Langzeitbehandlung unabdingbar – kooperativ sein.

Von der Pathogenese her sind vier Einflußmöglichkeiten denkbar (Tompkins 1976):
1. Erniedrigung des Cholesterins in der Galle
2. Erhöhung der Gallensäuren in der Galle
3. Erhöhung der Lezithine in der Galle
4. Kombinierte Erhöhung der Gallensäure und Lezithine in der Galle

Den Wirkungsmechanismus kann man sich schematisch anhand des Dreiecks-Koordinaten-Systems vorstellen.

ad 1: Eine *Erniedrigung des Cholesterins* kann bis jetzt medikamentös nicht erzielt werden, ist jedoch bei adipösen Patienten durch Gewichtsreduktion erreichbar (Bennion u. Grundy 1974).

ad 2: Der erste Bericht über eine erfolgreiche Cholesterinsteinauflösung durch *Erhöhung der Gallensäuren* beim Menschen kam 1972 aus der Mayo-Klinik in den USA (Danziger et al. 1972). Peroral verabreicht wurde die *Chenodesoxycholsäure*. Diese Gallensäure zeigte in vorangegangenen Tierexperimenten als einzige den gewünschten Effekt. Heute ist eine weitere Gallensäure, die *Ursodesoxycholsäure*, bekannt, die in niedriger Dosierung wirksam sein soll. Seither wurden mehrere Arbeiten über größere Patientenserien mit Gallenblasensteinen publiziert (Bell et al. 1972; Danziger et al. 1972; Thistle u. Hofmann 1973; Coyne et al. 1975; Iser et al. 1975). Natürlich muß die Beurteilung der Resultate die Höhe der Dosierung, die Dauer der Applikation sowie die Schwierigkeit bei der Interpretation der Cholezysto-Cholangiogramme berücksichtigen. So ist eine Verkleinerung der Steine zurückhaltender zu bewerten als ein vollständiges Verschwinden. Bei den 72 Patienten der 5 erwähnten Studien findet man bei 43% unveränderte, bei 37% verkleinerte und nur bei 20% vollständig aufgelöste Konkremente. Neben dieser geringen Erfolgsquote ist ferner die Toxizität der Medikation zu beachten: Nausea, Diarrhöen, Erhöhung der Transaminasen im Serum (Dyrszka et al. 1975). Diese Nebenwirkungen haben zum Verbot der Untersuchungen in Großbritannien und zu einer ausschließlich wissenschaftlichen Anwendung der Chenodesoxycholsäure in den USA geführt.

ad 3: Peroral *verabreichtes Lezithin* hat bisher keine Erfolge gezeigt, allerdings auch keine Nebenwirkungen.

ad 4: Die kombinierte *Verabreichung von Gallensäuren und Lezithinen* ist vom theoretischen Standpunkt aus vielversprechend. Resultate liegen jedoch nicht vor.

Das heutige Wissen zeigt, daß es zukünftig sicher möglich sein wird, Cholesterinsteine bei größeren Zahlen von Patienten aufzulösen. Dennoch wird es nötig sein, jede systemische Therapie lebenslänglich fortzusetzen, um ein Rezidiv zu vermeiden. Eine Ausnahme bildet vielleicht der adipöse Patient, der durch Gewichtsreduktion allein die Dauerbehandlung umgehen kann. Bestimmt wird es sonst gesunde Gallensteinträger geben, die glücklich sein werden, ein Medikament auch lebenslänglich einzunehmen, um dadurch eine Operation zu vermeiden. Für sie muß allerdings noch bewiesen werden, daß die Behandlung keine Nebenschädigungen bringt. Bei Patienten mit hohem Operationsrisiko dürfte die Indikationsstellung zur medikamentösen Therapie leichter fallen. Ferner wird die Frage diskutiert werden müssen, ob Patienten mit hohem Steinrisiko (Ileumresektion etc.) prophylaktisch zu behandeln sind. Zuerst muß aber noch der Beweis erbracht werden, daß die Steinauflösung besser ist als die bisherige Behandlung mit Cholezystektomie. Dieser Anspruch ist heute hoch. Die Cholezystektomie ist in über 90% kurativ, und die Letalität des Wahleingriffs liegt deutlich unter 1% (Tompkins 1976). Die Steinauflösung ist gegenwärtig noch als experimentelle Methode und die Cholezystektomie als einzig bewiese-

ne Therapieform zu betrachten. Haubrich (1975) hat dies kürzlich folgendermaßen formuliert: "The best way probably is to perform a cholecystectomy and put the stones in a beaker of ethyl ether."

III. Klinik, Differentialdiagnose, Abklärungsuntersuchungen bei Gallensteinen

1. Klinik, Differentialdiagnose

Gallensteine manifestieren sich meist unter einem der drei folgenden Syndrome: Oberbauchschmerz, akuter Oberbauch, Ikterus. Aus Tabelle 2 sind die wichtigsten differentialdiagnostischen Erkrankungen zu entnehmen.

Tabelle 2. Klinische Syndrome, Differentialdiagnose der Gallensteine

1. Oberbauch-schmerz	*Cholezystolithiasis* Ulkus Chronische Pankreatitis Harnwegsinfekt
2. Akuter Oberbauch	*Cholezystitis* Akute Pankreatitis Penetrierendes Ulkus Appendizitis Hepatitis Basale rechtsseitige Pneumonie Herzinfarkt
3. Ikterus	Verschlußikterus (posthepatischer Ikterus): *Cholangiolithiasis*, Tumor Intrahepatischer Ikterus Prähepatischer Ikterus

Zur Differentialdiagnose des Ikterus

Einteilung, Pathophysiologie und Differentialdiagnose des Ikterus sind in Tabelle 3 aufgeführt.

Mit Laboruntersuchungen gelingt meist eine *lokalisatorische Diagnose* des Ikterus (Bockus 1976) (Tabelle 4).

Problematisch bleibt die praktisch sehr wichtige *Differentialdiagnose zwischen intrahepati-*

Tabelle 3

Lokalisation	Pathophysiologie		Erkrankung
Prähepatisch	1	*Erhöhung des unkonjugierten Bilirubins*	
	1.1	Vermehrte Produktion	(Hämolytische Anämien)
	1.2	Verminderte Aufnahme durch Leberzelle	(Gilbert-Syndrom)
	1.3	Verminderte Konjugation durch Leberzelle	
Intrahepatisch	2	*Erhöhung des konjugierten Bilirubins*	
Hepatozellulär	2.1	Verminderte Ausscheidung durch Leber	(Dubin-Johnson-Syndrom)
	2.1.1	Verminderte Ausscheidung durch Leberzelle	[Virushepatitis (Leberzellnekrose)]
Cholostatisch Intra-/Extrahepatisch	2.1.2	Behinderter Abfluß in den Lebercanaliculi	Virushepatitis (Intrahepatische Cholostase)
Posthepatisch = Chirurgisch	2.2	Behinderter Abfluß außerhalb der Leber	Verschluß: Stein, Tumor (Extrahepatische Cholostase)

Tabelle 4. Laboruntersuchungen in der Differentialdiagnose des Ikterus (−normal; +, + +, + + + erhöht)

	Unkonjugiertes Bilirubin	Konjugiertes Bilirubin	Urin-Bilirubin	Urin-Urobilinogen	Alkalische Phosphatase
Prähepatisch	+ + +	+	−	+ +	−
Intrahepatisch Hepatozellulär	+ +	+ +	+ +	+	+
Intrahepatisch Cholostatisch	+ +	+ + +	+ + +	−	+ +
Extrahepatisch Cholostatisch	+ +	+ + +	+ + +	−	+ +

scher Cholostase bei bestimmten Virushepatitiden – einem chirurgischen „noli me tangere" – und der *extrahepatischen Cholostase.* Diese Abgrenzung gelingt auch mit den Serumtransaminasen (SGOT, SGPT) oft nicht sicher. Hier leistet die ERCP entscheidende Hilfe, indem sie im einen Fall normale, im anderen gestaute Gallengänge nachweist und somit eine fatale Probelaparotomie bei intrahepatischer Cholostase verhindert (Najarian u. Delaney 1975). ERCP bzw. PTC erlauben schließlich in vielen Fällen eine *ätiologische Diagnose* des Verschlußikterus. Die Differenzierung zwischen Stein und Tumor ist für die Planung eines operativen Eingriffs von großer Bedeutung.

2. Abklärungsuntersuchungen bei Gallensteinen

Die wichtigsten Abklärungsuntersuchungen sind in Tabelle 5 zusammengestellt.

Cholezysto-Cholangiographie (CCG)

Die CCG ist die wichtigste Untersuchungsmethode bei der Abklärung der Gallensteinerkrankungen. Man wählt zwischen indirekten Verfahren, bei denen das Kontrastmittel in der Galle ausgeschieden wird und damit in die Gallenwege gelangt (perorale, intravenöse CCG), und direkten Verfahren, bei denen das Kontrastmittel von außen in die Gallenwege gebracht wird (ERCP, PTC, transjuguläre, laparoskopische intra- und postoperative Cholangiographie).

Indirekte Cholezysto-Cholangiographie

(Berk 1973; Burhenne 1973; Albot et al. 1975; Cynn et al. 1976; Faust 1977)

Für eine Anwendung der indirekten Methoden müssen gewisse Voraussetzungen erfüllt sein:

p.o. CCG: Resorption des Kontrastmittels im Darm, keine Gallengangsobstruktion (Bilirubin ≤ 1 mg-%)

i.v. CCG: keine wesentliche Gallengangsobstruktion (Bilirubin ≤ 4 mg-%)

Perorale und intravenöse Cholezysto-Cholangiographie sind im Mechanismus der *Gallenwegsdarstellung* verschieden. Bei der p.o. CCG ist die Kontrastmittelkonzentration in der Galle vorerst ungenügend. Erst die Konzentrationsfähigkeit der Gallenblase führt durch Eindickung der Lebergalle zur radiologischen Darstellung. Entleert sich die Gallenblase (nach Reizmahlzeit oder Cholezystokinin), werden auch die Gallengänge erkennbar. Bei der i.v. CCG ist die Konstrastmittelkonzentration in der Lebergalle so, daß sich die Gallenwege direkt darstellen.

Perorale Cholezysto-Cholangiographie

Die Cholezystolithiasis zeigt sich durch Kontrastmittelaussparung oder durch *fehlende Darstellung*. Gallenblasenwandschädigung bei Cholezystitis oder Zystikusverschluß verhindern dabei eine genügende Kontrastmittelkonzentration. Die p.o. CCG ist bei Gallenblasensteinen als erste Untersuchung angezeigt. Die Treffsicherheit liegt bei 92% und hat – verglichen mit der i.v. CCG – eine etwas kleinere Komplikationsrate (allergische Reaktionen etc.) (Anseil 1970; Ochsner 1970).

Intravenöse Cholezysto-Cholangiographie

Gallenblasensteine führen zu Kontrastmittelaussparung oder zum Bild der *ausgeschlossenen Gallenblase*. Dabei stellt sich die Gallenblase nicht dar, während die Gallengänge sichtbar sind – Ausdruck des Zystikusverschlusses durch Steine. Die ausgeschlossene Gallenblase ist streng von der fehlenden Darstellung abzugrenzen, die im Gegensatz zur p.o. CCG bei i.v. Applikation des Kontrastmittels kaum diagnostischen Wert besitzt. Die i.v. CCG sollte ohne vorherigen Versuch einer p.o. CCG in folgenden Situationen vorgenommen werden:

1. Akutes Abdomen: Hier ist eine p.o. Applikation von Kontrastmittel verboten, und das Untersuchungsresultat muß nach wenigen Stunden vorliegen.
2. Bei Gallengangssteinen: Nur die i.v. CCG in Kombination mit der *Tomographie der Gallengänge* ermöglicht eine sichere Diagnostik.
3. Verschlußikterus mit Bilirubin >1 mg-%: Bei Bilirubin >2 mg-% sollte das Kontrastmittel nicht als Einzelinjektion, sondern als *Infusion* verabreicht werden. Nur dann kann eine ausreichende Konzentration in der Galle erzielt werden. Mit der Infusions-CCG gelingt die Darstellung der Gallenwege bis zu einem Bilirubin von 4 mg-%. Infusions-CCG sollte ferner bei Status nach Cholezystektomie, Status nach Verschlußikterus, Status nach akuter Pankreatitis und Status nach bilio-digestiver Anastomose Anwendung finden.

Die i.v. CCG hat in der Diagnose von Gallenblasensteinen eine Treffsicherheit von 98%. Kleine Konkremente können sich aber in ca. 2% dem Nachweis entziehen (Change 1970; Thorbe et al. 1973; Tompkins 1976). Gallengangsteine hingegen kommen nur in 60% zur

Darstellung (Faris et al. 1975; Glenn 1976a). In 10% tritt Kontrastmittelunverträglichkeit auf (Faust 1977).

Direkte Cholezysto-Cholangiographie

Die indirekte CCG versagt bei Gallengangsobstruktionen mit Bilirubin >4 mg-%. In diesen Fällen müssen direkte Methoden angewendet werden. ERCP and PTC zählen zu den gebräuchlichsten Verfahren.

Endoskopisch-retrograde Cholangiographie und Pankreatographie (ERCP)
(Kozower et al. 1973; Ligvory et al. 1974; Block et al. 1975; Myren 1975; Soehendra 1977; Soehendra u. Werner 1977)

Technik: Mit einem Fiberduodenoskop mit Seitenoptik wird die Papille identifiziert und kanüliert. Dabei läßt sich auf retrogradem Weg sowohl ein Cholangiogramm als auch ein Pankreatogramm anfertigen. Gleichzeitig können Biopsien aus der Papille entnommen werden. In letzter Zeit ist die Technik dahin erweitert worden, daß auf diesem Weg auch *therapeutische Maßnahmen* vorgenommen werden können: Papillenspaltung und Steinentfernung (Demling et al. 1974; Kawai et al. 1975; Nakajiama et al. 1975; Cotton et al. 1976; Delmont 1977; Safrany 1977).

Über *Erfolg*, Komplikationen und Letalität dieser Untersuchungsmethode gibt eine große amerikanische Studie Auskunft, an der sich 222 Zentren beteiligten. Insgesamt wurden 10435 ERCP durchgeführt. Eine Kanülierung der Papille gelang insgesamt in 70%, bei Geübten (über 200 ERCP) in 85%, bei Ungeübten (unter 25 ERCP) in 48%. *Komplikationen*, von denen Pankreatitis und Cholangitis die gefürchtetsten sind, traten in 3% auf. Die *Letalität* betrug 0,2% (Bilbao et al. 1976).

Die *Indikationen* für die ERCP bei Gallensteinerkrankungen sind:
1. Kein Ikterus: Abklärung von Fällen, in denen die i.v. CCG keine Auskunft gibt, vor allem bei Status nach Cholezystektomie.
2. Ikterus: Differenzierung zwischen intrahepatischer und extrahepatischer Cholostase, Differenzierung bei Verschlußikterus zwischen Stein und Tumor.

Aus den Komplikationsmöglichkeiten lassen sich *Kontraindikationen* für die ERCP ableiten: akute Pankreatitis und Cholangitis.

Perkutan-transhepatische Cholangiographie (PTC)
(Middendorp 1976; Burckharth et al. 1977)

Technik: Mit einer Nadel wird die Leber perkutan punktiert und unter Bildwandlerkontrolle Kontrastmittel prograd in die Gallenwege injiziert. Neuerdings lassen sich damit auch *therapeutische Maßnahmen* kombinieren: Einlage eines Drains in die gestauten Gallenwege zur präoperativen Entlastung (Mori et al. 1977), Aufbougierung von stenosierten bilio-jejunalen Anastomosen (Carey 1976, persönliche Mitteilung).

Der *Erfolg* der PTC ist davon abhängig, ob die Gallengänge erweitert sind (Erfolg über 80%) oder nicht (Erfolg unter 80%). *Komplikationen* treten in 5% auf: Austritt von Blut und Galle aus der Punktionsstelle ins freie Abdomen, Hämobilie, Cholangitis, Darmpunktion. Eine Zusammenstellung von 6825 PTC aus der Literatur zeigt eine *Letalität* von 0,3%. Als Todesursachen sind Verblutung, gallige Peritonitis und Cholangitis angegeben (Middendorp 1976).

ERCP versus PTC
(Akovbiantz et al. 1975; Elias et al. 1977)

Vorteile der ERCP gegenüber der PTC:
- Auch bei nicht-dilatiertem Gallengangssystem möglich, damit zum Nachweis der intrahepatischen Cholostase geeignet.
- Endoskopische und histologische Beurteilung der Papille und des Duodenums möglich.
- Gleichzeitige Darstellung des Pankreatikus möglich.
- Ambulante Durchführung ohne Operationsbereitschaft möglich.

Nachteil der ERCP gegenüber der PTC:
- Bei hochgradiger Stenose des Gallengangs informiert die retrograde Füllung nur ungenügend über den prästenotischen Abschnitt.

Aufgrund unserer Erfahrung kann die ERCP die meisten Fragestellungen beantworten und sollte den ersten Platz im Abklärungsverlauf bei Ikterus einnehmen. In Fällen, wo eine komplette Obstruktion durch Stein oder Tumor eine retrograde Füllung der proximalen Gallenwege verhindert, ist die PTC anzuschließen.

IV. Spontanverlauf der Gallensteinerkrankung

Der Spontanverlauf der Gallensteinerkrankung läßt sich aus den Kenntnissen einzelner Stadien in seiner Ganzheit ableiten. Sie stützen sich auf physikalisch-chemische Untersuchungen der Galle, prospektive Kontrollen von Populationsgruppen sowie Autopsiestatistiken (Peskin 1973; Sosin 1975). Nach Small (1976) läßt sich die Gallensteinerkrankung (Cholesterinsteine) in *5 Stadien* unterteilen:

1. *Genetisches Stadium:* angeborener hypothetischer metabolischer Defekt
2. *Chemisches Stadium:* Vorliegen einer Cholesterin-übersättigten, sog. lithogenen Galle
3. *Physikalisches Stadium:* Vorliegen von mikroskopischen Cholesterinkristallen
4. *Stadium der asymptomatischen Steine:* Wachstum der Kristalle zu makroskopischen Konkrementen, Vorliegen von klinisch stummen Steinen
5. *Klinisches Stadium der Steine:* Auftreten von Symptomen und Komplikationen

Genetisches, chemisches und physikalisches Stadium

Die Dauer der 3 „funktionellen" Stadien kann nur indirekt abgeschätzt werden. Nimmt man an, daß ein metabolischer Defekt von Geburt an vorhanden ist, und berücksichtigt man die Tatsache, daß Gallensteine bei unter 19 jährigen in weniger als 0,1% vorkommen, dann jedoch in jeder Altersdekade um 5–10% zunehmen, muß man für das Durchlaufen der genetischen, chemischen und physikalischen Stadien mindestens 20 Jahre postulieren.

Stadium der asymptomatischen Steine

Auch über die Dauer des 4. Stadiums liegen nur indirekte Anhaltspunkte vor:

1. Nach Steinentfernung über eine Cholezystotomie treten die Rezidive innerhalb von 5–10 Jahren auf (Donald u. Fitts 1949).
2. Verfolgt man Personen mit asymptomatischen Gallensteinen, dann zeigt sich, daß 90% der Steinträger, die Beschwerden bekommen, diese innerhalb von 5 Jahren entwickeln (Lund 1960).
3. Von der medikamentösen Auflösung symptomatischer Steine ist bekannt, daß dazu eine Behandlung von bis zu einigen Jahren nötig ist (Danziger et al. 1972). Das umgekehrte Durchlaufen dieses Weges dürfte etwa den gleichen Zeitraum beanspruchen.

Somit kann man für das Stadium der asymptomatischen Steine eine Dauer von 5–10 Jahren veranschlagen.

Wie häufig sind klinisch stumme Gallensteine? Autopsieuntersuchungen geben Beschwerdefreiheit bei 16–77% aller Steinträger an (Kozoll et al. 1959; Newman et al. 1968). Diese Untersuchungen sind aber auf die retrospektive Analyse von oft unvollständigen Krankengeschichten angewiesen und dürften daher eine eher zu hohe Ziffer veranschlagen. Ein verläßlicheres Bild zeichnen systematische Kontrollen von größeren Populationen auf Gallensteine. Hier schwanken die Zahlen für stumme Steine bezogen auf alle Steinträger zwischen 4 und 64% (Confort et al. 1948; Wilbur u. Bolt 1959; Lund 1960; Ralston u. Smith 1965; Colcock et al. 1967) (Tabelle 6).

Tabelle 6. Häufigkeit klinisch stummer Gallensteine in Relation zur Gesamtzahl der Steine

Autor	Patienten mit Steinen	Patienten mit stummen Steinen
Colcock et al. (1967)	3246	134 (4%)
Lund (1960)	526	34 (6%)
Confort et al. (1948)	998	112 (11%)
Ralston u. Smith (1965)	116	14 (12%)
Wilbur u. Bolt (1959)	92	59 (64%)

Tabelle 7. Klinischer Verlauf bei asymptomatischen Gallensteinen

Autor	Beobach-tungszeit	Patienten mit stummen Steinen	Auftreten von Sym-ptomen (%)	Auftreten von Komplika-tionen (%)	Mortalität (%)
Confort et al. (1948)	–	112	46	21	2,7
Lund (1960)	5–20 Jahre	34	33	20	–
Wenckert u. Robertson (1966)	>11 Jahre	781	33	35	1,7

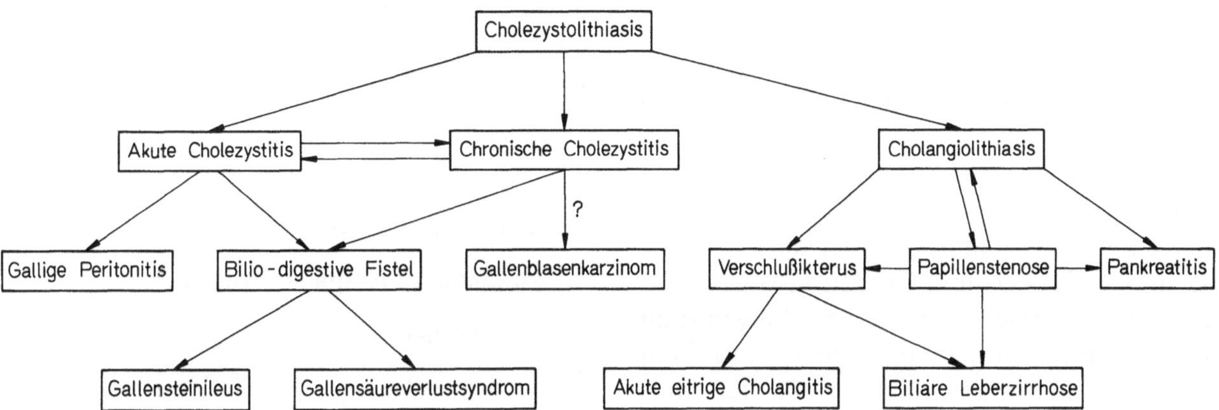

Abb. 2. Komplikationen der Gallensteinerkrankung

Wilbur u. Bolt (1959) untersuchten 1233 Männer über 40 Jahre und fanden bei 7,5% Gallensteine. Unter Berücksichtigung aller Steine erzeugten 64% keine Symptome, bezogen auf alle untersuchten Patienten 5% (Wilbur u. Bolt 1959). Zieht man die doppelte Inzidenz von Gallensteinen bei Frauen über 40 Jahre in Betracht (Nathan u. Newman 1974), so darf man in einer gemischten geschlechtlichen Population über 40jähriger bei ca. 15–20% Gallensteine annehmen. Davon ist die Hälfte stumm, die anderen sind symptomatisch.

Klinisches Stadium der Steine
Wie sieht der weitere Verlauf der Gallensteinerkrankung im symptomlosen Stadium aus? Tabelle 7 zeigt drei größere prospektive Studien, in denen asymptomatische Steinträger über mehrere Jahre beobachtet wurden.

Beschwerden durch Gallensteine treten in einem Drittel bis zur Hälfte der Steinträger auf, Komplikationen in einem Fünftel bis zu einem Drittel und Exitus durch die Steinerkrankung in 1,7–2,7%. Die Mortalität zeigt ferner eine starke Zunahme mit steigendem Alter. Sterben mit 46–55 Jahren nur 0,8% an unbehandelten Gallensteinen, so sind es bei den über 65jährigen bereits 7,2%.

Die möglichen Komplikationen der Gallensteinerkrankung sind in Abb. 2 zusammengestellt.

B. Intraoperative Diagnostik

I. Einleitung

1. Aufgabe

Mißerfolge in der Gallenwegschirurgie haben gelehrt, daß nach jeder Gallenwegsoperation Gewißheit in folgenden drei Fragen bestehen muß:
1. Vollständige Steinentfernung?
2. Kein Abflußhindernis an der Papille?
3. Keine Verletzung des Gallengangs?
Anamnese, Klinik- und Operationssitus geben nur mit ungenügender Sicherheit Auskunft zu diesen Fragen. In den vergangenen 45 Jahren wurde deshalb eine verfeinerte intraoperative Diagnostik in der Gallenwegschirurgie entwikkelt.

2. Geschichte

1932 Mirizzi: Einführung der Spritzencholangiographie
1937 Doubilet u. Colp: Einführung der Druckmessung
1940 Caroli et al.: Einführung der druckkontrollierten Cholangiographie und Druckmessung
1941 McIver: Einführung der Cholangioskopie
1945 Mallet-Guy: Einführung der Durchflußmessung
1953 Wildegans: Entwicklung eines praktikablen Cholangioskops

Die *Cholangiographie* ist in Europa vielerorts Routineverfahren, selten allerdings in Form der druckkontrollierten Cholangiographie. In den USA ist ihre Bedeutung erst in den letzten Jahren erkannt worden. In beiden Kontinenten gewinnt neben dem Röntgenbild die Bildwandler-Durchleuchtung Anerkennung. Die *Druckmessung*, speziell die *Durchflußmessung* ist in Europa, abgesehen von Frankreich, wenig verbreitet und wird in den USA praktisch nirgends angewendet. Im Gegensatz dazu erfreut sich die *Cholangioskopie* in beiden Kontinenten zunehmender Beliebtheit.

II. Cholangiographie

1. Anwendung, Aufgabe, Fragen

a) Anwendung

1. Intraoperativ vor der Gallengangsrevision (während der Cholezystektomie)
2. Intraoperativ nach der Gallengangsrevision
3. Postoperativ nach der Gallengangsrevision

b) Aufgabe

**Intraoperative Cholangiographie
vor der Gallengangsrevision
(während der Cholezystektomie)**

1. Sie zeigt als einzige Untersuchung mit hoher Treffsicherheit, ob die *Gallengänge steinfrei* sind oder ob Konkremente zur Revision zwingen. Sie vermindert dadurch die Zahl der Residualsteine nach Cholezystektomie und der unnötigen Revisionen.
2. Sie informiert, zusammen mit der Druck- und Durchflußmessung, über die *Abflußverhältnisse an der Papille*. Sie trägt dazu bei, keine Papillopathien (Papillensteine, Papillenstenose) bei Cholezystektomie zurückzulassen und unnötige Papillenrevisionen zu vermeiden.
3. Sie klärt als einzige Untersuchung die nicht seltenen *anatomischen Varianten* im Bereich der Gallenwege ab und hilft damit, iatrogene Verletzungen auszuschalten.

**Intraoperative Cholangiographie
nach der Gallengangsrevision**

1. Sie läßt die *richtige Lage des Gallengangs-drains* erkennen und verhindert damit postoperative Komplikationen.
2. Nicht immer ist sie hingegen geeignet, die *Vollständigkeit der Steinentfernung nach Revision* nachzuweisen. Nach Eröffnung des Gallengangs erschweren Luftblasen die Diagnostik. Während die Cholangiographie die beste Methode zur Erkennung von Steinen bei geschlossenem Gang ist, ist die Cholangioskopie die beste nach Eröffnung.
3. Sie ist zudem nicht zuverlässig zur Beurteilung der Abflußverhältnisse an der Papille. Nach instrumenteller Gallengangsrevision tritt in 50% ein Spasmus und Ödem an der Papille auf (Custer 1970; Baker 1972; Chessick et al. 1975; Scholz 1975). Die Cholangiograhpie vor der Revision muß den freien Abfluß ins Duodenum bestätigen und ist deshalb auch dann vorzunehmen, wenn Gallengangssteine palpabel sind.

**Postoperative Cholangiographie
nach der Gallengangsrevision**

Die postoperative Kontrollcholangiographie via T-Drain beweist noch einmal die *Vollständigkeit der Steinentfernung* bzw. den freien *Abfluß ins Duodenum*. Sie ermöglicht die Entfernung eventueller Residualsteine und die Beseitigung eines eventuellen Abflußhindernisses mit konservativen Mitteln. Andernfalls kann die Reoperation rechtzeitig geplant werden.

c) Fragen

Zu drei Fragen, die intraoperative Cholangiographie vor der Gallengangsrevision betreffend, soll hier speziell Stellung genommen werden.

**Anwendung in ausgewählten Fällen
oder routinemäßige Durchführung?**

Der Wert der intraoperativen Cholangiographie wird heute kaum mehr bestritten. Dagegen wird häufig die Meinung vertreten, sie sei wegen Falschbefunden, Morbidität und Zeitaufwand nur in ausgewählten Fällen indiziert. Vergleicht man aber die Treffsicherheit der anamnestischen bzw. operativen Kriterien in der Indikationsstellung zur Revision mit jener der Cholangiographie, so ist ihre routinemäßige Vornahme sicher gerechtfertigt. Bei richtigem Vorgehen ist die Morbidität nahezu Null. Der zusätzliche Zeitaufwand liegt bei regelmäßiger Durchführung bei 10 min und kann bei der jetzigen schonenden Anästhesietechnik wohl selten ernsthaft als Gegenargument angeführt werden.

**Spritzencholangiographie
oder druckkontrollierte Cholangiographie?**

Die Spritzencholangiographie hat unserer Meinung nach gegenüber der druckkontrollierten Cholangiographie wesentliche Nachteile. Bei Injektion mit einer Spritze werden unkontrollierte Drucke von 50–200 cm Wassersäule angewendet (Hess 1961). Die Diagnostik der Steine wird damit unsicher, da kleine Steine durch zuviel Kontrastmittel überdeckt werden. Des weiteren ist die Beurteilung der Abflußverhältnisse an der Papille unmöglich. Einerseits lösen hohe Drucke einen Papillenspasmus aus und täuschen dadurch ein organisches Hindernis vor. Andererseits ist der Kontrastmittelübertritt ins Duodenum nur dann als Zeichen einer normalen Papille verwertbar, wenn der dazu nötige Druck bekannt ist. Wir halten die Kenntnis über den Druck für ein außerordentlich wichtiges Hilfsmittel bei der Interpretation der Röntgenbilder. Sind die Einrichtungen für eine druckkontrollierte Cholangiographie nicht vorhanden, so muß bei der Spritzencholangiographie darauf geachtet werden, daß Bilder bei verschiedenen Kontrastmittelmengen aufgenommen werden. Das Verfahren mit Standardvolumen hat gegenüber demjenigen mit Standarddrucken den Nachteil, daß es keine Rücksicht auf die unterschiedliche Lumenweite des Gallengangs nimmt. Bei 2 ml Kontrastmittelmenge ist ein enger Choledochus bereits nahezu vollständig gefüllt, ein weiter hingegen kaum.

**Röntgenbilder
oder Bildwandler-Kinecholangiographie?**

Diese beiden Verfahren stehen nicht in Konkurrenz. Allein verwendet ist zwar nur das

Röntgenbild zuverlässig, während die Beurteilung der Gallengänge mit dem Bildwandler infolge schlechtem Auflösungsvermögen zu Interpretationsfehlern führt. Die zusätzliche Beobachtung auf dem Bildwandler bereichert jedoch die Aussage, die das Röntgenbild gibt. Sie ermöglicht eine exakte Zentrierung der Bilder, die Wahl des optimalen Moments für das Anfertigen von Bildern und gibt Aufschluß über die Papillendynamik.

2. Normaler Befund im Cholangiogramm
(Abb. 3)

a) Kontrastmittelfüllung der Gallengänge: kein Füllungsdefekt

b) Durchmesser des Gallengangs

Als Maßstab dient der größte Durchmesser des Choledochus: bei unter 60jährigen ≤ 10 mm, bei über 60jährigen ≤ 12 mm (Faris et al. 1975). Abweichungen sind allerdings keine Seltenheit und verringern somit die diagnostische Bedeutung.

c) Abfluß an der Papille

Kontrastmittelabfluß ins Duodenum

Als Parameter gilt der *Druckwert*, bei dem Kontrastmittelübertritt ins Duodenum erfolgt: ≤ 20 cm Kontrastmittel (eigene Resultate, vgl. Kap. I).

Papillendurchmesser

Der Papillendurchmesser auf dem Röntgenbild ist ein unzuverlässiger Anhaltspunkt für die Durchgängigkeit. Der normale anatomisch gemessene Durchmesser beträgt nur 1–2 mm (Hand 1973). Auch die normale Papille erscheint daher auf dem Cholangiogramm eng und stenotisch (eigene Resultate, vgl. Kap. I) (Abb. 57b). Dazu kommt, daß der auf dem Röntgenbild festgehaltene Papillendurchmesser einem beliebigen Moment im Ablauf der Papillenperistaltik entspricht.

Papillenperistaltik (Abb. 59)

Die Papillenperistaltik kann im Bildwandler-Kinecholangiogramm bei ca. 80% der normalen Papillen beobachtet werden. In 20% der Fälle aber fehlt sie wie bei Papillenstenose (eigene Resultate, vgl. Kap. I). Damit ist ihre diagnostische Bedeutung eingeschränkt. Immerhin läßt die vorhandene Peristaltik eine Papillenstenose mit Sicherheit ausschließen.

Bilio-pankreatischer Reflux

Der Reflux von Kontrastmittel in den Pankreatikus wird bei normaler Papille mit unterschiedlicher Frequenz zwischen 10 und 30% angegeben (Schulenburg 1969; Cuschieri et al. 1972; Yvergnaux et al. 1977). Er hängt neben der Anatomie und Funktion der Papille von der Duodenalmotilität und vom Kontrastmitteldruck ab. Bei Anwendung von Druckwerten bis zu 30 cm Kontrastmittel kann er in ca. 15% der Fälle beobachtet werden (Cuschieri u. Hughes 1973; eigene Resultate, vgl. Kap. I). Allein kommt ihm keine diagnostische bzw. pathognomonische Bedeutung zu. Er kann aber Hinweis auf eine Pankreatitis geben, und zwar dann, wenn er in Verbindung mit fehlendem Abfluß ins Duodenum festgestellt wird. Hier findet sich eine Stenose distal der Mündung von Choledochus und Pankreatikus. Andererseits geht der bilio-pankreatische Reflux auf intraoperativen Cholangiogrammen nicht mit vermehrten postoperativen Pankreatitiden einher, sofern nicht Druckwerte über 30 cm Kontrastmittel angewendet werden (Cuschieri u. Hughes 1973).

3. Pathologischer Befund im Cholangiogramm

a) Kontrastmittelfüllung der Gallengänge: Füllungsdefekt

Steine in den Gallengängen stellen sich in Form allseitig umflossener Füllungsdefekte, den sog. „Inseln" (Abb. 4a), oder einseitig umflossener sog. „Lakunen" (Abb. 4b) dar. Entsprechend führen Papillensteine zu „Inseln" (Abb. 4c) oder zu den typischen, nach proximal konvexen Füllungsdefekten, den sog. „Kuppeln" (Abb. 4d).

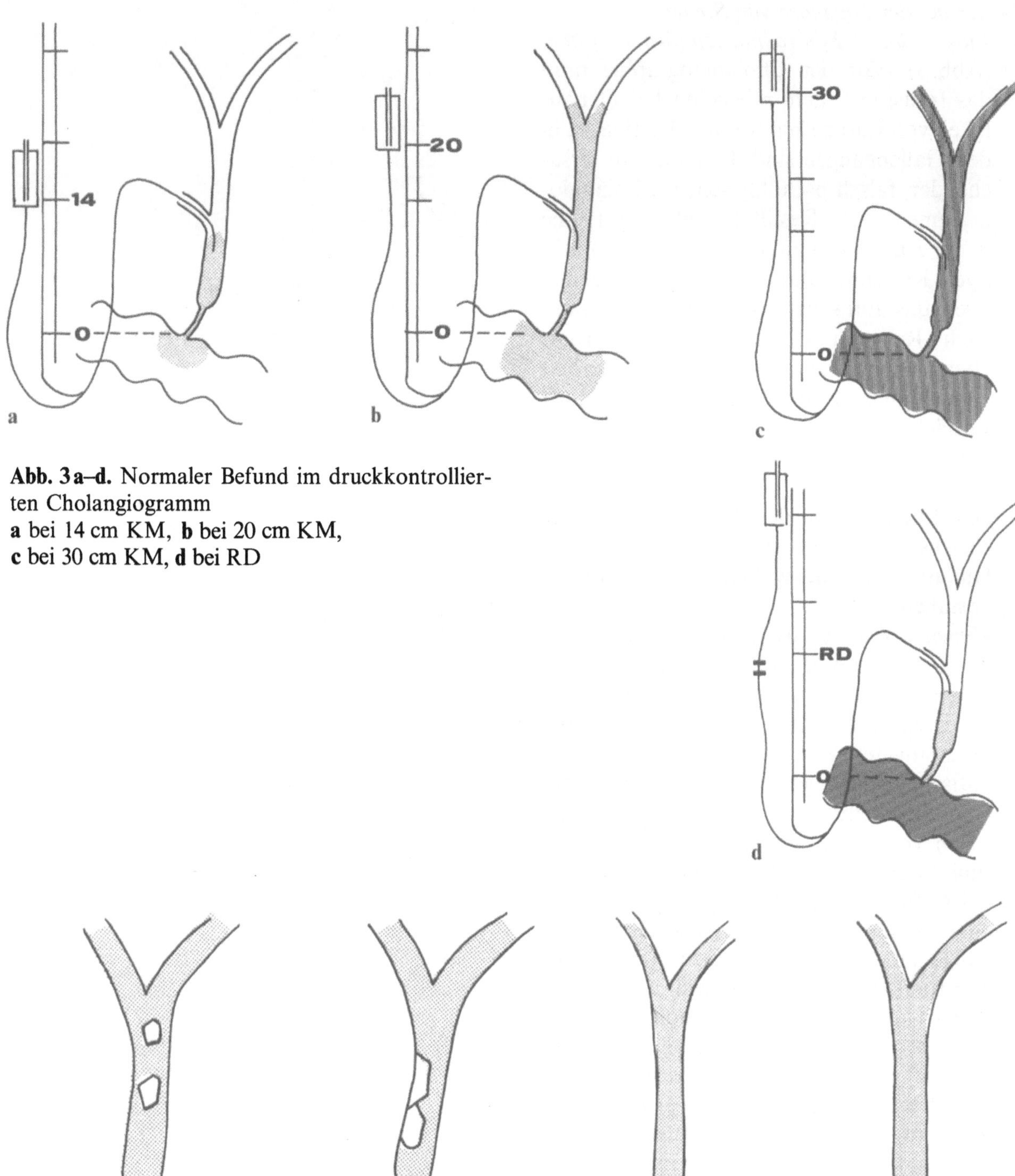

Abb. 3a–d. Normaler Befund im druckkontrollierten Cholangiogramm
a bei 14 cm KM, **b** bei 20 cm KM,
c bei 30 cm KM, **d** bei RD

Abb. 4a–d. Cholangiogrammbefunde bei Gallengangssteinen.
a Füllungsdefekt im Sinne einer „Insel",
b Füllungsdefekt im Sinne einer „Lakune",
c Füllungsdefekt im Sinne einer „Insel" bei Papillenstein,
d Füllungsdefekt im Sinne einer „Kuppel" bei Papillenstein

Fehler bei der Diagnose von Steinen

1. *Luft im Kontrastmittelinfusionssystem*
(Abb. 5): Vor der Cholangiographie muß
das Infusionssystem mit peinlicher Genau-
igkeit von Luft befreit werden. Luftblasen in
den Gallengängen sind die häufigste Ursache der falsch-pathologischen Cholangiogramme (eigene Resultate, vgl. Kap. I), die
in der Annahme von Steinen zu einer unnötigen Revision führen. Luftblasen machen
auch das intraoperative Cholangiogramm
nach Revision schwierig interpretierbar.
Hier gelingt es kaum, die Luft mit Sicherheit
zu entfernen. Ist ein Füllungsdefekt auf Luft
verdächtig, so kann allerdings die Unterscheidung oft durch Kopftieflage bzw.
Kopfhochlage des Patienten erreicht werden. Entsprechend dem Verhältnis der spe-
zifischen Gewichte steigen Luftblasen bei
Umlagerung auf, während Konkremente
absinken.

2. *Fehlende Füllung der intrahepatischen Gallengänge* (Abb. 6): Mindestens auf einer
Röntgenaufnahme, nämlich auf jener, die
bei einem Druck von 30 cm Kontrastmittelsäule angefertigt wird, müssen die intrahepatischen Gallengänge sichtbar sein. Fehlende Darstellung verschuldet oft das Übersehen von Konkrementen. Bei gutem Abfluß durch die Papille ist es manchmal auch
bei Aufnahme mit hohem Druck schwierig,
eine Füllung der intrahepatischen Gallengänge zu erzielen. In diesen Fällen hilft
Kopftieflage oder Anbringen einer Bulldogg-Klemme am distalen Choledochus.

3. *Zu starke Kontrastmittelfüllung* (Abb. 7 u.
8): Einfließenlassen von Kontrastmittel mit
zu hohem Druck bzw. einer zu großen Menge überdeckt kleinere Konkremente, die somit nicht erkannt werden. Es muß deshalb
unbedingt eine Aufnahme bei niedrigem
Druck bzw. kleiner Kontrastmittelmenge
erfolgen. Andernfalls werden bis zu 7% aller
Gallengangskonkremente verpaßt (eigene
Resultate, vgl. Kap. I).

4. *Papillenödem* (Abb. 9): Ein Papillenödem
kann für einen Füllungsdefekt und eine
Fehldiagnose eines Papillensteins verantwortlich sein.

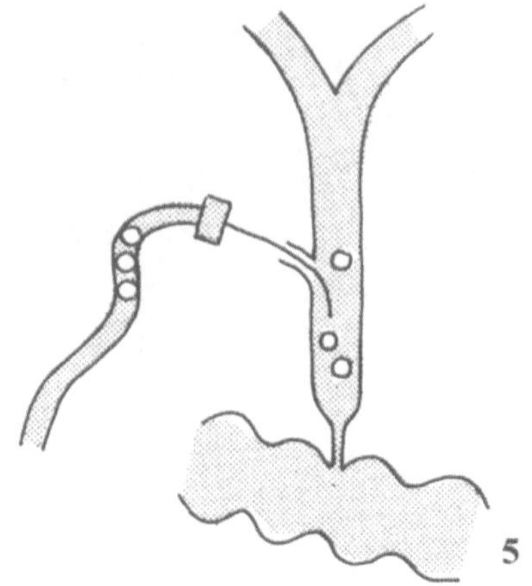

5

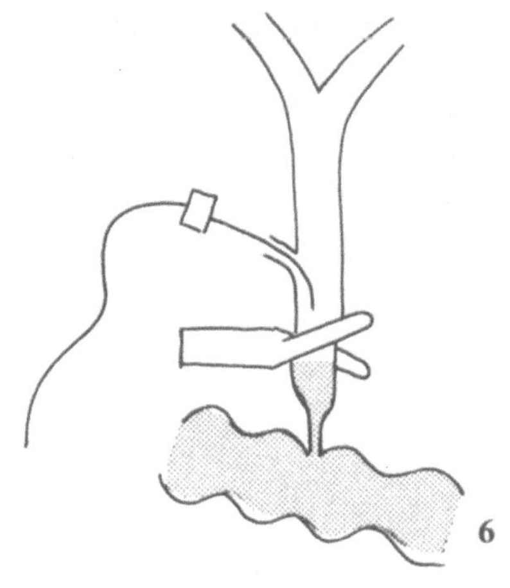

6

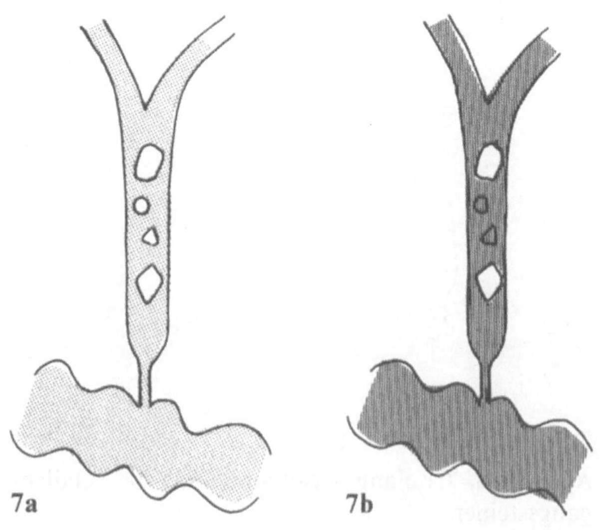

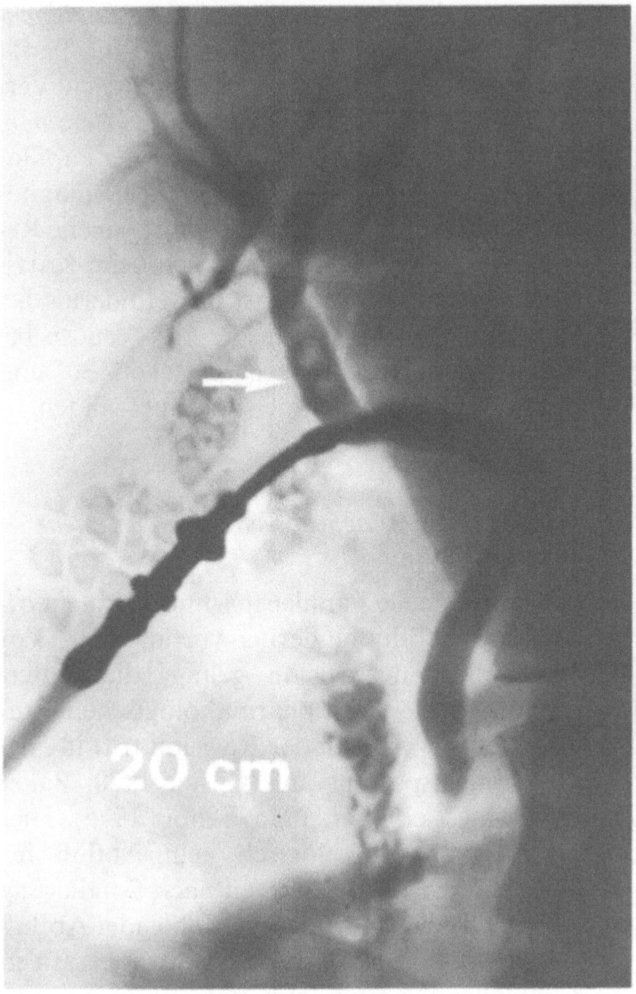

8a

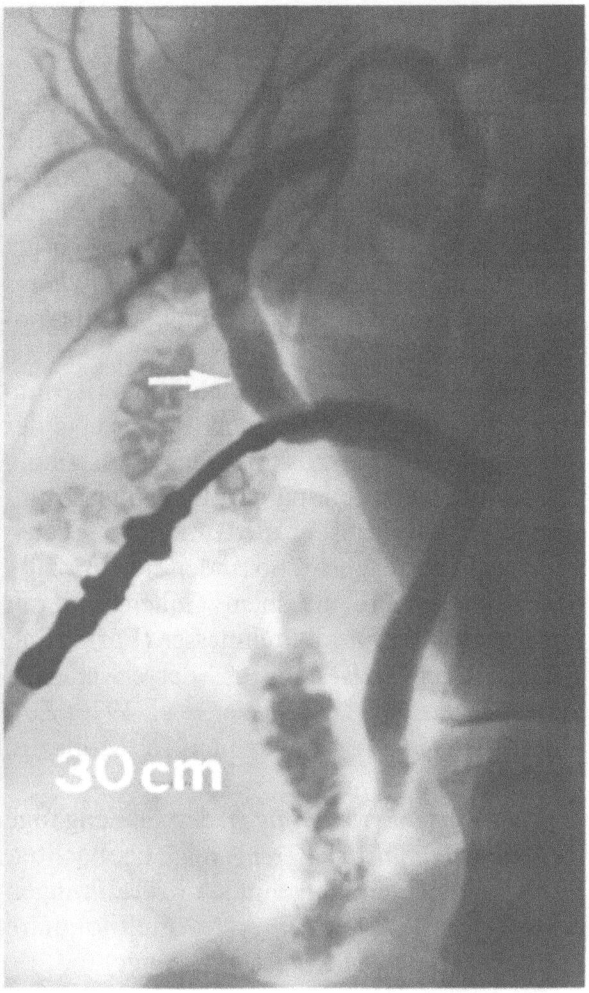

8b

Abb. 5–9. Befunde, die zu Fehlern bei der Diagnose von Gallengangssteinen im Cholangiogramm führen können

Abb. 5. Luft im Kontrastmittelinfusionssystem

Abb. 6. Fehlende Füllung der intrahepatischen Gallengänge

Abb. 7a, b u. 8a, b. Zu starke Kontrastmittelfüllung

Abb. 9. Kontrastmitteldefekt durch Papillenödem

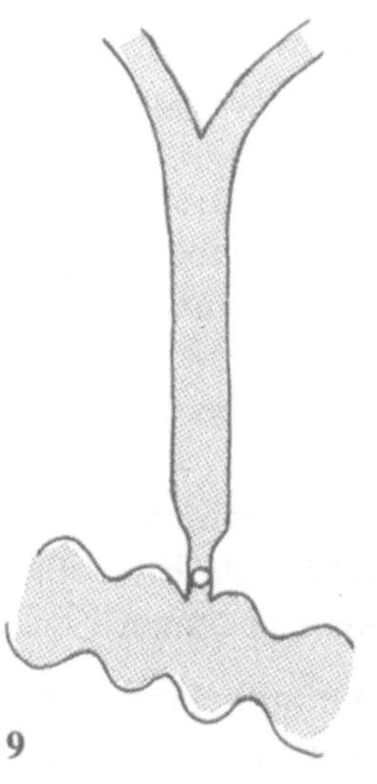

9

b) Durchmesser des Gallengangs

Die Erweiterung

Anhaltende Abflußbehinderung im Papillenbereich führt zu einer *allgemeinen Erweiterung* der Gallengänge auf über 10 bzw. 12 mm Durchmesser. Vorkommen und Ausmaß der Dilatation sind bei der *Papillopathie* im Gegensatz zum malignen Verschluß durch *periampulläres Karzinom* unterschiedlich und daher diagnostisch nicht zuverlässig. Immer wieder wird die allgemeine Erweiterung als wichtiges Kriterium in der Steindiagnose angeführt, sei dies bei der intraoperativen makroskopischen Beurteilung oder bei der Beurteilung von Cholangiogrammen. Die diagnostische Bedeutung ist aber – wie erwähnt – begrenzt. So finden sich nur 50% der Konkremente in einem Gallengang mit über 10 bzw. 12 mm Durchmesser (Faris et al. 1975). Andererseits sind 50% der erweiterten Gallenwege steinfrei (Wheeler et al. 1970; Zollinger 1975; Farha u. Pearson 1976; Mullen et al. 1976).

Umschriebene Erweiterungen der Gallengänge werden *proximal von Verengungen* beobachtet, ferner bei seltenen kongenitalen Erkrankungen (unilokuläre *Choledochuszyste*, multilokuläre *zystische Erkrankung der Gallengänge*).

Die Verengung

Eine *allgemeine Verengung* der Gallengänge trifft man bei der sehr seltenen *sklerosierenden Cholangitis* an.

Umschriebene Verengungen werden bei *Gallengangsstriktur* (Abb. 10) und bei *Gallengangskarzinom* festgestellt. Die erweiterten proximalen Gallengänge müssen meist durch zusätzliche Punktion dargestellt werden, da die retrograde Darstellung ungenügend ist. Eine weitere umschriebene Verengung findet sich bei der *pankreatitischen Choledochusstenose*. Sie hat typischerweise „karottenförmige" Konfiguration (Abb. 11).

c) Abfluß an der Papille: Kontrastmittelabflußbehinderung ins Duodenum

Abflußbehinderung mit Kontrastmittelübertritt ins Duodenum bei Druckwerten >20 cm Kontrastmittel kennzeichnen die *Papillopathien* (Papillenstein) (Abb. 4 d) und die Papillenstenose (Abb. 12) sowie die malignen Verschlüsse bei *periampullärem Karzinom* (Abb. 13). Während der Befund bei der Papillopathie nicht konstant und damit seine diagnostische Bedeutung eingeschränkt ist (eigene Resultate, vgl. Kap. I), findet er sich beim Karzinom regelmäßig. Ferner ist das Hindernis bei Papillopathien im Gegensatz zur Stenose bei Tumor mit Druckwerten zwischen 30 und 40 cm Kontrastmittel meist zu überwinden.

Fehler bei der Diagnose von Papillopathien: Papillenspasmus

Der funktionelle Papillenspasmus kann ein organisches Abflußhindernis vortäuschen. Vor der Gallengangsrevision gelingt die Unterscheidung mit einer pharmakologischen Prüfung (Abb. 14). Nach der Revision tritt in 50% ein Papillenspasmus auf (Custer 1970; Baker 1972; Chessick et al. 1975; Scholz 1975). Hier ist auch pharmakologisch kein Abfluß ins Duodenum zu erzielen, weil nach Sondierung zusätzlich ein Ödem vorliegt. Fehlender Abfluß ins Duodenum ist deshalb im intraoperativen Kontrollcholangiogramm nach Revision diagnostisch nicht verwertbar.

d) Addendum: Pathologische Befunde bei der intraoperativen Cholangiographie nach Gallengangsrevision (Abb. 15)

Mit diesen Cholangiogrammen soll vor allem die Lage des T-Drains kontrolliert werden. Zu vermeiden sind Einlage eines T-Drain-Schenkels in einen Hepatikus, Abknicken des proximalen T-Drain-Schenkels an der Hepatikusgabel, transpapilläre Einlage des distalen T-Drain-Schenkels und Einlage eines T-Drain-Schenkels neben den Choledochus in das subseröse Gewebe. Das intraoperative T-Drain-Cholangiogramm ist – wie bereits erwähnt – in der Diagnostik von Steinen nicht immer zuverlässig, in jener von Papillopathien nicht verwertbar.

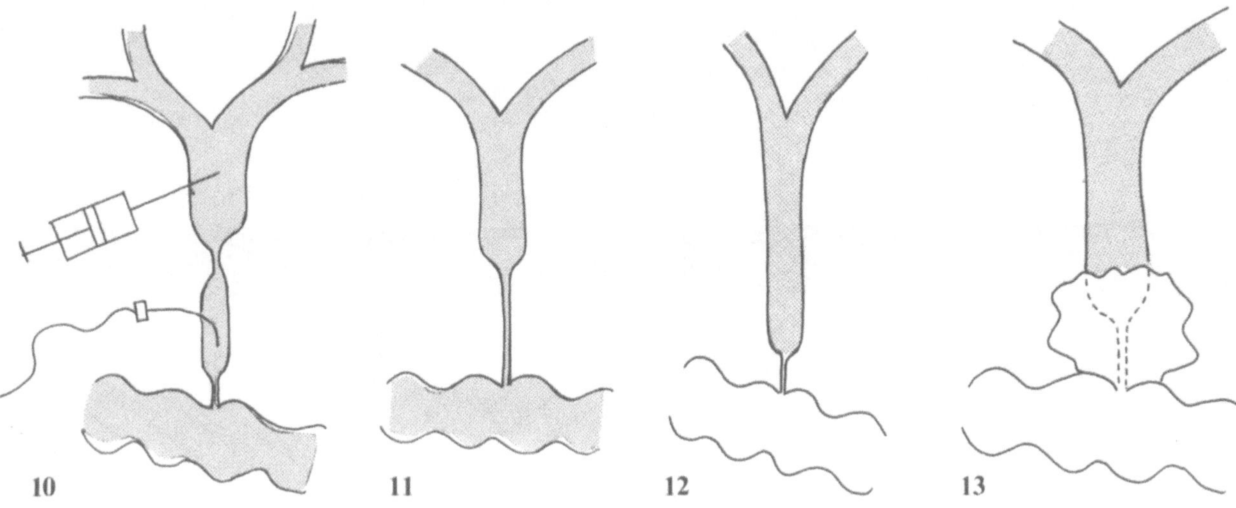

Abb. 10. Cholangiogrammbefund bei Gallengangsstriktur

Abb. 11. Cholangiogrammbefund bei pankreatitischer Choledochusstenose mit typischer „karottenförmiger" Choledochuskonfiguration

Abb. 12. Cholangiogrammbefund bei Papillenstenose

Abb. 13. Cholangiogrammbefund bei periampullärem Karzinom

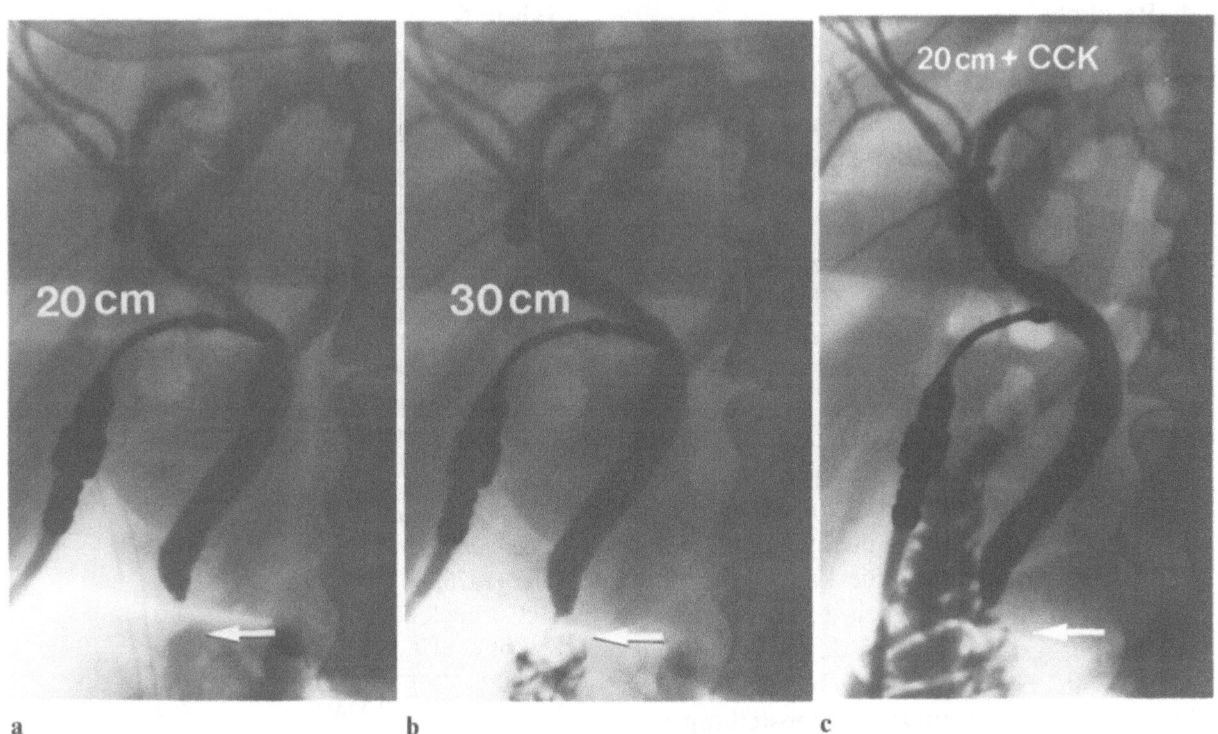

Abb. 14a–c. Cholangiogrammbefund bei Papillenspasmus. Der funktionelle Papillenspasmus kann eine organische Papillopathie (Papillenstein, Papillenstenose) vortäuschen. Die Unterscheidung gelingt mit einer pharmakologischen Prüfung.

a Kein Abfluß von Kontrastmittel ins Duodenum bei einem Druck von 20 cm KM;
b geringer Abfluß bei 30 cm KM;
c nach Verabreichung von Cholezystokinin guter Abfluß bei 20 cm KM

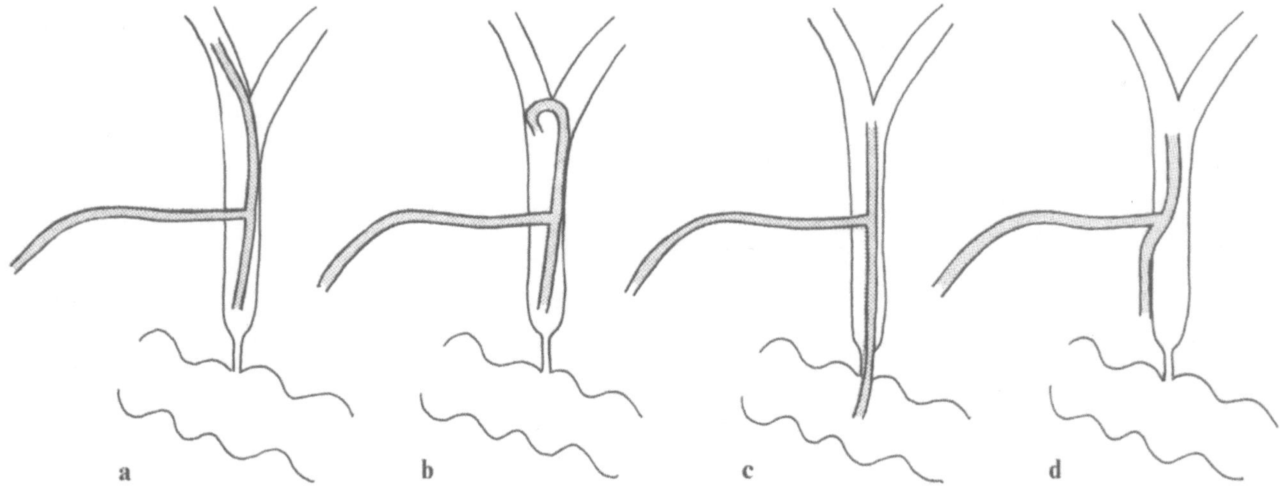

Abb. 15a–d. Cholangiogrammbefunde bei falscher Lage des T-Drains.
a T-Drain-Schenkel in einem Hepatikus;
b T-Drain-Schenkel an der Hepatikusgabel abgeknickt;
c T-Drain-Schenkel transpapillär;
d T-Drain-Schenkel neben dem Choledochus im subserösen Gewebe

4. Resultate

Die wichtigste Aufgabe der intraoperativen Cholangiographie, die keine andere intraoperative Untersuchung lösen kann, ist die Beantwortung der Frage, die sich bei jeder Cholezystektomie stellt: *Sind Steine im Gallengang vorhanden bzw. ist die Indikation zur Gallengangsrevision zu stellen?* Ohne Cholangiographie muß man sich auf unpräzise präoperative anamnestische und klinische Befunde sowie den Operationssitus stützen: anamnestischer und bestehender Ikterus, anamnestische und bestehende Pankreatitis, multiple kleine Steine in der Gallenblase, weiter Zystikus, erweiterter Choledochus, palpable Gallengangssteine. Der Wert der Cholangiographie kann daher auch am besten an der Häufigkeit der *Residualsteine nach Cholezystektomie* und derjenigen der *unnötigen Gallengangsrevisionen* beurteilt werden. Die folgende Literaturzusammenstellung (Tabellen 8 u. 9) gibt Auskunft über diese beiden Kriterien. Dabei darf auf keinen Fall die Bedeutung der Cholangiographie bei der Diagnostik von Abflußhindernissen an der Papille sowie bei der Klärung der Gallengangsanatomie vergessen werden.

Tabelle 8

Autor	Residualsteine auf alle Cholezystektomien (%)
Ohne intraoperative Cholangiographie	
Farha u. Pearson (1976)	6,0
Bardenheier et al. (1969)	5,0
Faris et al. (1975)	4,0
Zollinger (1975)	4,0
Kakos et al. (1972)	4,0
Wayne et al. (1976)	4,0
McEvedy (1970)	3,0
Mit intraoperativer Cholangiographie	
Baer (1976)	1,0
McCormick et al. (1974)	1,0
Kakos et al. (1972)	1,0
Farha u. Pearson (1976)	0,6
Wiethoff et al. (1974)	0,4
Lindskog (1970)	0,03
Havard (1970)	0,0

Tabelle 9

Autor	Unnötige Revisionen auf alle Cholezystektomien (%)	Unnötige Revisionen auf alle Revisionen (%)	Revisionen auf alle Cholezystektomien (%)
Ohne intraoperative Cholangiographie			
Day et al. (1975)	34	77	44
Kakos et al. (1972)	29	72	41
McLaughlin u. Coe (1970)	17	66	26
Wheeler et al. (1970)	16	58	28
Mit intraoperativer Cholangiographie			
Faris et al. (1975)	7,8	32	24
McCormick et al. (1974)	6,0	23	26
Zimmermann-Nielsen et al. (1975)	5,2	26	20
Kakos et al. (1972)	5,0	–	18
Havard (1970)	2,0	10	20
Schulenburg (1969)	1,2	4	28
Farha u. Pearson (1976)	1,0	9	11
Wiethoff et al. (1974)	0,9	5	19
Lindskog (1970)	0,4	–	25
Saltzstein et al. (1973)	0,3	3	11

a) Residualstein nach Cholezystektomie (Tabelle 8)

Die Zahl der Residualsteine bei alleiniger Beurteilung von präoperativen anamnestischen und klinischen Kriterien sowie vom Operationssitus wurde in den aufgeführten Arbeiten durch gleichzeitige Kontrolle mit intraoperativer Cholangiographie ermittelt. Es handelt sich dabei also um „unerwartete" Gallengangssteine bzw. „potentielle" Residualsteine. Die Anzahl der Residualsteine bei Durchführung der intraoperativen Cholangiographie wurde durch meist lückenlose Nachkontrolle der Patienten festgestellt.

Ohne intraoperative Cholangiographie wird man bei 5% aller Cholezystektomien Gallengangssteine zurücklassen. Die intraoperative Cholangiographie senkt die Quote der Residualsteine nach Cholezystektomie auf 1%, d.h. auf ein Fünftel. Dabei ist besonders zu bemerken, daß die meisten der genannten Autoren die Spritzencholangiographie anwandten, mit der ca. 7% aller Gallengangssteine überdeckt und verpaßt werden (eigene Resultate, vgl.

Kap. I). Die Zahl der Residualsteine bei Anwendung der druckkontrollierten Cholangiographie liegt also noch tiefer.

b) Unnötige Gallengangsrevision (Tabelle 9)

Interessant ist bei den erwähnten Arbeiten neben der Anzahl der Gallengangsrevisionen mit negativem Explorationsbefund, bezogen auf alle Cholezystektomien, auch das Verhältnis der unnötigen Revisionen zur Gesamtzahl der Revisionen und das Total der Revisionen bezogen auf alle Cholezystektomien.

Stellt man die Indikation zur Gallengangsrevision aufgrund präoperativer anamnestischer und klinischer Kriterien sowie aufgrund des Operationssitus, wird man in ca. 20% aller Cholezystektomien den Gallengang vergeblich explorieren. Die intraoperative Cholangiographie senkt diese Zahl auf ca. 1%, d.h. auf ein Zwanzigstel. Die Zusammenstellung zeigt ferner, daß ohne Cholangiographie bei nahezu 50% aller Cholezystektomien revidiert wird und dabei nur in 50% der Fälle Gallengangssteine gefunden werden.

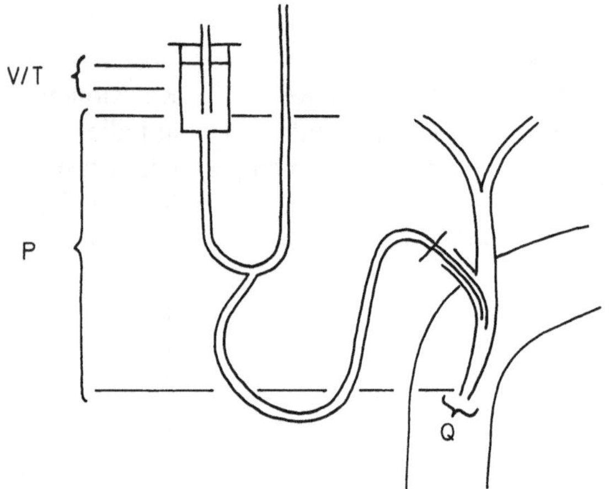

Abb. 16. Physikalische Grundlage der Druck- und Durchflußmessung am Gallengang

III. Druck- und Durchflußmessung

1. Anwendung, Aufgabe

a) Anwendung

1. Intraoperativ vor der Gallengangsrevision (während der Cholezystektomie)
2. Postoperativ nach der Gallengangsrevision

b) Aufgabe

1. Die Druck- und Durchflußmessung läßt zusammen mit der Cholangiographie die *Abflußverhältnisse an der Papille* beurteilen. Sie trägt dazu bei, Papillopathien (Papillenstein, Papillenstenose) anläßlich von Cholezystektomien zu erkennen und unnötige Papillenrevisionen und -spaltungen zu vermeiden.
2. Sie ist hingegen nicht geeignet, Gallengangssteine nachzuweisen, da nur jene Konkremente Druck und Durchfluß beeinflussen, die zwischen Zystikusmündung und Papille liegen und obstruieren. Intrahepatische Konkremente und frei flottierende Steine werden nicht erfaßt.
3. Ferner ist sie intraoperativ nach der Gallengangsrevision vorgenommen nutzlos, da die Abflußverhältnisse nach instrumenteller Exploration durch Papillenspasmus und Ödem beeinträchtigt sind.

2. Technik

a) Physikalische und physiologische Grundlagen

Physikalische Grundlagen

Ziel der Druck- und Durchflußmessung ist es, Auskunft über die Abflußverhältnisse an der Papille, genauer über den Papillendurchmesser zu erhalten. Erst die Anwendung physikalischer Grundlagen ergibt reproduzierbare Werte (Brücke 1961, 1968). Die Anatomie und Physiologie der Papille lassen zwar keine einfache physikalische Formulierung zu, für die Angabe einer brauchbaren *Meßtechnik* und für die Definition geeigneter *Parameter* kann aber vereinfachend die folgende Formel der Hydrodynamik dienen (Abb. 16):

$$\text{Querschnitt (Q)} = \text{K} \cdot \frac{\text{Durchfluß (V/T)}}{\sqrt{\text{Druck (P)}}}$$

Der Querschnitt einer durchflossenen Röhre ist proportional dem Durchfluß, wenn der Druck im System konstant ist, bzw. umgekehrt proportional dem Druck, wenn der Durchfluß konstant ist. Damit läßt sich eine wesentliche Forderung für Meßtechnik und Definition der Parameter am Gallengang ableiten, die von vielen Autoren nicht berücksichtigt wurde: Der Querschnitt läßt sich nur ermitteln, wenn entweder der Druck oder der Durchfluß im Gallengang konstant gehalten wird. Der Querschnitt, der Druck und Durchfluß an den Gallenwegen bestimmt, ist der Papillenquerschnitt, da er sechsmal kleiner ist als der Choledochusquerschnitt (anatomische Messungen: Papillendurchmesser 1–2 mm, Choledochusdurchmesser 6–12 mm) (Hand 1973).

Definition der Parameter

Zur Ermittlung der Abflußverhältnisse an der Papille eignen sich – wie erwähnt – nur Parameter, bei denen entweder der Druck oder der Durchfluß konstant und bekannt ist. Die von vielen Autoren gewählten Parameter: *Füllungsdruck, Passagedruck, Normalisierungszeit* erfüllen diese Forderung nicht. Der Füllungsdruck ist ein ungenaues Maß der Gallengangswandelastizität. Beim Passagedruck ist der

Fluß durch die Papille zwar nach Definition minimal, aber nicht exakt festgelegt. Bei der Normalisierungszeit, der Zeit, die verstreicht, bis sich die Druckerhöhung nach Injektion einer bestimmten Flüssigkeitsmenge im Gallengang zurückgebildet hat, ist weder die Druckkonstanz noch die Flußkonstanz gewährleistet. Sie ist wiederum ein unpräzises Maß der Gallengangswandelastizität.

Zwei Parameter erfüllen die physikalischen Forderungen und haben sich bewährt:

1. *Residualdruck:* Es handelt sich um eine statische Messung, und zwar um eine *Druckmessung bei konstantem Fluß von Null.* Der *Residualdruck* ist jener Druck, der im Gallengang herrscht, wenn der Fluß durch die Papille Null wird. Er ist ein Maß für den *Papillenwanddruck.*

2. *Standarddurchfluß:* Hier geht es um eine *dynamische* Messung, und zwar um eine *Flußmessung bei konstantem Druck.* Als *Standarddurchfluß* definieren wir den Fluß durch die Papille bei einem konstanten Druck von 30 cm Wassersäule. Er ist ein Maß für den *Papillendurchmesser.*

Für die andere Möglichkeit der dynamischen Messung, der Druckmessung bei konstantem Fluß, ist in der Literatur kein einheitlicher Parameter definiert.

**Physiologische Probleme
der Standarddurchflußmessung**

Bei der Beurteilung des Standarddurchflusses sind die nachstehenden physiologischen Gegebenheiten zu beachten. Praktisch sind sie jedoch meist ohne Bedeutung.

1. Infolge *Papillenperistaltik* kann der Papillendurchmesser während der Standarddurchflußmessung variieren. Heftige Peristaltik kann zu einem falsch-tiefen Meßwert führen.

2. Die *Papillenlänge* unterliegt individuellen Schwankungen zwischen 8 und 32 mm (Hand 1973). Eine lange Papille drückt sich bei der Standarddurchflußmessung infolge erhöhten Widerstands in einem falsch-tiefen Meßwert aus.

3. Der effektive Meßdruck bei der Standarddurchflußmessung ergibt sich genau genommen aus der Differenz zwischen appliziertem Druck vor der Papille und *Duodenaldruck* hinter der Papille. Theoretisch kann damit eine starke *Duodenalmotilität* während der Messung einen falsch-tiefen Wert vortäuschen. Praktisch fällt ihr aber keine Bedeutung zu (Daniel 1972).

4. Wie der Duodenaldruck vermindert auch der *Abdominaldruck* den effektiven Meßdruck. Theoretisch sollten damit postoperative Standarddurchflußmessungen am wachen Patienten im Vergleich zu den Messungen an Patienten mit eröffnetem bzw. relaxiertem Abdomen falsch-tiefe Werte ergeben. Praktisch ist aber auch der Abdominaldruck zu vernachlässigen (Besançon et al. 1969; Böhmig u. Fritsch 1966; eigene Resultate, vgl. Kap. I).

5. *Abfließen von Meßflüssigkeit* während der Standarddurchflußmessung in die kleinen *intrahepatischen Gallengänge* ergibt falsch-hohe Werte, ein Umstand, der bei den angewendeten Drucken von 30 cm Wassersäule keine Rolle spielt.

6. Der während der Standarddurchflußmessung *durch die Papille abfließende Galle- und Pankreassaft* führt zu einem falsch-tiefen Wert. Diese Tatsache kann jedoch bei der kurzen Meßzeit von 1 min ebenfalls außer acht gelassen werden.

b) Apparate

Aufstellung der verschiedenen Apparate
(Tabelle 10)

Die Geräte können aufgrund der Meßtechnik wie folgt eingeteilt werden:

1. Apparate für alleinige *statische Messung* (Durchfluß = 0)
Druckmessung bei Durchfluß 0

2. Apparate für die zusätzliche *dynamische Messung* (Durchfluß über 0)
Durchflußmessung bei konstantem Druck
Druckmessung bei konstantem Durchfluß

Tabelle 10

1. *Apparate für alleinige statische Messung*
   1940 Caroli et al. "Radiomanomètre"

2. *Apparate für dynamische Messung*
   Mechanische Meßgeräte
   Durchflußmessung bei konstantem Druck
   1948 Roux u. Le Canuet
   1954 Horta
   1961 Brücke "Cholangiometer"
   1964 Besançon et al. "Débimètre"
   1974 Tondelli u. Allgöwer "Debitomanometer"
   Druckmessung bei konstantem Durchfluß
     (Flüssigkeitsmanometer)
   1951 Debray

   Elektrische Meßgeräte
   Durchflußmessung bei konstantem Druck
   1957 Stalport et al.
   1975 Scott et al.
   Druckmessung bei konstantem Durchfluß
     (Elektromanometer)
   1966 Stauber
   1969 Böckl

Eigenes Gerät: „Debitomanometer"[1]

Möglichkeiten: Mit dem von uns konstruierten Gerät ist sowohl eine *druckkontrollierte Cholangiographie* als auch eine statische Messung mit Bestimmung des *Residualdrucks* sowie eine dynamische Messung mit Bestimmung des *Standarddurchflusses* möglich, ein Vorteil gegenüber Apparaten, die keine gleichzeitige Cholangiographie zulassen.

Meßtechnik: Das Gerät arbeitet nach einfachen mechanischen Prinzipien. Die dynamische Messung erfolgt als Durchflußmessung bei konstantem Druck. Den konstanten Druck erzielen wir mit dem Prinzip einer Mariotte-Flasche. Dabei findet sich das Druckniveau konstant auf Ende des in die Flüssigkeit eintauchenden Luftzufuhrrohres und nicht auf Höhe des sich während der Messung verändernden Flüssigkeitsspiegels (Abb. 17). Den Durchfluß bestimmen wir durch Messung des Volumens

---

1 Erhältlich bei: Max Wettstein AG, Rorschacherstr. 44, CH-9000 St. Gallen; Export: Protek AG, Postfach 2016, CH-3001 Bern

22

während der mit einer Uhr gestoppten Zeit von 1 min. Die einfache, aber physikalisch korrekte Methode hat den großen Vorteil, störungsfrei und ohne wesentlichen Aufwand den täglichen Bedürfnissen im Operationssaal gerecht zu werden.

Elektromanometer sind zwar genauer und für Forschungszwecke unerläßlich, für die tägliche Routine aber ungeeignet. Apparate mit Druckmessung bei konstantem Durchfluß sind insofern ungünstig, als sie die Anwendung exakter Pumpen erfordern.

Bestandteile und Gebrauch: Das Gerät besteht aus einem Meßstab mit Halterung, einer Spritze mit Halterung als Flüssigkeitsreservoir und einem Nullpunkt-Zielstab. Die Bestandteile sind einfach zu zerlegen. Das ganze Schlauchsystem ist als Einmalgebrauchbesteck aus Plastik erhältlich (Abb. 18). Das zusammengesetzte Gerät wird am besten an der Tuchhalterung am Kopfende des Operationstisches fixiert, wo es jederzeit greifbar ist, ohne den Operateur zu stören (Abb. 19a, b). Damit erfüllt das Debitomanometer im Gegensatz zu anderen Geräten die Anforderungen an ein täglich verwendetes Gerät mit einfacher Wartung und Bedienung.

Eichung: Der Standarddurchfluß wird neben dem gesuchten Papillendurchmesser vom *Reibungswiderstand des Meßsystems* beeinflußt. Er ist unterschiedlich je nach Durchmesser und Länge des Verbindungssystems zum Patienten. Um Vergleiche der Werte unter den eigenen Patienten und unter den Ergebnissen anderer Autoren zu ermöglichen, ist es vorteilhaft, statt des Standarddurchflusses den vom Reibungswiderstand unabhängigen *Papillendurchmesser* anzugeben. Im Versuch haben wir Eichtabellen und Eichkurven erstellt, die es erlauben, jedem Standarddurchflußwert in Abhängigkeit vom verwendeten Verbindungssystem zum Patienten den entsprechenden Papillendurchmesser zuzuordnen. Glaskapillaren mit variablem Durchmesser von 0,2, 0,3 etc. bis 2,0 mm und konstanter Länge von 10 mm dienten dabei als Papillenmodell (Abb. 20). In Tabelle 11 und in den Eichkurven (Abb. 21) sind die Standarddurchflußwerte (Meßflüssigkeit: physiologische Kochsalzlösung) in Abhängigkeit von ver-

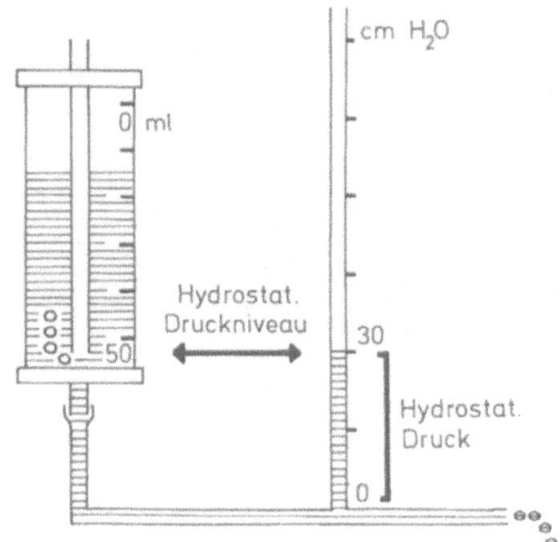

Abb. 17. „Debitomanometer". Das Flüssigkeitsreservoir ist zur Erzielung eines konstanten Drucks nach dem Prinzip einer Mariotte-Flasche konstruiert

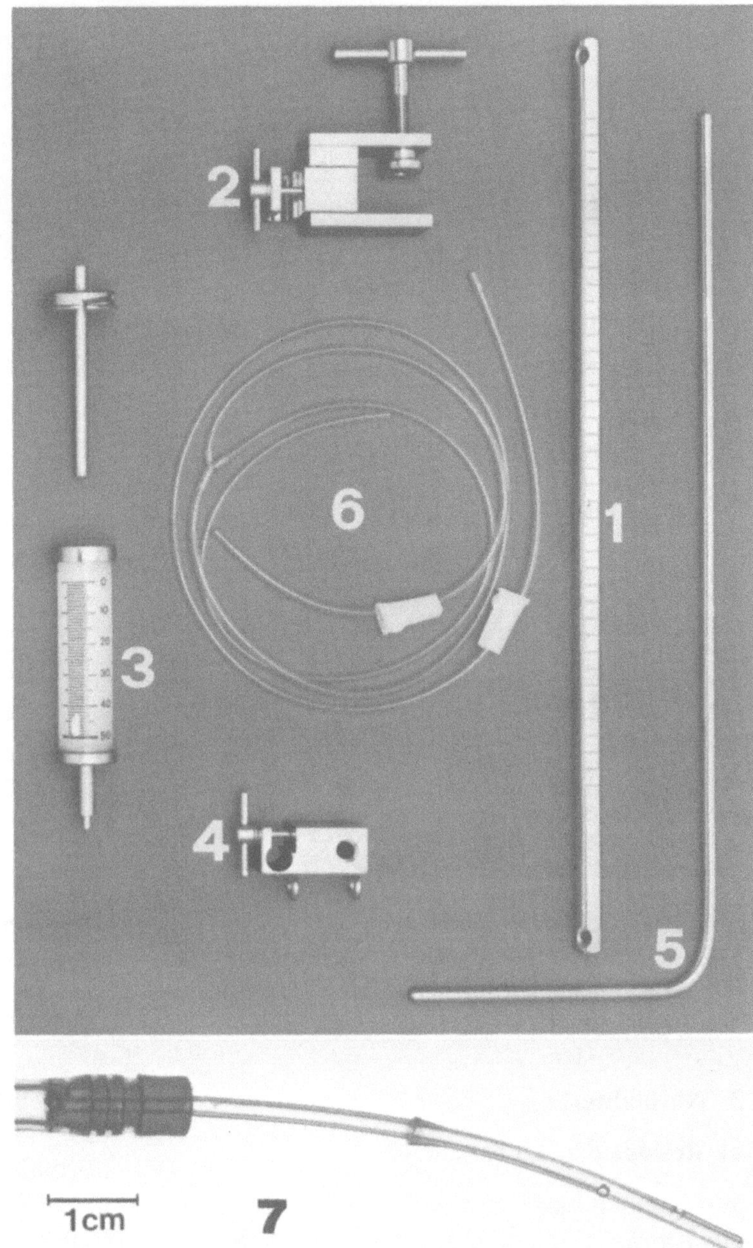

Abb. 18. „Debitomanometer". Bestandteile: *1* Meßstab mit *2* Halterung, *3* Flüssigkeitsreservoir mit *4* Halterung, *5* Nullpunkt-Zielstab, *6* Einmalgebrauchbesteck aus Plastik, *7* Plastik-Spezialkatheter

schiedenen Verbindungssystemen zum Patienten (Einmalgebrauchschlauchset allein, mit enger Metallkanüle, mit weiter Metallkanüle, mit 4-mm-T-Drain 80 × 4 cm lang, mit 5-mm-T-Drain 80 × 4 cm lang) und in Abhängigkeit vom Glaskapillarendurchmesser angegeben. Aus den Eichtabellen und Eichkurven kann ferner ersehen werden, daß das Debitomanometer und die gebräuchlichen Verbindungssysteme zum Patienten der Anforderung an ein solches Gerät genügen, nämlich eine sichere Differenzierung zwischen normaler und pathologischer Papille zu ermöglichen. Die Standarddurchflußwerte liegen für alle Papillendurchmesser zwischen 0,2 und 1,0 mm um mehrere Milliliter pro Minute auseinander.

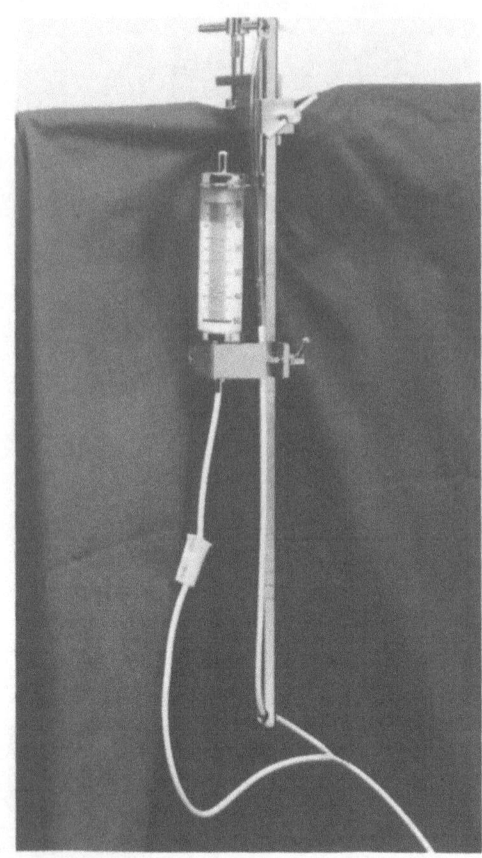

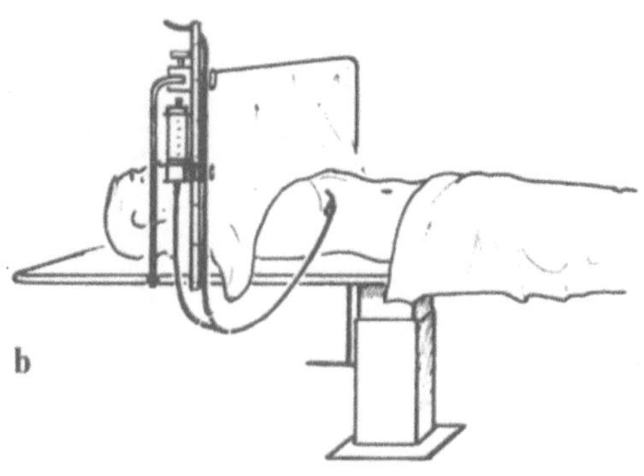

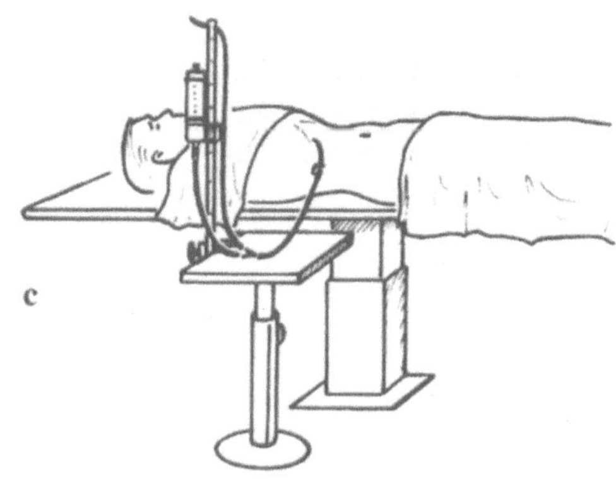

Abb. 19 a–c. „Debitomanometer".
a, b Für den intraoperativen Gebrauch wird das Gerät an der Tuchhalterung am Kopfende des Operationstisches fixiert.

c Für den postoperativen Gebrauch wird das Gerät auf einem separaten Tisch montiert

3. Normalwerte

a) Residualdruck (Tabelle 12)

Wir nehmen als Grenzwert des normalen *Residualdrucks* ≤ 16 cm Kontrastmittel $\leq 18,5$ cm Wasser an. Der Residualdruck ist unabhängig vom gewählten Ausgangsdruck, sofern dieser nicht 30 cm Kontrastmittelsäule überschreitet (eigene Resultate, vgl. Kap. I).

b) Standarddurchfluß (Tabelle 13)

Die Standarddurchflußwerte sind im Gegensatz zu den Papillendurchmesserwerten wegen unterschiedlichem Reibungswiderstand der verwendeten Meßapparate nur unter Vorbehalt vergleichbar.

Wir setzen als Grenzwert des normalen *Standarddurchflusses* ≥ 14 ml NaCl 0,9%/min (gilt für Debitomanometer mit enger Metallkanüle) bzw. als Grenzwert für den entsprechenden normalen Papillendurchmesser $\geq 0,5$ mm (gilt unabhängig vom Apparat und Anschlußsystem zum Patienten) an (Abb. 21) (Tondelli et al. 1979 b).

c) Meßfehler

Normaler Residualdruck und Standarddurchfluß beweisen normale Abflußverhältnisse an der Papille, sofern die folgenden drei Fehlerquellen ausgeschlossen sind:
1. *Undichtes Einbinden der Kanüle* in die Gallenwege führt zu falsch-tiefem Residualdruck und falsch-hohem Standarddurchfluß.
2. Das *Anstoßen der Metallkanülenspitze an die Choledochuswand* ergibt einen falsch-hohen

24

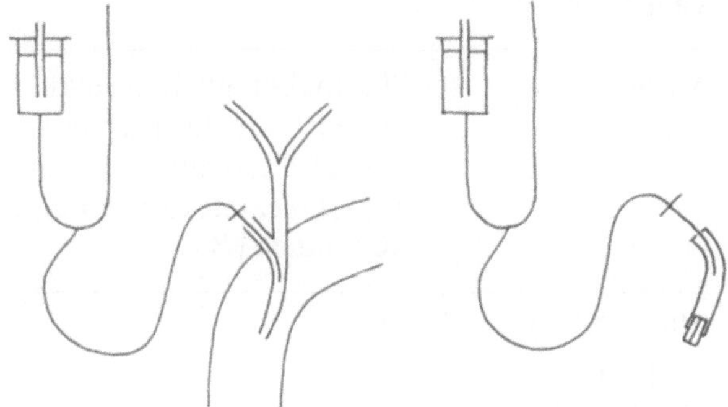

Abb. 20. Eichung des „Debitomanometers". Versuchsanordnung zur Erstellung von Eichtabellen und Eichkurven. Als Papillenmodell dienen Glaskapillaren mit variablem Durchmesser

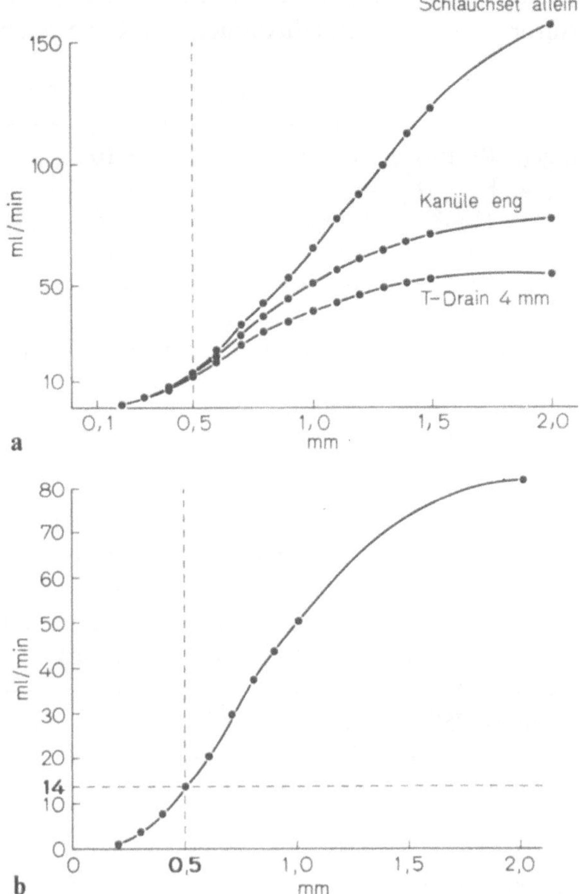

Abb. 21 a, b. Eichkurve für „Debitomanometer".
a Standarddurchfluß in Abhängigkeit von verschiedenen Verbindungssystemen und vom Papillendurchmesser (Glaskapillarendurchmesser).
b Standarddurchfluß für die enge Metallkanüle in Abhängigkeit vom Papillendurchmesser (Glaskapillarendurchmesser)

Tabelle 11

Verbindungs-system	Papillendurchmesser (Glaskapillarendurchmesser) (mm)														
	0,2	0,3	0,4	0,5	0,6	0,7	0,8	0,9	1,0	1,1	1,2	1,3	1,4	1,5	2,0
	Standarddurchfluß (ml/min)														
Schlauchset allein	1,0	3,5	7,5	14,0	23,5	33,5	42,0	51,0	67,0	78,0	88,5	99,0	112,5	132,0	157,5
Metallkanüle weit	1,0	3,5	7,5	14,0	20,0	32,0	37,0	45,0	53,0	56,0	61,0	72,0	77,0	83,0	91,0
Metallkanüle eng	1,0	3,5	7,5	14,0	20,0	31,0	36,0	44,0	51,0	–	–	–	–	–	77,0
T-Drain 5 mm	1,0	3,5	7,0	13,5	20,0	29,0	36,0	45,5	51,0	–	–	–	–	–	82,0
T-Drain 4 mm	1,0	3,0	6,0	12,5	18,5	25,5	30,5	34,5	39,5	–	–	–	–	–	54,0

Residualdruck und einen falsch-tiefen Standarddurchflußwert.

3. Die Bestimmung des *Residualdrucks* bedingt einen vorher mit der Cholangiographie nachgewiesenen Abfluß von Kontrastmittel durch die Papille. Hat kein Kontrastmitteldurchfluß stattgefunden, erhält man einen falsch-tiefen Wert. Dieser entspricht dem Füllungsdruck, der kein Maß für den Papillenwanddruck, sondern für die Gallengangswandelastizität ist.

Tabelle 12

Autor	Residualdruck (cm KM-Säule)[a]	
	Mittelwert	Grenzwert
Eigene Resultate (vgl. Kap. I)	10 ± 3	≤ 16
Brücke (1968)	11 ± 2	≤ 16
Mättig (1977)	12	≤ 15
White (1975b)	12 ± 3	≤ 16

[a] Umrechnung der Drucke: 1 cm Kontrastmittel ~ 1,16 cm Wasser

Tabelle 13

Autor	Standarddurchfluß (ml NaCl 0,9%/min)		Papillendurchmesser
	Mittelwert	Grenzwert	Grenzwert (mm)
White (1975b)	23 ± 7	≥ 10	–
Eigene Resultate (vgl. Kap. I)	25 ± 10	≥ 14	≥ 0,5
Brücke (1968)	26 ± 5	≥ 15	≥ 0,5
Mättig (1977)	26	≥ 15	–
Besançon et al. (1969)	–	–	≥ 0,6

4. Pathologische Werte

Differentialdiagnose

Bei pathologischen Werten findet sich ein *organisches Abflußhindernis an der Papille* im Sinne einer *Papillopathie* (Papillenstein, Papillenstenose) bzw. eines malignen Verschlusses durch *periampulläres Karzinom*, vorausgesetzt, daß die beiden folgenden Befunde ausgeschlossen worden sind:

1. Ein *obstruierender Choledochusstein* hat ebenfalls einen hohen Residualdruck bzw. einen tiefen Standarddurchflußwert zur Folge und muß durch vorherige Cholangiographie ausgeschlossen werden.
2. Ein *funktioneller Papillenspasmus* kann als ein organisches Abflußhindernis erscheinen (Custer 1970; Chessick et al. 1975; Scholz 1975). Bei jedem pathologischen Wert muß

Tabelle 14

Autor	Pharmakologisch normalisierte Residualdruck- und Standarddurchflußwerte auf alle Cholezystektomien und Revisionen (%)
White (1972)	3
Stalport (1964)	7
Eigene Resultate (vgl. Kap. I)	14

zur Differentialdiagnose zwischen Papillenspasmus und Papillopathie eine *pharmakologische Prüfung* vorgenommen werden. Die Messung muß nach Applikation eines Papillenrelaxans wiederholt werden. Bei uns hat sich die Verabreichung von Buscopan (Hyoscin-N-Bromatum) der Firma Boehringer, 0,04 g = 2 Ampullen i.v., oder von Pankreozymin (Cholezystokinin) der Firma Boots, 115 E = 1 Ampulle i.v., bewährt. Während sich Residualdruck und Standarddurchfluß bei Spasmus normalisieren, bleiben sie bei Papillopathie pathologisch. Die Bedeutung dieser Prüfung läßt sich an den folgenden Arbeiten abschätzen, die die Häufigkeit der mit pharmakologischem Test normalisierten Residualdruck- und Standarddurchflußwerte bezogen auf alle Cholezystektomien und Revisionen angeben (Tabelle 14).

5. Resultate

Die wichtigste Aufgabe der intraoperativen Druck- und Durchflußmessung liegt in der Beantwortung der folgenden Frage, die sich bei jeder Cholezystektomie stellt: *Findet sich ein Abflußhindernis an der Papille im Sinne einer Papillopathie (Papillenstein bzw. Papillenstenose) bzw. ist die Indikation zur transduodenalen Papillenrevision und Papillenspaltung zu stellen?* Ohne Druck- und Durchflußmessung muß man sich allein auf die Cholangiographie stützen. Diese gibt in Form der Spritzencholangio-

Tabelle 15

Autor	Zusätzlich diagnostizierte Papillopathien auf alle Cholezystektomien und Revisionen (%)
Daniel (1972)	4,1
Baer (1976)	5,0
White (1972)	5,0
McCarthy (1970)	8,7

Tabelle 16

Autor	Zusätzlich diagnostizierte Papillopathien auf alle Cholezystektomien und Revisionen (%)
Daniel (1972)	0,0
White (1972)	1,5
Eigene Resultate (vgl. Kap. I)	2,5

Tabelle 17

Autor	Ausgeschlossene Papillopathien auf alle Cholezystektomien und Revisionen (%)
Brücke (1968)	3,2
Pironneau et al. (1965)	6,3

graphie, bei der das Kontrastmittel mit unkontrollierten Drucken ins Duodenum gepreßt wird, nur ungenügende Auskunft, was sich in der von Autor zu Autor stark schwankenden Anzahl der Papillenspaltungen ausdrückt. Die druckkontrollierte Cholangiographie leistet bereits bessere Dienste, doch entgehen auch ihr einerseits kleinste Papillensteine und Papillenstenosen, andererseits kann sie ebenso eine Papillenstenose vortäuschen. Der Wert der Druck- und Durchflußmessung wird in einer Vielzahl von Arbeiten belegt, die jedoch wegen falscher Vorstellung über die Aufgabe (Steindiagnose) bzw. fehlender Definition der Papillenstenose verwirrende und wenig aufschlußreiche Angaben enthalten (Pironneau et al. 1965; Roux et al. 1965; Fritsch 1966 b; Brücke 1968; Böhmig u. Fritsch 1969; Böckl u. Hell 1970; Schein u. Beneventano 1970; Hopton u. White 1971; Daniel 1972; Kavlie u. White 1972; White 1972, 1975 b; Baer 1976). Die nachstehenden kontrollierten Serien zeigen die Bedeutung der Druck- und Durchflußmessung anhand der *Treffsicherheit bei Papillopathie (Papillenstein und Papillenstenose)*.

Die *Residualdruckmessung* weist mit folgender Häufigkeit zusätzliche, der druckkontrollierten Cholangiographie entgangene Papillopathien nach (Tabelle 15).

Die *Standarddurchflußmessung* weist mit folgender Häufigkeit zusätzliche, der druckkontrollierten Cholangiographie *und* der Residualdruckmessung entgangene Papillopathien nach (Tabelle 16).

Die *Standarddurchflußmessung* läßt mit folgender Häufigkeit mit der druckkontrollierten Cholangiographie und Residualdurchmessung diagnostizierte Papillopathien ausschließen (Tabelle 17).

Verläßt man sich bei der Diagnostik der Papillopathien allein auf die Spritzencholangiographie, wird man viele verpassen, nicht vorhandene diagnostizieren. Auch mit der druckkontrollierten Cholangiographie versäumt man noch ca. 5% der Papillopathien bezogen auf alle Cholezystektomien bzw. diagnostiziert in ca. 5% der Fälle eine Papillopathie, die nicht vorliegt. Hierin besteht die Bedeutung der Druck- und Durchflußmessung.

IV. Cholangioskopie

(Schein 1969; Shore u. Berci 1970; Longland 1973; Berchtold u. Ghielmetti 1974; Ottinger et al. 1974; Shore et al. 1975; Lennert 1976; Nora et al. 1977)

1. Anwendung, Aufgabe

a) Anwendung

Intraoperativ nach der Gallengangsrevision.

b) Aufgabe

1. Sie weist *nach erfolgter instrumenteller Revision* des Gallengangs zurückgebliebene Konkremente bzw. die *Vollständigkeit der Steinentfernung* nach. Die intraoperative Cholangiographie nach Revision erfüllt diese Aufgabe nicht immer sicher. Während die Cholangiographie die beste Methode zur Erkennung von Steinen bei geschlossenem Gang ist, ist die Cholangioskopie die beste nach Eröffnung. In zwei Situationen, in denen besonders häufig Konkremente zurückgelassen werden, ist sie routinemäßig anzuwenden:

   a) *Bei weitem Choledochus mit Durchmesser >12 mm:* Hier gleiten einerseits die Revisionsinstrumente leicht neben einem Stein vorbei und lassen ihn unentdeckt, andererseits zeigt das Cholangiogramm nach Revision wegen dicker Kontrastmittelsäule und großer Luftmenge zurückgebliebene Konkremente nur unsicher.

   b) *Bei Vorliegen von vielen Gangsteinen:* Hier ist das Abzählen der Steine im intraoperativen Cholangiogramm vor Revision oft unmöglich und läßt damit keine Kontrolle der Zahl der entfernten Konkremente zu.

2. Sie kann bei der *Extraktion von schwierig entfernbaren Steinen* Hilfe leisten, indem Instrumente, wie Fogarty-Ballonkatheter, Steinzangen etc., unter Sicht eingesetzt werden können (Bartlett et al. 1974; Warshaw u. Bartlett 1974). Unserer Meinung nach sind derartige Manöver allerdings seit Beschreibung der Distensionsspülung nicht mehr nötig (vgl. Kap. D).

3. Sie kann helfen, einen Tumor zu erkennen, seine Ausdehnung im Gang zu bestimmen und durch *Biopsieentnahme* zu sichern (Tompkins et al. 1976).

2. Technik

a) Instrumente

Zur Cholangioskopie stehen heute prinzipiell zwei Instrumententypen zur Verfügung: das *starre rechtwinklige* mit Linsenoptik (z.B. Firma Storz) und das *flexible* mit Fiberglasoptik (z.B. Firma Olympus). Beide haben ihre Vor- und Nachteile. Das starre Instrument hat einen Durchmesser von 6 mm und erlaubt, im Gegensatz zum flexiblen mit einem Durchmesser von 7 mm, auch einen engen Gang zu inspizieren. Andererseits ist es oft nicht möglich, mit dem starren Instrument den retropankreatischen Gang und die Papille einzusehen, während sich das flexible leicht nach distal führen läßt. Ferner besteht größere Gefahr, die Choledochotomie infolge Hebelwirkung einzureißen, als mit dem atraumatischen flexiblen Instrument. Ein wesentlicher Vorteil des starren ist aber, daß es deutlich preisgünstiger und viel weniger empfindlich ist: ein nicht zu verachtendes Argument beim täglichen Gebrauch des Instruments.

b) Komplikationen

Die Cholangioskopie kann zu Verletzungen des Gallengangs und zu Infektionen führen. Sorgfältiges Manipulieren des Instruments und Beachtung der Tatsache, daß das Okular von Beginn der Untersuchung an unsteril ist, verhindern jedoch eine erhöhte Morbidität nach Gallengangsrevision.

3. Resultate

Die wichtigste Aufgabe der intraoperativen Cholangioskopie ist die Beantwortung der Frage, die sich nach jeder Gallengangsrevision stellt: *Sind noch Konkremente in den Gallengängen zurückgeblieben?* Ohne Cholangioskopie muß man sich auf den Befund der instrumentellen Exploration oder das intraoperative Cholangiogramm nach Revision verlassen.

Der Wert der Cholangioskopie kann anhand der Häufigkeit von *Residualsteinen nach Gangrevision* beurteilt werden (Tabelle 18). Alle Patienten wurden durch postoperative Kontrollcholangiogramme auf Konkremente untersucht. Der Residualstein nach Revision ist vom Residualstein nach Cholezystektomie zu unterscheiden (vgl. B.II.5).

Verläßt man sich bei der Prüfung der Vollständigkeit der Steinentfernung nach Gallengangs-

Tabelle 18

Autor	Residualsteine auf alle Gallengangsrevisionen (%)
Alleinige instrumentelle Exploration	
Hicken u. McCallister (1964)	20
Letton u. Wilson (1966)	20
Jolly et al. (1968)	20
Schulenburg (1969)	20
Shore et al. (1975)	20
Lindskog (1970)	15
Intraoperative Cholangiographie nach Revision	
Glenn (1974)	9
Way et al. (1972)	7
Bergdahl u. Holmlund (1976)	7
Bartlett (1972)	5
Eigene Resultate (vgl. Kap. I)	5
Cholangioskopie	
Shore et al. (1975)	3
Ottinger et al. (1974)	3
Eigene Resultate (vgl. Kap. I)	3
Schein (1969)	2
Shore u. Berci (1970)	2
Nora et al. (1977)	2

revision allein auf die instrumentelle Exploration, wird man bei 15%–20% aller Revisionen Konkremente zurücklassen. Die Häufigkeit der Residualsteine wird bei Anwendung der intraoperativen Cholangiographie nach Revision auf 5–10% gesenkt. Das ist zwar eine deutliche Verbesserung, aber ein noch nicht zufriedenstellendes Resultat. Grund für das teilweise Versagen der Cholangiographie nach Revision sind vor allem die nicht vermeidbaren Luftblasen, die die Beurteilung der Röntgenbilder sehr erschweren. Die Cholangioskopie sollte deshalb in jenen Fällen, in denen Konkremente besonders häufig zurückgelassen werden, routinemäßig angewendet werden: a) *bei weitem Choledochus mit Durchmesser >12 mm* und b) *bei Vorliegen von vielen Gangsteinen.* So kann die Zahl der Residualsteine auf unter 5%

aller Revisionen gesenkt werden. Da es aber oft unmöglich ist, den Gallengang von der Papille bis zur Hepatikusgabel oder gar noch höher einzusehen, können auch damit ca. 2% Residualsteine bei Revisionen nicht vermieden werden.

V. Technik der intraoperativen, druckkontrollierten Cholangiographie, Druck- und Durchflußmessung mit dem Debitomanometer

1. Vorbereitung der Untersuchungen

Lagerung des Patienten: 30° links angehoben. Damit wird verhindert, daß sich die Gallenwege auf die Wirbelsäule projizieren (Abb. 22).

Bereitstellung des Debitomanometers: Zusammensetzen des Geräts. Befestigung am Tuchhalter bzw. Narkosebogen (Abb. 19 a, b). Füllen des Schlauchsystems mit Kontrastmittel. Dabei muß peinlich auf Luftfreiheit geachtet werden. Das Kontrastmittel soll einen Jodgehalt von ca. 140 mg/ml aufweisen. Damit erhält man eine gute Anfärbung der Gallenwege, ohne Gefahr zu laufen, kleine Konkremente zu überdecken (z.B. Urovist, zur Infusion 30% à 100 ml, der Firma Schering).

Anschluß an Gallenwege (Abb. 23):
1. *Durch Zystikus:* Bei Cholezystektomien mit Metallkanüle bzw. mit Plastik-Spezialkatheter (Abb. 18) (erhältlich bei Max Wettstein AG, Rorschacherstr. 44, CH-9000 St. Gallen).
2. *Durch Choledochus:* Bei Rezidiveingriff mit Status nach Cholezystektomie mit Metallkanüle bzw. mit Plastik-Spezialkatheter. Nach Revision mit T-Drain (nur Cholangiographie; Druck- und Durchflußmessung wegen Papillenspasmus und -ödem nach instrumenteller Revision nicht aussagekräftig).
3. *Durch Gallenblase:* Bei Verschlußikterus unklarer Genese und steinfreier Gallenblase mit Metallkanüle bzw. mit Plastik-Spezialkatheter (nur Cholangiographie; Druck- und Durchflußmessung wegen Zystikus nicht aussagekräftig).

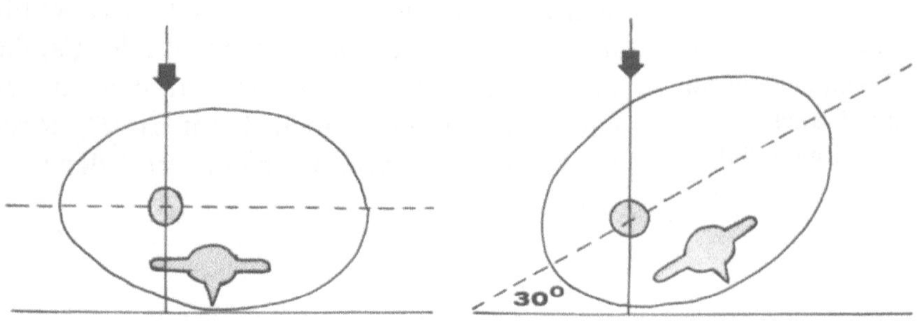

Abb. 22. Lagerung des Patienten zur intraoperativen Cholangiographie

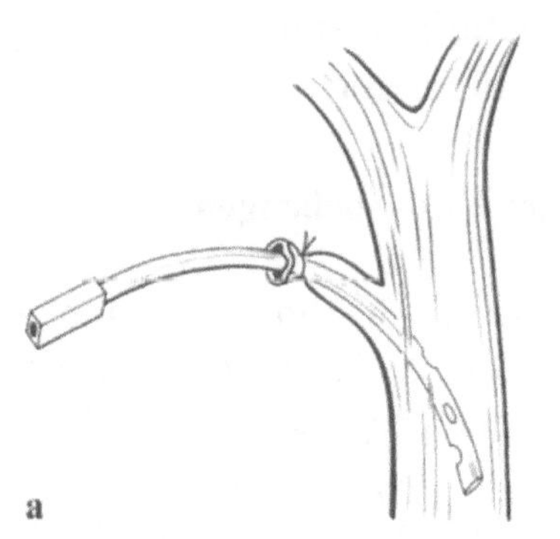
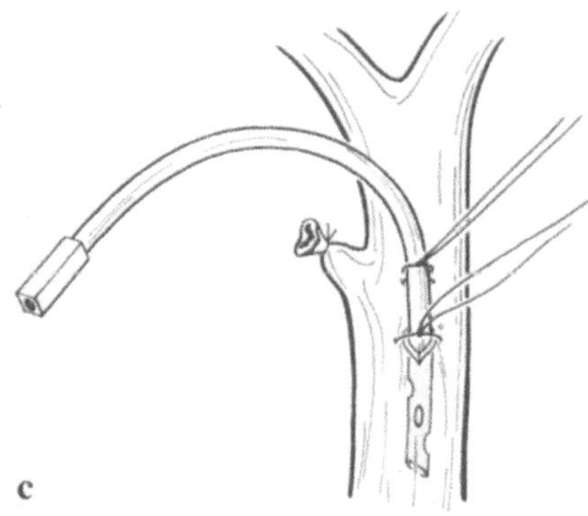

Abb. 23 a–d. Anschluß des „Debitomanometers" an den Gallengang mit Metallkanüle
a durch Zystikus,
b, c durch Choledochus,
d durch Gallenblase

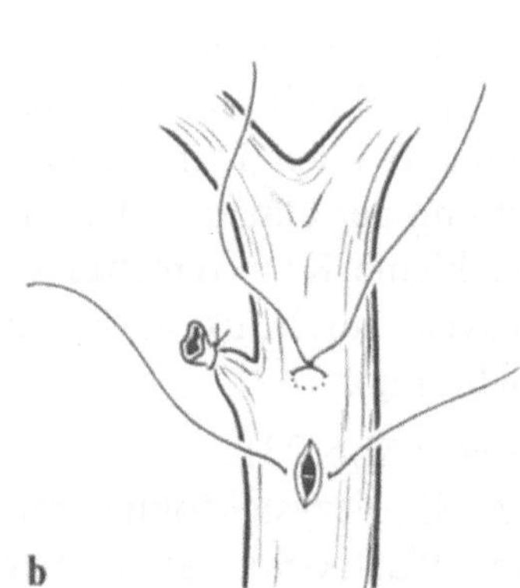
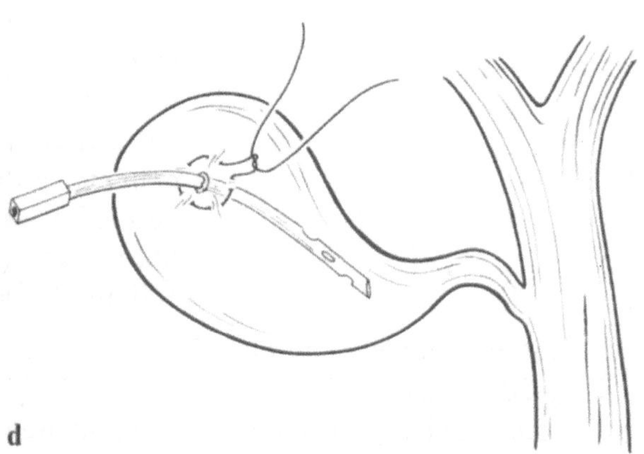

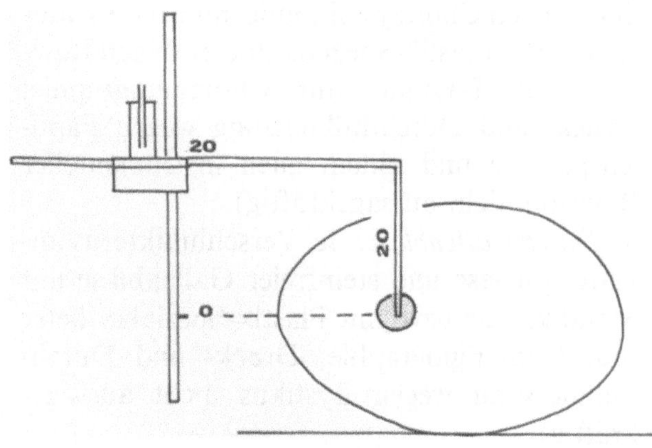

Abb. 24. Nullpunkt-Einstellung des „Debitomanometers". Mit Hilfe des Zielstabs kann die Meßstab-Nullmarke auf die Höhe des Choledochus bzw. der Papille gebracht werden

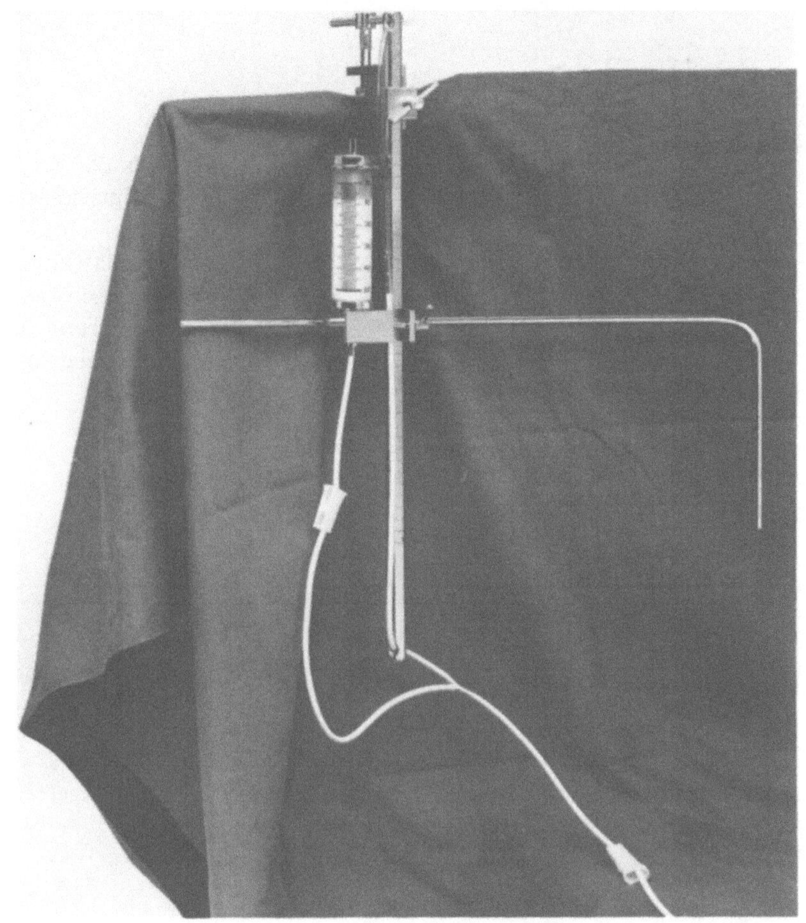

Abb. 25. „Debitomanometer"
mit montiertem Nullpunkt-
Zielstab

Nullpunkt-Einstellung: Die Nullpunkt-Einstellung des Debitomanometers ist unerläßlich. Allein dann erhält man vergleichbare Untersuchungsergebnisse. Sie erfolgt auf einfache Weise mit dem Zielstab. Nullpunkt-Niveau gleich Höhe des Choledochus bzw. der Papille (Abb. 24, 25).

2. Durchführung der Untersuchungen

Zentrierung des Röntgengeräts mit Hilfe des Bildwandlers.

Einfließenlassen von Kontrastmittel bei einem *Druck von 14 cm KM*, unter *Beobachtung mit dem Bildwandler* (Abfluß ins Duodenum, Papillenperistaltik). Anfertigung des *ersten Röntgenbildes* (Füllungsdefekt, Abfluß ins Duodenum, bilio-pankreatischer Reflux).

Gleiches Vorgehen bei einem Druck von *20 cm und 30 cm KM*. Anfertigung des *2. und 3. Röntgenbildes*.

Messung des *Residualdrucks*. Anfertigung des *4. Röntgenbildes* (Entleerung der Gallengänge).

Auffüllen der Reservoirspritze mit physiologischer Kochsalzlösung (Einsparen von Kontrastmittel). Messung des *Standarddurchflusses*.

Wenn auf dem Röntgenbild bei 20 cm KM kein Abfluß ins Duodenum vorhanden ist bzw. Residualdruck und/oder Standarddurchfluß pathologisch sind, ist eine pharmakologische Prüfung vorzunehmen (Unterscheidung zwischen funktionellem Papillenspasmus und organischer Papillopathie): Buscopan (Hyoscin-N-Bromatum) der Firma Boehringer, 0,04 g = 2 Ampullen i.v., oder Pankreozymin (Cholezystokinin)

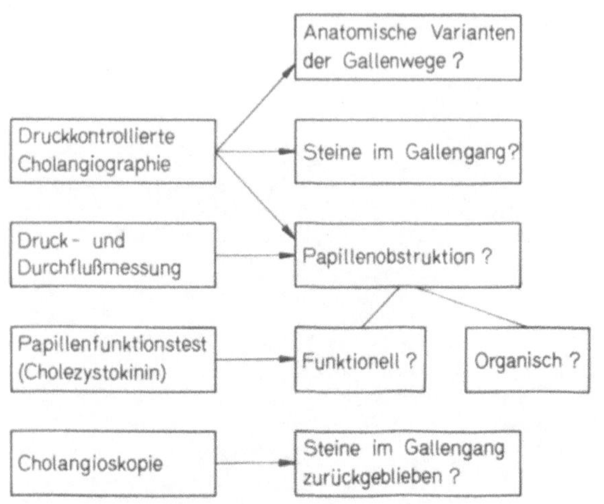

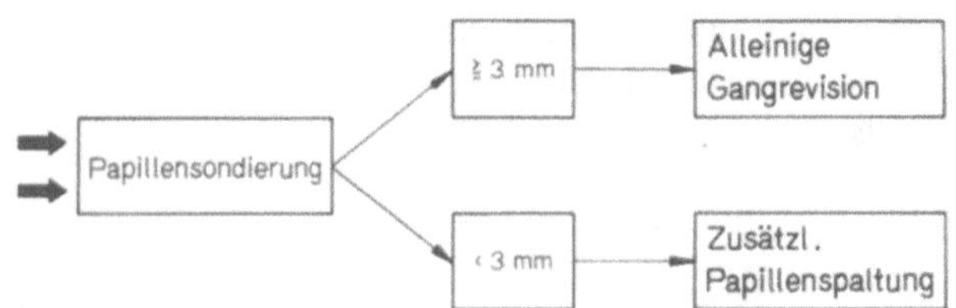

Abb. 28. Bei Vorliegen eines obstruierenden Choledochussteins im Cholangiogramm darf nicht aufgrund eines pathologischen Residualdrucks und Standarddurchflusses auf eine Papillopathie geschlossen werden. In diesem Fall muß die Papillensondierung nach Eröffnung des Gallengangs Auskunft über die Durchgängigkeit der Papille geben

Abb. 26. Aufgaben der intraoperativen Diagnostik

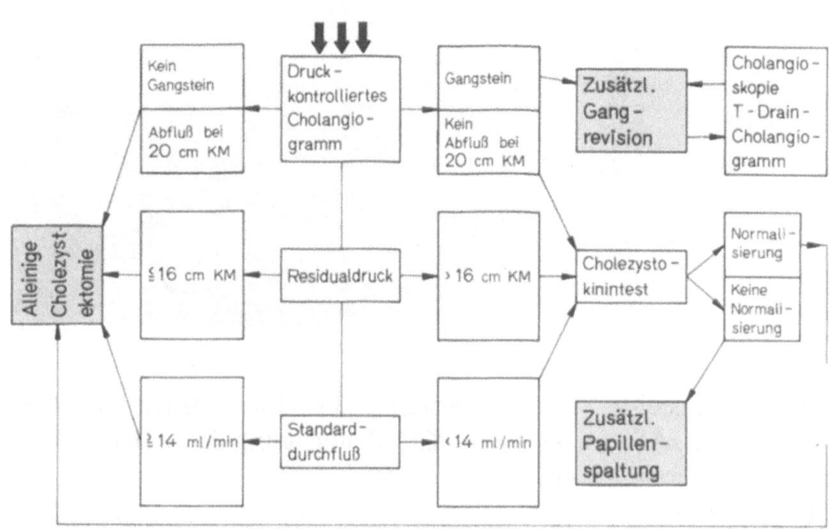

Abb. 27. Festlegung der Operationstatik bei Gallenwegsoperationen aufgrund der Resultate der intraoperativen Untersuchungen

Tabelle 19

Intraoperative Untersuchung	Normalbefund	Pathologischer Befund
Druckkontrolliertes Cholangiogramm		
Kontrastmitteldefekt	Fehlend	Vorhanden
Abfluß ins Duodenum bei	14 oder 20 cm KM	30 cm KM oder fehlend
Residualdruck	≤ 16 cm KM	> 16 cm KM
Standarddurchfluß	≥ 14 ml NaCl 0,9%/min	< 14 ml NaCl 0,9%/min (auch nach pharmakologischer Beeinflussung)
Cholangioskopie	Kein Residualstein	Residualstein

der Firma Boots, 115 E = 1 Ampulle i.v., dann erneutes Röntgenbild bei 20 cm KM und erneute Residualdruck- und Standarddurchfluß-messung.

Beachte:

1. Bei sehr gutem Abfluß ins Duodenum mit fehlender Füllung der intrahepatischen Gallengänge: Anlegen einer Bulldogg-Klemme am Choledochus und erneutes Röntgenbild.
2. Bei Verdacht auf Luftblasen im Gallengang: 45° Kopftieflage und erneutes Röntgenbild (Luftblasen „steigen" zur Papille auf, Konkremente „sinken" zur Hepatikusgabel ab).

3. Addendum: Technik der postoperativen Kontrolluntersuchungen

Prinzipiell gleich wie bei intraoperativer Untersuchung. Unterschiede:

Anschluß an Gallenwege: mit intraoperativ eingelegtem T-Drain.

Bereitstellung des Debitomanometers: Befestigung des Geräts auf separatem Tisch (Abb. 19c).

Nullpunkt-Einstellung: Nullpunkt-Niveau 1,5 cm ventral der Mitte der Distanz zwischen Sternum und Rücken (entspricht der Höhe des Choledochus bzw. der Papille) (Faust u. Burri 1973).

VI. Intraoperative Diagnostik und Operationstaktik bei Gallenwegsoperationen

Abbildung 26 stellt schematisch die Aufgaben der intraoperativen Untersuchungen dar. Tabelle 19 gibt die Normalbefunde und die pathologischen Befunde der intraoperativen Untersuchungen wieder. Abbildung 27 zeigt, wie die Operationstaktik aufgrund der Resultate der intraoperativen Untersuchungen festgelegt wird.

Zu beachten ist, daß bei Vorliegen eines *obstruierenden Choledochussteins* im Cholangiogramm nicht aufgrund eines pathologischen Residualdrucks und Standarddurchflusses auf eine Papillopathie geschlossen werden darf. In diesem Fall muß die Papillensondierung nach Eröffnung des Gallengangs Auskunft über die Durchgängigkeit der Papille geben (Abb. 28).

C. Anästhesie, Zugänge und Bauchdeckenverschluß, Drainagen, Fadenmaterial

I. Anästhesie

Auf spezifisch anästhesiologische Fragen kann hier nicht eingegangen werden. Lediglich auf zwei Punkte soll hingewiesen werden:
1. Soll die Wahl der Prämedikation und der Narkose auf die intraoperativen Untersuchungen Rücksicht nehmen?
2. Induzierte Hypotension für Reoperationen?

ad 1: Nahezu sämtliche Medikamente, die für Prämedikation und Narkose Verwendung finden, verändern in mehr oder weniger bekannter Stärke die Papillenfunktion. Von den gebräuchlichsten bewirken Atropin und seine Derivate eine Papillenrelaxation (Kewenter u. Kock 1971; Daniel 1972; Lynen 1972; Stalport 1977), Morphin und seine Derivate eine kräftige Papillenkontraktion (Economou u. Ward-McQuaid 1971; Kewenter u. Kock 1971; Lynen 1972; Galmiche et al. 1977). Damit dürften auch die Resultate der druckkontrollierten Cholangiographie, Druck- und Durchflußmessung beeinflußt werden. Dennoch halten wir eine Einschränkung der Medikamentenwahl bzw. des Narkoseverfahrens und damit eine eventuelle Gefährdung des Patienten mit Rücksicht auf die intraoperativen Untersuchungen für nicht angezeigt. Da die klinische Bedeutung der funktionellen Papillenstörungen (Dystonie, Dyskinesie) umstritten ist und wir nur bei organischen Papillopathien einen chirurgischen Eingriff für indiziert halten, stört eine papillenrelaxierende Wirkung ohnehin nicht, eine papillenkontrahierende Wirkung ebenfalls nicht, da sie im Rahmen der pharmakologischen Prüfung mit Buscopan bzw. Pankreozymin aufgehoben werden kann (eigene Resultate, vgl. Kap. I).

ad 2: Wie bei anderen Operationen, bei denen mit einem größeren Blutverlust gerechnet werden muß, empfehlen wir bei schwierigen Reoperationen an den Gallenwegen, insbesondere bei leberhilusnahen Strikturoperationen die induzierte Hypotension. Sofern keine Kontraindikationen dafür bestehen (z.B. koronare Herzkrankheit) erlaubt der kontrolliert tief gehaltene Blutdruck ein übersichtliches Operieren und eine wesentliche Einsparung von Bluttransfusionen.

II. Zugänge und Bauchdeckenverschluß

1. Zugänge (Abb. 29)

Als Standardzugang bei Eingriffen wegen Gallensteinen bewährt sich die rechtsseitige *kostoumbilikale Inzision* (auch interneurale oder „nervenschonende" Inzision genannt). Sie kann zwar den Zugang zum Leberhilus erschweren, gibt aber andererseits eine ausgezeichnete Übersicht des distalen Gallengangs und des Duodenums bzw. der Papille. Bei Schwierigkeiten kann sie jederzeit über die Mittellinie erweitert werden. Großer Vorteil dieses Zugangs ist die Tatsache, daß der parallel zur Bauchdeckeninnervation verlaufende Schnitt keine Nerven durchtrennt. Dadurch bedingte raschere postoperative Schmerzfreiheit bzw. geringerer Analgetikabedarf drücken sich dann in einer besseren Ventilation und Expektoration und damit in verminderter Pneumoniehäufigkeit aus. Ferner zeigen Langzeit-Nachkontrollen keine schmerzhaften Narbenneurome bzw. lästigen Parästhesien im Inzisionsbereich (Bluestone et al. 1978).

Der rechtsseitige *Subkostalschnitt* ist dann angezeigt, wenn ein gleichzeitiger Eingriff am Magen nicht ausgeschlossen ist, sowie bei Verschlußikterus unklarer Ätiologie. Erweiterung

in Form eines dachgiebelartigen Oberbauch-
schnitts nach links gewährt dann einen breiten
Zugang zum gesamten Oberbauch.

Bei schlanken Frauen kann auch die kosme-
tisch besonders günstige *kurze quere Ober-
bauchinzision* angewendet werden. Sie ergibt
mit den Spaltlinien der Haut verlaufend besonders schöne Narben.

Betont sei jedoch, daß bei Operationen an den
Gallenwegen nie Kompromisse zugunsten der
Kosmetik und auf Gefahr einer Verletzung des
zarten Gallengangs hin gemacht werden sollten.

2. Bauchdeckenverschluß (Abb. 30)

Für den Verschluß der Bauchdecken verwenden wir eine fortlaufende Naht mit doppeltem
Faden, wie sie Everett (1970) angegeben hat.
Sie wird bei den Muskel-durchtrennenden
Schräg- und Querinzisionen zweireihig angelegt. Bei ausgiebigem Fassen von Gewebe und
schonendem Anziehen beeinträchtigt diese
Naht die Zirkulation möglichst wenig und
führt zu einer sicheren Heilung der Bauchdek-
ken. Seit der Verwendung von resorbierbarem
Fadenmaterial (z.B. Dexon der Stärke 0-0) haben wir keine Wundheilungsstörungen im Sinne von Fadenfisteln mehr gesehen (Müller u.
Allgöwer 1975). Die Haut verschließen wir unter Einlage einer subkutanen Redon-Drainage
mit einseitig intrakutanen Rückstichnähten.

III. Drainagen

Abgesehen von einzelnen Ausnahmen (Probelaparotomie) drainieren wir bei jeder Laparotomie mit dem weichen *Penrose-Drain.* Vielleicht darf als weiterer Ausnahmefall bei der
unkomplizierten Cholezystektomie ebenfalls
darauf verzichtet werden (vgl. Kap. D). Den
eröffneten Hauptgallengang beschicken wir
immer mit einem T-Drain, meist aus Latex-
Gummi (vgl. Kap. E).

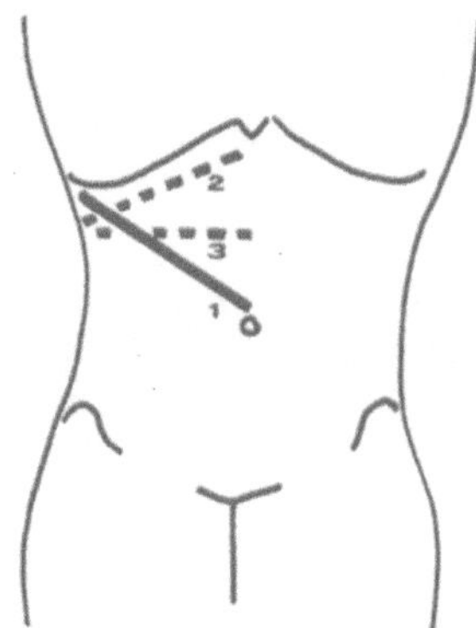

Abb. 29. Zugänge bei Gallenwegsoperationen: *1* kosto-umbilikale (auch interneurale oder
„nervenschonende") In-
zision, *2* subkostale Inzision, *3* quere Ober-
bauchinzision

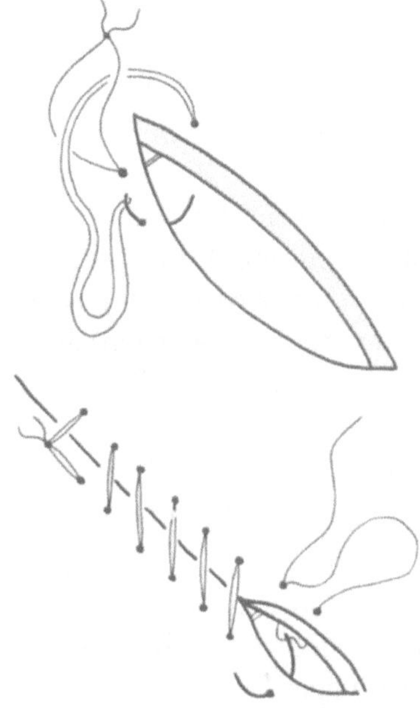

Abb. 30. Bauchdeckenverschluß: fortlaufende Naht
mit doppeltem resorbierbarem Faden nach Everett

IV. Fadenmaterial

Bei uns hat sich in der gesamten Abdominal-
chirurgie resorbierbares Fadenmaterial bewährt. Von der Verwendung von nicht-resor-
bierbarem Fadenmaterial an den Gallenwegen
ist entschieden abzuraten. Zahlreiche Arbeiten
berichten über Rezidivsteine, denen als Präzipi-
tationskern wirkende nicht-resorbierbare Fa-
denreste inkorporiert waren (Silvennoinen
1970; Adler 1971; Mackie et al. 1973; Härb u.
Redtenbacher 1974; Meissner 1976, 1977) (vgl.
E.I.1).

35

D. Cholezystektomie

I. Indikationen

1. Asymptomatische Cholezystolithiasis

Man kann annehmen, daß in einer Population über 40jähriger 15–20% Steinträger sind, wovon die Hälfte, d.h. 7,5–10% der Population, klinisch stumme Gallensteine hat (Wilbur u. Bolt 1959; Newman et al. 1968). Zwei Fragen sind von praktischem Interesse: Wie soll man sich gegenüber Patienten verhalten,

1. bei denen auf einer Abdomenleeraufnahme oder auf einem Cholezysto-Cholangiogramm Gallensteine entdeckt worden sind, die aber keine Beschwerden haben?
2. wenn anläßlich einer Laparotomie aus anderen Gründen eine vorher nicht bekannte Cholezystolithiasis entdeckt wird?

ad 1: Für einen Entscheid gilt es, die Risiken der unbehandelten asymptomatischen Cholezystolithiasis gegenüber denjenigen der Wahlcholezystektomie abzuwägen.

Risiken der unbehandelten asymptomatischen Cholezystolithiasis: Sie führt in einem Drittel bis zur Hälfte der Fälle zu Symptomen, in einem Fünftel bis zu einem Drittel zu Komplikationen und in 1,7–2,5% zum Tod (Lund 1960; Wenckert u. Robertson 1966; Colcock et al. 1967). Die Mortalität steigt bei über 65jährigen sogar auf 7,2% an (Lund 1960).

Risiken der Wahlcholezystektomie: Für Patienten unter 60 Jahren beträgt die Operationsletalität weniger als 0,5%, für Patienten über 60 Jahre bis zu 7,5% (Meyer et al. 1967). Die Letalität verdoppelt sich, sobald Steinkomplikationen auftreten, auf 1 bzw. 15% (Wenckert u. Robertson 1966).
Diese Zahlen zeigen deutlich, daß man gut beraten ist, beim jungen Patienten mit *stummen Gallensteinen die Cholezystektomie vorzuneh-*

men und nicht abzuwarten, bis sich im Alter Komplikationen bemerkbar machen. Diese Taktik muß gelten, solange es nicht möglich ist vorauszusagen, welche Patienten später Symptome bzw. Komplikationen entwickeln werden, und solange die medikamentöse Therapie bezüglich Erfolg und Nebenwirkungen unsicher bleibt. Wir halten bei allen Patienten mit bekannten stummen Gallensteinen die Wahlcholezystektomie für indiziert, sofern nicht Kontraindikationen für eine Operation bestehen bzw. Nebendiagnosen das Risiko der Cholezystektomie wesentlich steigern. Dies trifft natürlich ganz besonders für die betagten Steinträger zu.
Noch ein Wort zum *Argument,* die Cholezystektomie bei stummen Gallensteinen sei wegen der Gefahr eines *Gallenblasenkarzinoms* indiziert. Autopsiestudien zeigen zwar, daß die Häufigkeit des Gallenblasenkarzinoms bei Steinträgern gegenüber der normalen Population um das 70fache erhöht ist (Newman et al. 1968), daß aber die absolute Häufigkeit unter den Steinträgern mit 0,5–1% immer noch sehr tief liegt (Lund 1960; Ralston u. Smith 1965; Wenckert u. Robertson 1966). Verglichen mit der Operationsletalität von 0,5–7,5% je nach Altersgruppe ist die Inzidenz gering und kann deshalb nicht als gewichtiger Grund für eine Operation angeführt werden.

ad 2: Wir meinen, es sei unklug, anläßlich einer Laparotomie aus anderen Gründen zufällig entdeckte symptomlose Gallensteine „en passant" zu entfernen. Morbidität und Letalität einer sog. „raschen Cholezystektomie" im Rahmen eines Kombinationseingriffs sind nicht zu unterschätzen. Andererseits wiegt das Argument einer postoperativen Cholezystitis bei Steinen nicht schwer. Wir halten einen kombinierten Eingriff nur geplant bei Oberbaucheingriffen für angezeigt. Andernfalls ist es besser, den Steinbefund festzuhalten und die Cholezystektomie zu einem späteren Zeitpunkt zu erwägen.

2. Chronische Cholezystopathie

a) Häufigkeit

80% der Cholezystektomien werden bei chronischer Cholezystopathie vorgenommen.

b) Vorkommen

Da die überwiegende Mehrzahl der chronischen Cholezystopathien durch Steine verursacht wird, kommen sie entsprechend der Verteilung der Cholezystolithiasis dreimal häufiger bei Frauen als bei Männern und vor allem in den hohen Altersgruppen vor.

c) Ätiologie, Pathogenese

98% der chronischen Cholezystopathien sind durch Steine bedingt, und nur in 2% findet man keine Konkremente.

3. Chronische Cholezystopathie bei Steinen

a) Pathogenese (Abb. 31 a)

Die chronische Entzündung ist in den meisten Fällen Folge *mechanischer Irritation* durch die Steine. Der *Infekt* spielt nur selten eine Rolle und ist dann häufig sekundäres Pfropfphänomen. So stellt man bei 15% einen bakteriellen Befund fest. Wie bei der akuten Cholezystitis handelt es sich dann oft um enterogene Mikroorganismen, an erster Stelle um E. coli und Klebsiellen (Kune u. Schutz 1974). Im übrigen können sämtliche bei der akuten Cholezystitis erwähnten pathogenetischen Mechanismen mitwirken. Die chronische Cholezystitis bei Steinen verläuft zwar in der Mehrzahl von Anfang an chronisch, kann sich jedoch auch aus einer akuten Cholezystitis entwickeln oder mit einer akuten Entzündung exazerbieren.

b) Pathologie

Der Chirurg findet makroskopisch von der nahezu blanden Gallenblase bis zur grotesk deformierten Schrumpfblase sämtliche Bilder. Histologisch läßt sich meist eine chronische Cholezystitis nachweisen. Es besteht jedoch keine Korrelation zwischen Beschwerden einerseits und makroskopischem bzw. mikroskopischem Befund andererseits.

c) Klinik

Die chronische Cholezystopathie bei Steinen verursacht Oberbauchbeschwerden im weitesten Sinne. Sie können vom unbestimmten Druckgefühl mit Blähungen und Flatulenz bis zur typischen Gallenkolik mit Ausstrahlung Richtung rechte Schulter reichen. Dieser typische Schmerzcharakter wird durch Steineinklemmung im Zystikus hervorgerufen und ist nicht unterscheidbar von einer Gallengangskolik.

d) Diagnose

Zur Sicherung der Diagnose ist das Cholezysto-Cholangiogramm notwendig. Die p.o. Untersuchung dient als vorausgehendes Screening, bei Steinbefund gefolgt von einem i.v. Cholezysto-Cholangiogramm mit Tomographie der Gallengänge. Diese Untersuchung ergibt in ca. 2% einen falsch-normalen Befund, eine Tatsache, die man bei anhaltenden typischen Beschwerden nicht vergessen sollte. In einer konsekutiven Serie von Patienten mit persistierenden Koliken und dreimal wiederholt normalem Cholezysto-Cholangiogramm fanden sich bei der Operation in 90% der Fälle Steine, alle mit einem Durchmesser unter 5 mm (White 1971). In diesen Fällen, in denen der Chirurg mit Recht die Operationsindikation zurückhaltend stellt, kann evtl. die Ultraschalluntersuchung (Braun u. Schwerk 1978), besser die Ganzkörper-Computertomographie und die Duodenalsondierung mit Gallenaspiration Klärung bringen. Bei letztgenannter Untersuchung wird die nach Stimulation mit Cholezystokinin gewonnene Galle mikroskopisch auf Cholesterinkristalle untersucht. Vorhandensein solcher Kristalle soll in hohem Prozentsatz für das Vorliegen von Steinen sprechen (White 1971; Foss u. Laing 1977; Humphries u. Cloutier 1978).

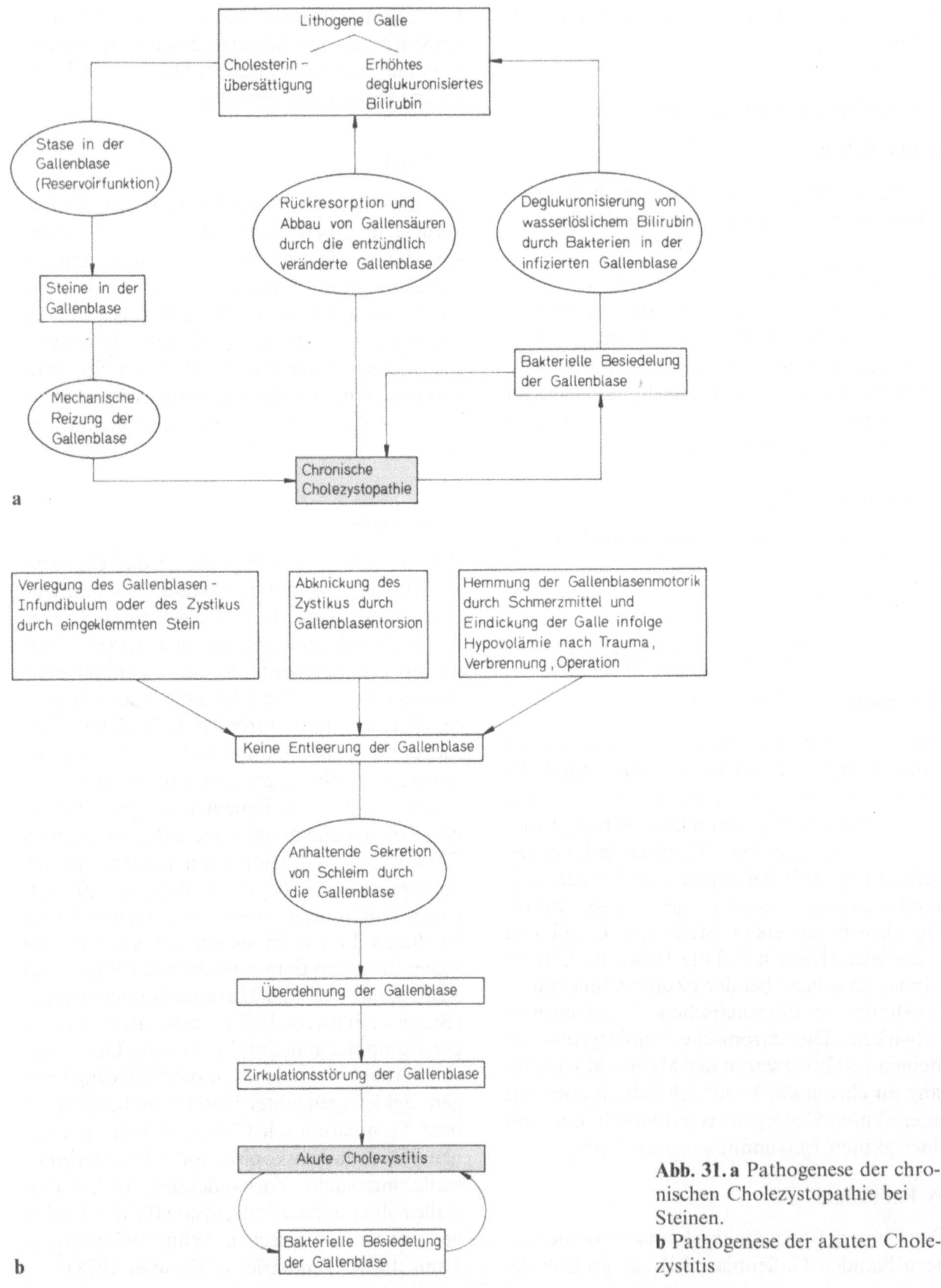

Abb. 31. a Pathogenese der chronischen Cholezystopathie bei Steinen.
b Pathogenese der akuten Cholezystitis

38

e) Differentialdiagnose

Auch bei gesicherter Cholezystolithiasis empfiehlt es sich, bei der Abklärung der Oberbauchbeschwerden die folgenden Affektionen in der Differentialdiagnose zu berücksichtigen:
1. Ulkus
2. Chronische Pankreatitis
3. Harnwegsinfekt

Eine diesbezügliche genaue präoperative Untersuchung macht sich bezahlt und läßt postoperative Enttäuschungen mit anhaltenden Beschwerden vermeiden. Die Kombination zweier häufiger Erkrankungen wie Cholezystolithiasis und *Ulkus* ist nicht selten. Wir lassen daher vor jeder Wahlcholezystektomie auch eine Magendarmpassage anfertigen. Sie läßt sich idealerweise bei Beginn der Abklärung gleichzeitig mit der p.o. Cholezysto-Cholangiographie vornehmen. Die Diagnose eines Ulkus ist bei offenem Abdomen nur unsicher zu stellen und ein Kombinationseingriff mit Vorteil präoperativ zu planen. Inwiefern eine zum selben Zeitpunkt vorliegende *chronische Pankreatitis* für die Beschwerden verantwortlich gemacht werden kann, ist allerdings nur schwer abzuschätzen. Eine Sanierung der Gallenwege in einem ersten Schritt ist hier jedenfalls gerechtfertigt. Man wird deshalb nur ausnahmsweise die aufwendige Abklärung mit exokrinen Funktionstests und ERCP forcieren. Hinweise auf einen gleichzeitigen *Harnwegsinfekt* gibt uns der routinemäßig vorgenommene Urinstatus.

f) Komplikationen

Die Komplikationen der chronischen Cholezystopathie bei Lithiasis sind die akute Cholezystitis und der Steinbefall des Gallengangs mit seinen Folgen. Eine direkte Komplikation ist ferner die cholezysto-enterale Fistel, evtl. gefolgt von einem Gallensteinileus. Das Gallenblasenkarzinom ist, wenn überhaupt eine direkte Folge, sehr selten. Außerdem werden Leberschäden diskutiert (Triger et al. 1976).

g) Therapie

Wenn wir die *Cholezystektomie* bei der asymptomatischen Cholezystolithiasis empfehlen, so bezieht sich dies um so mehr auf die chronische steinbedingte Cholezystopathie. Durch baldige Operation bewahren wir uns vor risikoreichen Eingriffen im Alter bei Steinkomplikationen. Es gibt heute kaum noch Fälle, bei denen sich die Wahlcholezystektomie wegen zu hohem Risiko verbietet. Die Letalität beträgt für Patienten unter 60 Jahren weniger als 0,5%, für Patienten über 60 Jahre 7,5% (Meyer et al. 1967). Bei jeder Wahlcholezystektomie müssen intraoperative Untersuchungen helfen, jene 20% der Patienten zu finden, die gleichzeitig Gallengangssteine haben und eine Revision benötigen (Hess 1961; Rigo et al. 1974; eigene Resultate, vgl. Kap. I). Bis jetzt bietet die *medikamentöse Steinauflösung* mit unsicherem Erfolg und Nebenwirkungen keine Alternative zur chirurgischen Therapie.

4. Chronische Cholezystopathie ohne Steine

a) Pathologie

Die Pathologie ist bunt: rein funktionelle Störungen mit normaler Histologie, Cholezystosen mit degenerativen und hyperplastischen Veränderungen, Infektionskrankheiten, wie Typhus mit chronischer Entzündung.

b) Klinik

Die Klinik zeigt die Problematik der chronischen Cholezystopathie ohne Steine: rezidivierende Oberbauchbeschwerden, mehr oder weniger typischen Charakters für eine Gallenwegsaffektion, oft wiederholt normales Cholezysto-Cholangiogramm, andere Erkrankungen durch Abklärungsuntersuchungen ausgeschlossen.

c) Diagnose

Es stellen sich zwei Fragen:
1. Handelt es sich nicht dennoch um eine chronische Cholezystopathie bei Steinen? Wir haben bereits festgehalten, daß bei normalem Cholezysto-Cholangiogramm trotzdem in 2% Steine vorliegen (White 1971). Die Duodenalsondierung mit Gallenaspiration kann evtl. helfen, diese zu erfassen (White 1971; Foss u. Laing 1977).

2. Mit welcher Untersuchung können die Beschwerden der chronischen Cholezystopathie ohne Steine der Gallenblase zugeordnet werden? Zur Beantwortung dieser Frage ist es nötig, die Affektionen aufzuzählen, die unter dem Sammelbegriff verstanden werden.

a) *Funktionelle motorische Störungen* der Gallenblase und des Zystikus, welche sich evtl. in Form entzündlicher Veränderungen fixieren können (Andersson 1976; Goldstein 1976; Siffert 1976).

b) *Cholezystosen:* Bei der Cholesterosis enthält die Gallenblasenwand Cholesterineinlagerungen. Auf dem Cholezysto-Cholangiogramm können sie in fortgeschrittenen Fällen als wandständige Füllungsdefekte sichtbar sein. Makroskopisch liegen sie in Form der Erdbeer-Gallenblase vor (Jutras 1976). Die *Adenomyomatosis* zeigt eine Hyperplasie der Gallenblasenwand, und zwar der Schleimhaut und der Muskulatur. Die lokalisierten Wucherungen führen zu intramuralen Divertikeln, die sich im Cholezysto-Cholangiogramm darstellen (Jutras 1976).

c) *Vaskulopathien* im Rahmen von generalisierten Gefäßschäden.

d) *Infekte* unspezifischer und spezifischer Art (z.B. Typhus).

Als Untersuchungsmethode wurde in den letzten Jahren die *Cholezystokinin-Cholezysto-Cholangiographie* zugezogen (Valberg et al. 1971; Nathan u. Newman 1974; Nora et al. 1974). Dabei wird die Entleerung der Gallenblase auf Cholezystokinin-Injektion im p.o. Cholezysto-Cholangiogramm studiert. Alle diese Affektionen sollten infolge funktioneller oder morphologischer Veränderung der Gallenblasenwand bzw. des Zystikus eine gestörte Kontraktion zeigen. Die Resultate sind allerdings enttäuschend. In einer größeren Serie wurde die Cholezystokinin-Cholezystographie in der Diagnostik der chronischen steinlosen Cholezystopathie bewertet. Die Untersuchung fiel einerseits in der beschwerdefreien Kontrollgruppe in 30% pathologisch aus, war andererseits bei Patienten mit Beschwerden in 50% normal. Der Erfolg der Cholezystektomie war bei sämtlichen Patienten mit Beschwerden derselbe, gleichgültig ob sie ein normales oder pathologisches Cholezystokinin-Cholezystogramm hatten (Dunn et al. 1974).

d) Therapie

Wie soll man sich in Anbetracht dieser Situation mit der *Operationsindikation* verhalten? Wir empfehlen *Zurückhaltung.* Nicht vergessen sollte man zwar bei typischen Beschwerden die Möglichkeit von Steinen. Wenn auch bei der chronischen steinlosen Cholezystopathie die Cholezystektomie die Beschwerden in 80% der Fälle behebt, so darf doch nicht übersehen werden, daß die Beschwerden in 60% innerhalb eines Jahres auch spontan verschwinden können (Valberg et al. 1971; Dunn et al. 1974; Nora et al. 1974).

5. Akute Cholezystitis

a) Häufigkeit

Die akute Cholezystitis gibt in 20% der Cholezystektomien die Indikation zum chirurgischen Eingriff (Thorbjarnarson 1975).

b) Vorkommen

Im Gegensatz zur Verteilung der Cholezystolithiasis, die bei Frauen dreimal häufiger vorliegt als bei Männern, verteilt sich die akute Cholezystitis etwa in gleichen Teilen auf die beiden Geschlechter. Dies bedeutet, daß die akute Cholezystitis etwa dreimal mehr bei männlichen Steinträgern vorkommt als bei weiblichen. Gründe dafür sind nicht bekannt (Berk u. Monroe 1976; Glenn 1976 b).

c) Ätiologie, Pathogenese (Abb. 31 b)

95% aller akuten Cholezystitiden treten bei Vorliegen von *Gallensteinen* auf, und nur in 5% sind keine Steine nachweisbar (Schein 1972). Am häufigsten wird die akute Cholezystitis *ohne Steine* nach schwerem Trauma (Golden et al. 1973; Meissner 1975), nach schwerer Verbrennung (Munster et al. 1971; Howard u. Delaney 1975) und nach größeren Operationen (Howard u. Delaney 1972; Jönsson u. Andersson 1976; Ottinger 1976) gesehen. Ferner kommt sie bei Gallenblasentorsion, bei generalisierten Gefäßerkrankungen, wie schwerer Arteriosklerose und diabetischer Vaskulopathie (Schein 1972), sowie bei allgemeinen Infekten, vor allem bei Kindern (Crystal u. Fink 1971), vor. Wissenswert ist, daß sich hinter 1% der akuten Cholezystitiden ein Karzinom verbirgt (Thorbjarnarson 1960).

In der *Pathogenese* der akuten Cholezystitis ist die mechanische *Obstruktion am Gallenblasenausgang* der wichtigste Faktor (Mikkelsen 1970). Entsprechend der Ätiologie ist sie in der überwiegenden Mehrzahl der Fälle durch einen impaktierten Stein im Infundibulum oder Zystikus bedingt. Bei den akuten Cholezystitiden ohne Stein kann Eindickung der Galle durch Volumenverluste und Motilitätsstörungen der Gallenwege durch Schmerzmittel zu einer funktionellen Obstruktion führen. So können die Cholezystitiden nach Trauma, Verbrennung und Chirurgie erklärt werden. Selbstverständlich resultiert aus einer Gallenblasentorsion neben der Durchblutungsdrosselung eine Obstruktion. Die Blockade am Gallenblasenausgang hat bei anhaltender Sekretion von Schleim eine massive Überdehnung mit Zirkulationsstörung, entzündlicher Veränderung und schließlich Nekrose zur Folge. In der Pathogenese der akuten Cholezystitis dürfte der *Infekt* meist nur ein sekundäres Phänomen sein. Die bakterielle Besiedelung findet in der devitalisierten Gallenblasenwand einen günstigen Nährboden (Watson 1969; Mikkelsen 1970). Allerdings kann dem Infekt bei gewissen Cholezystitiden nach Trauma und Verbrennung im Rahmen der Sepsis auch primäre Bedeutung zukommen. Bakterien lassen sich in etwa 50% der akuten Cholezystitiden nachweisen.

Entschließt man sich innerhalb der ersten 24 Stunden nach Auftreten der Symptome zur Operation, sind 30% der Bakterienkulturen positiv, während sie nach 24–72 Std bereits in 80% der Fälle positiv ausfallen. Als Keime lassen sich meistens aerobe und anaerobe Darmbakterien, in erster Linie E. coli und Klebsiellen nachweisen (Nielsen u. Justesen 1976). Sie können via V. portae, Lymphgefäße oder aszendierend über den Gallengang in die Blase gelangen (Watkin u. Thomas 1971). In diesem Zusammenhang muß auf den Spezialfall der *emphysematösen Cholezystitis* hingewiesen werden, bei der gasbildende Bakterien zu intramuralem, evtl. auch intraluminalem und extraluminalem Gas führen und ein typisches Bild auf der Abdomenleeraufnahme zeichnen. Diese Sonderform der akuten Cholezystitis kommt vor allem bei Diabetikern vor (Holgerson et al. 1971). Als weiterer Faktor in der Pathogenese der akuten Cholezystitis wird neben der Obstruktion und dem Infekt der *Reflux von Pankreassaft* mit enzymatischer Schädigung der Gallenblasenwand diskutiert (Hauman u. Anderson 1970).

d) Pathologie

Die akute Cholezystitis kann sich unter mannigfaltigen makroskopischen Aspekten präsentieren. Man kennt von der rein hyperämischen Wandveränderung sämtliche Stufen der Entzündung über die Phlegmone bis zur Gangrän. Hält die Obstruktion am Gallenblasenausgang an, füllt sich die Blase durch Rückresorption der Gallenpigmente und Sekretion von Schleim mit weißer Galle, und man spricht vom Hydrops. Findet sich Eiter, so liegt ein Empyem vor, das jedoch makroskopisch vielmals durch Trübung mit Cholesterin und Zelldetritus vorgetäuscht wird.

e) Klinik

Der typische Befund mit lokalisiertem rechtsseitigem Oberbauchperitonismus, palpabler druckdolenter Gallenblase, Fieber und Leukozytose läßt die Diagnose auf Anhieb stellen, ist aber keineswegs die Regel. In ca. 25% der akuten Cholezystitiden wird ein leichter Ikterus mit Serumbilirubinwerten über 1 mg-% beobachtet. Man muß wissen, daß der Ikterus keinesfalls immer durch Gangkonkremente bedingt ist, sondern oft anders verursacht wird: Kompression des Choledochus durch einen Infundibulumstein, durch einen perifokal entzündlich angeschwollenen Lymphknoten (regelmäßig im „Winkel" zwischen Choledochus und kranialem Pankreasrand zu finden), durch eine begleitende Pankreatitis oder Gallenabflußstörung durch perifokales entzündliches Ödem an der Papille (Fisch et al. 1968; Watkin u. Thomas 1971; Corlette u. Bismuth 1973; Cheung u. Maxwell 1975).

f) Diagnose

Ist die klinische Diagnose der akuten Cholezystitis nicht sicher, empfehlen wir besonders bei Patienten mit hohem Operationsrisiko ein *i.v. Cholezysto-Cholangiogramm.* Diese Untersuchung läßt innerhalb von 4 Std mit dem Bild einer ausgeschlossenen Gallenblase (nicht-dargestellte Gallenblase bei dargestellten Gallengängen) die akute Cholezystitis mit hoher Treffsicherheit diagnostizieren (Change 1970; Thorbe et al. 1973).

g) Differentialdiagnose

In der Differentialdiagnose der akuten Cholezystitis sind unbedingt die folgenden Affektionen zu berücksichtigen:
1. Akute Pankreatitis
2. Penetrierendes Ulkus
3. Appendizitis
4. Hepatitis
5. Basale rechtsseitige Pneumonie
6. Herzinfarkt

Besonders schwierig, aber ebenso bedeutungsvoll ist es, die *akute Pankreatitis* abzugrenzen. Wir nehmen die Bestimmung der *Serumamylase und Urinamylase* routinemäßig vor. Oft sind diese Werte jedoch infolge begleitender Pankreatitis erhöht oder aber bei schwerer Pankreatitis mit totaler Zerstörung der exokrinen Funktion normal. In der wichtigen Situation, eine primär biliäre Affektion mit schwerer akuter Cholezystitis nicht zu verpassen, eine akute Pankreatitis – wenn möglich – nicht zu laparotomieren, hilft uns die *Laparoskopie.* Sie läßt im einen Fall eine eitrige Peritonitis, im anderen Fettgewebsnekrosen nachweisen. Ein *penetrierendes Ulkus* kann präoperativ, sofern die Peritonitis nicht ohnehin, wie bei der akuten Appendizitis zur Laparotomie zwingt, mit *Endoskopie* oder *Gastrografin-Magendarmpassage* ausgeschlossen oder bestätigt werden. Die *Appendicitis acuta* kann in der klinischen Diagnostik manchmal nur schwer von der akuten Cholezystitis unterschieden werden. Verzichtet man auf das präoperative i.v. Cholezysto-Cholangiogramm, muß man sich die Laparotomieinzision überlegen. Wir schlagen im Zweifelsfall Beginn mit einem Wechselschnitt vor und, wenn nötig, Zugang durch eine zweite Inzision zur Gallenblase. Die *Hepatitis* kann in der Mehrzahl der Fälle durch Bestimmung der SGOT, SGPT rasch abgegrenzt werden. Nicht zuletzt ist es ganz besonders wichtig, im *Thoraxröntgenbild* eine *Pneumonie* und im *EKG* einen *Herzinfarkt* als Ursache für das klinische Bild auszuschließen. Eine Probelaparotomie endet in diesen Fällen oft fatal.

h) Komplikationen

Gefürchtete Komplikation der akuten Cholezystitis ist die *Perforation.* Meistens hat sie dank Abkapselung durch Netz und Kolon einen *pericholezystitischen Abszeß* und nur ausnahmsweise eine diffuse *gallige Peritonitis* zur Folge. Ferner können *subhepatischer, subdiaphragmatischer* oder gar *intrahepatischer Abszeß* die akute Cholezystitis komplizieren. Die Perforation in den Darm führt zur *cholezysto-enteralen Fistel,* die ein Abklingen der akuten Symptomatik oder aber den Gallensteinileus nach sich ziehen kann. Die Häufigkeit der Gallenblasenperforation ist nicht anzugeben, da sie wesentlich vom Therapieplan abhängt. Wir sehen sie mit der Taktik der frühzeitigen Cholezystektomie nur ganz selten, während andere sie in 15% aller akuten Cholezystitiden beobachten (Isch et al. 1971). Sie erhöht die Letalität der Cholezystitis und der Operation stark.

i) Therapie

Noch ist vielerorts eine konservative Therapie der akuten Cholezystitis die Regel. Die Operation wird nach Abklingen der Entzündungszeichen geplant und nur in jenen Fällen, bei denen trotz der konservativen Behandlung der Prozeß fortschreitet oder sogar Komplikationen auftreten, primär vorgenommen – dann erst noch oft in Form der *Cholezystostomie.* Diese nicht definitive Maßnahme, der stets eine Cholezystektomie folgen muß und die als zweizeitiges

Vorgehen langwierige Verläufe mit sich bringt, haben wir völlig verlassen. Der Trend geht heute eindeutig zur *frühzeitigen Cholezystektomie* (Gardner 1973; Rosoff u. Robbins 1973; Rossetti 1974; McArthur et al. 1975; Raine u. Gunn 1975; Glenn 1976a; Review 1976; Vuori 1976; Meier zu Eissen et al. 1977; Tondelli u. Allgöwer 1977). Bei uns hat sich diese Taktik seit Jahren bewährt. Eine sofortige Hospitalisation gibt die Möglichkeit, in kurzer Zeit Abklärungsuntersuchung und präoperative Vorbereitung parallel vorzunehmen, so daß meist mit gesicherter Diagnose, korrigierten Volumen- und Elektrolytverhältnissen, kompensierter Herzfunktion, eingestelltem Zuckerstoffwechsel etc. die Operation innerhalb von 24–48 Std nach Auftreten der ersten Symptome durchgeführt werden kann. Dieses Vorgehen bietet bei gleicher Operationsletalität wie nach primär konservativer Therapie, die insgesamt zwischen 3,5 und 4,5% liegt (Essenhigh 1968; Mallet-Guy et al. 1970; Review 1970; McArthur et al. 1975), wesentliche Vorteile:

1. Der entzündliche Herd wird entfernt, gleichzeitig die Steinerkrankung definitiv saniert. Die Gefahr der Perforation, die klinisch nie sicher beurteilt werden kann, ist gebannt.
2. Das Risiko der Pneumonie und der Thromboembolie ist kleiner als bei langem Krankenlager.
3. Die Cholezystektomie in der akuten Entzündungsphase ist einfacher und weniger riskant für Verletzungen von Nachbarorganen als im Stadium der narbigen Abheilung.
4. Der Spitalaufenthalt ist in der Zeit von Bettennot und Finanzknappheit ganz bedeutend verkürzt.

Von der Taktik der frühzeitigen Cholezystektomie muß nur in jenen seltenen Fällen abgewichen werden, wo man sich durch eine längere Vorbehandlung eine wesentliche Verbesserung des Operationsrisikos verspricht. Im Sinne einer verschobenen Dringlichkeit behandeln wir konservativ mit Magensonde, parenteraler Ernährung, Antibiotika und Schmerzmittel und planen die Cholezystektomie als Wahleingriff. Eine wichtige Frage in der Operationstaktik der akuten Cholezystitis ist die Indikationsstellung zur *Gallengangsrevision*. Die Angaben über die Inzidenz von *Gallengangssteinen* bei der akuten Cholezystitis liegen bei 20% (Hess 1961; McArthur et al. 1975; Sherlock 1975; Carlsen et al. 1977). Zwar erhöht die Revision anläßlich des Notfalleingriffs das Operationsrisiko, doch ist die Gefahr einer nicht sanierten Gallengangspathologie nicht zu unterschätzen. Ist man sich des gesteigerten Risikos bewußt, akzeptiert man keinesfalls eine vergebliche Revision. Wie erwähnt, ist der Ikterus ein trügerisches Zeichen. Ein einzelner großer Infundibulumstein und ein schlanker Choledochus im präoperativen i.v. Cholezysto-Cholangiogramm lassen einen normalen Hauptgallengang annehmen. Im Zweifelsfall ist es allerdings viel besser, wie bei der Wahlcholezystektomie die intraoperative Cholangiographie, Druck- und Durchflußmessung vorzunehmen. Sie kostet zwar etwas Zeit, die wir im Rahmen eines Notfalleingriffs nur ungern aufwenden, und verlangt gewisse technische und personelle Voraussetzungen, die in der Nacht nicht immer einfach erfüllbar sind. Bei der Revision wird man beim jungen Patienten die einzeitige Sanierung anstreben, während man sich beim betagten Risikopatienten mit einer kurzen Revision und T-Drainage begnügen wird und evtl. einen zurückgelassenen Stein in Kauf nimmt. Wie weit man sich bei zusätzlichem Vorliegen einer *Pankreatitis* in der Revision vorwagen soll, ist diskutabel. Wir halten eine Sanierung des Hauptgallengangs aber auch in dieser Situation für angebracht, ohne zwar – ähnlich wie beim alten Patienten – den Eingriff zu forcieren.

6. Spontane bilio-digestive Fistel

a) Häufigkeit, Vorkommen

Unter den spontanen inneren Gallenfisteln sind die bilio-digestiven die häufigsten. Die biliobronchiale Fistel ist eine Rarität. Bei den biliodigestiven ist sowohl zahlenmäßig als auch chirurgisch-therapeutisch die cholezysto-duodenale Fistel die bedeutungsvollste. Sie gibt mit ihrer Komplikation des Gallensteinileus schwierige klinische Probleme auf. Auch die cholezysto-kolische Fistel kann zum Gallensteinileus führen. Öfter manifestiert sie sich jedoch mit Durchfällen (Reizung des Kolons durch die Gallensäuren) und Maldigestion bzw. Malabsorption (Gallensäureverlustsyndrom). Die cholezysto-choledochale Fistel mit Verbindung zwischen Gallenblasenhals und Choledochus ist deshalb erwähnenswert, weil sie im Rahmen einer Cholezystektomie die Gefahr einer Hauptgallengangsverletzung in sich birgt. Die übrigen bilio-digestiven Fisteln sind selten: cholezysto-gastrische und choledocho-duodenale. Die spontanen bilio-digestiven Fisteln werden in etwa 0,2–1% aller Gallenwegsoperationen angetroffen und mit der Tendenz zur frühzeitigen Sanierung der Cholelithiasis immer seltener (Hess 1961; Thorbjarnarson 1975).

b) Ätiologie, Pathogenese, Klinik

Spontane bilio-digestive Fisteln werden vorwiegend durch Gallensteine verursacht. Ausnahmsweise kann ein Ulcus duodeni zu einer choledocho-duodenalen Verbindung führen (Wagner u. Passarro 1971). Entzündliche Schübe der Gallenblase bewirken Verwachsungen mit Umgebungsorganen. Größere Steine können anschließend aufgrund von Druckwirkung durchbrechen. Die Folgen solcher spontanen bilio-digestiven Fisteln sind einerseits *Reflux von Darminhalt in die Gallenwege*, der bei gleichzeitiger Obstruktion zu Cholangitis Anlaß gibt, andererseits *Darmobstruktion* durch größere Konkremente (evtl. Durchfälle und Maldigestion bzw. Malabsorption, cholezysto-kolische Fistel). Der Gallensteinileus tritt je nach Lage der bilio-digestiven Fistel an anatomischen Engnissen auf: bei der häufigen cholezysto-duodenalen Fistel im terminalen Ileum, bei der seltenen cholezysto-gastrischen bzw. cholezysto-kolischen Fistel am Pylorus bzw. im Sigma. Hervorgerufen durch Druckwirkung des Konkrements im Darm kann es zusätzlich zur Perforation mit diffuser Peritonitis kommen (Wittmann u. Eggert 1977).

c) Komplikation: Gallensteinileus

Häufigkeit: Etwa 1–2% aller Dünndarmverschlüsse im gesamten Krankengut und etwa 25% bei über 75jährigen sind durch Gallensteine bedingt (Fox 1970; Thorbjarnarson 1975).

Diagnose: Die klassischen Zeichen sind das Pneumocholangiogramm, der ektopische Gallenstein und der mechanische Dünndarmileus auf der *Abdomenleeraufnahme.* Diese Trias ist nicht immer erkennbar, noch weniger stets augenfällig, und es benötigt des Gedankens an den Gallensteinileus, um diese Zeichen zu eruieren. Bei Unklarheit ist das Anfertigen einer Gastrografin-Magendarmpassage von großer Hilfe. Wir finden dann den typischen Kontrastmittelstopp mit Kuppelform im distalen Dünndarm (Faust 1973).

Therapie: Beim Bild des ausgeprägten Ileus halten wir das *zweizeitige Vorgehen* für unbedingt angezeigt, wobei wir zuerst die Darmobstruktion beheben und im zweiten Eingriff die Gallenwege sanieren. Ist die Diagnose klar, laparotomieren wir über eine kurze schräge Mittelbauchinzision rechts. Nach Luxation des Darms wird das obstruierende Konkrement sorgfältig nach proximal in den erweiterten Dünndarm massiert und dort über eine Enterotomie entfernt. Damit umgeht man eine Naht im druckgeschädigten Darm. Anschließend muß der gesamte proximale Dünndarm revidiert werden. Nicht selten ist ein zweites Konkrement vorhanden, das zu einem frühen Rezidivileus führt. Wenn nicht ein hohes Operationsrisiko einen Zweiteingriff verbietet, soll nach Erholung die Sanierung der Gallenwege geplant werden. Ohne Fistelverschluß kommt es in 5% zum Rezidivileus (Büttner 1969). Bei der Sanierung der Gallenwege kann der Verschluß eines größeren Duodenalvorderwanddefekts Mühe bereiten. Die Operationsletalität beträgt ca. 6% (Enderlin u. Nadjafi 1967; Cooperman 1968).

II. Verfahrensfragen

Langenbuch nahm 1882 die erste Cholezystektomie vor und gab gleichzeitig ihre Bedeutung in der Behandlung der Cholelithiasis an. Seither hat sich an der Technik der Cholezystektomie nichts Wesentliches geändert. Die wichtigste Errungenschaft ist die routinemäßige intraoperative Cholangiographie, Druck- und Durchflußmessung.

1. Iatrogene Verletzungen des Hauptgallengangs

a) Häufigkeit

Schätzungen über die Zahl der Verletzungen des Hauptgallengangs belaufen sich auf 0,2% aller Cholezystektomien (1:500) (Hess 1974a).

b) Wie kommt es zur Verletzung des Hauptgallengangs?

Durch ungenügende Präparation des Zystikus und seiner Einmündungsstelle in den Hauptgallengang

Mangelhafte Präparation des Zystikus und seiner Einmündungsstelle in den Hauptgallengang kann bei normaler Anatomie zum Abklemmen des Choledochus verleiten. Anatomische Varianten, z.B. Mündung des Zystikus in den rechten Hepatikus, können zur Ligatur dieses Hauptgangs führen (Abb. 32). Prinzipiell darf, bevor eine übersichtliche Anatomie präpariert ist, keine Klemme bzw. keine Ligatur gesetzt werden. Den besten Schutz vor solchen Verletzungen bietet die intraoperative Cholangiographie, die zur Präparation des Zystikus und seiner Einmündungsstelle in den Hauptgallengang zwingt und anatomische Abweichungen aufzeigt.

Durch Blutung aus der abgerissenen A. cystica

Entsteht eine profuse Blutung bei Abriß der Zystika, so darf keinesfalls blind eine Klemme oder Durchstechung angelegt werden. Es droht die Gefahr einer Hauptgallengangsverletzung (Abb. 33a). Das richtige Verhalten ist die digitale Kompression des Lig. hepato-duodenale bzw. das Ansetzen einer Buldogg-Klemme und damit das provisorische Stillen der Blutung (Abb. 33b). Darauf kann die Zystika bei übersichtlichen Verhältnissen gefaßt werden.

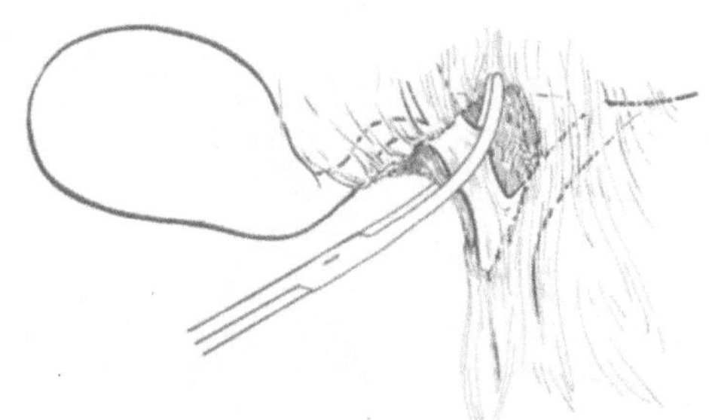

Abb. 32. Verletzung des Hauptgallengangs. Ungenügende Präparation des Zystikus und seiner Einmündungsstelle in den Hauptgallengang

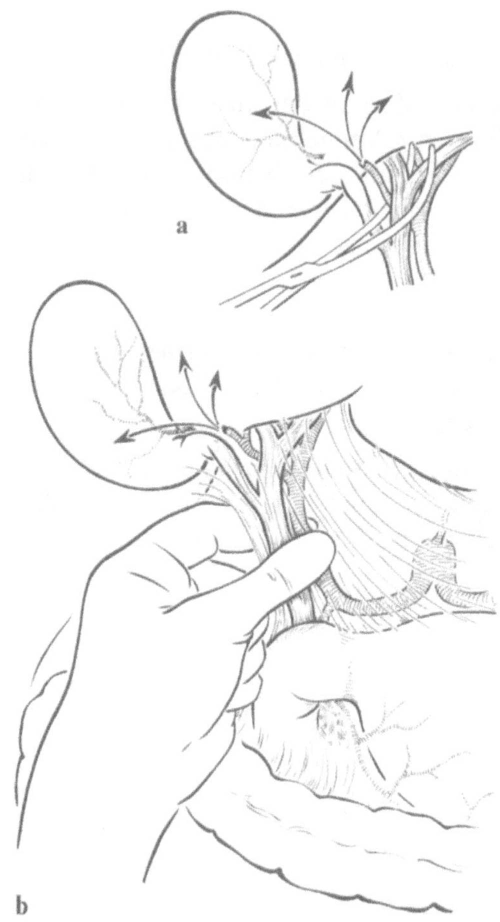

Abb. 33a, b. Verletzung des Hauptgallengangs.
a Bei Abriß der Zystika darf keine Klemme blind gesetzt werden, sondern
b erst nach provisorischer Blutstillung durch digitale Kompression des Lig. hepato-duodenale und übersichtlicher Anatomie

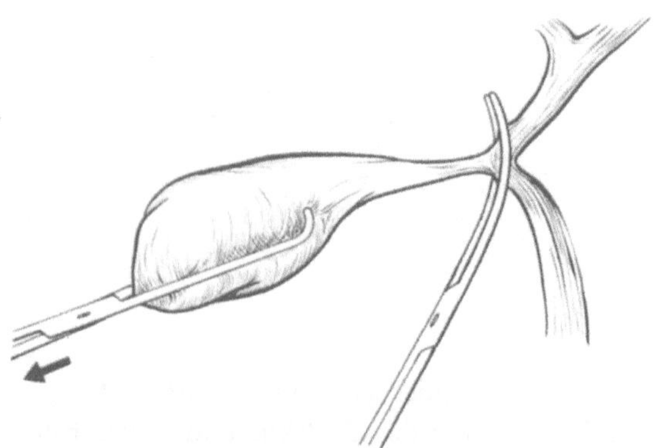

Abb. 34. Verletzung des Hauptgallengangs. Zu starker Zug an der Gallenblase bzw. am Zystikus verzieht den Hauptgallengang; damit wird der Choledochus unter erheblichem Substanzverlust angeschnitten bzw. ligiert

Durch starken Zug an der Gallenblase

Allzu starker Zug an der ausgelösten Gallenblase führt zur Verziehung des Hauptgallengangs in Richtung des Zystikus. Damit kann der Choledochus teilweise unter erheblichem Substanzverlust angeschnitten bzw. ligiert werden (Abb. 34).

Durch falsches Vorgehen bei Vorliegen einer cholezysto-choledochalen Fistel bzw. eines Konfluenzsteins

Bei der cholezysto-choledochalen Fistel bzw. beim Konfluenzstein besteht eine breite Verbindung zwischen Gallenblasenhals und Choledochus. In dieser Situation wird der Choledochus leicht als Zystikus verkannt und durchtrennt (Abb. 35a). Hier muß die Gallenblase über dem Konkrement in vertikaler Richtung inzidiert, der Stein entfernt und anschließend mittels Sonden eine Orientierung vom Ganglumen her vorgenommen werden (Abb. 35b, c). Wird der Hauptgallengang während der Cholezystektomie verletzt, ist die sofortige Erkennung zur Verhütung weiterer Schäden entscheidend. Nach Literaturangaben wird die Verletzung allerdings in 85–90% während der Operation übersehen. Unerkannt treten Gallenfisteln und Strikturen auf, deren Behandlung mit außerordentlich fraglicher Prognose belastet ist.

c) Therapie der frischen iatrogenen Verletzung des Hauptgallengangs

Partieller Wanddefekt

Während bei kleinem Wanddefekt die alleinige Einlage eines T-Drains zur Überbrückung genügt, empfiehlt sich bei größerem Defekt die Rekonstruktion mit einem Patch aus dem längs gespaltenen Zystikus bzw. der Gallenblasenhinterwand (Sandblom et al. 1975), evtl. mit einem Patch aus der V. saphena (Belzer et al. 1965; Way u. Dunphy 1972; Dunphy 1977, persönliche Mitteilung).

Die Rekonstruktion erfolgt über einen fern vom Defekt eingelegten T-Drain, der während 3 Monaten zur Schienung belassen werden muß. Die Prognose solcher Rekonstruktionen

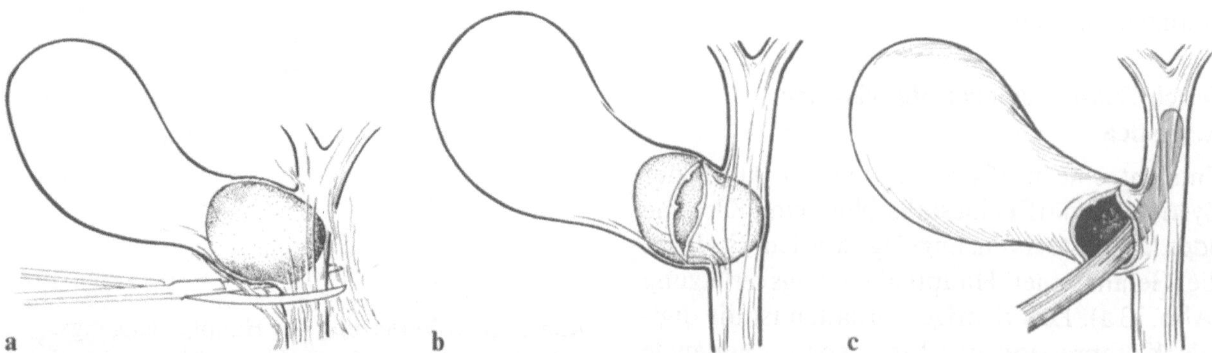

Abb. 35 a–c. Verletzung des Hauptgallengangs.
a Bei cholezysto-choledochaler Fistel bzw. bei Konfluenzstein imponiert der Choledochus leicht als Zystikus und verleitet zur Durchtrennung.

Richtiges Vorgehen:
b vertikale Inzision der Gallenblase und
c orientierende Sondierung vom Ganglumen her

ist recht gut. Eine sekundäre Striktur tritt selten auf, wahrscheinlich weil ein Teil der Gallengangszirkumferenz intakt geblieben ist.

Vollständige Durchtrennung bzw. Ligatur

Hier ist die Choledochus-End-zu-End-Anastomose das beste Verfahren. Während die End-zu-End-Anastomose bei der alten Verletzung meist mit einer Striktur endet, hat sie sich bei der Versorgung der frischen Verletzungen bewährt. Wichtig ist dabei eine spannungsfreie Anastomose und eine subtile Anastomosentechnik. Selbst größere Substanzverluste lassen sich durch ausgiebige Mobilisierung des Duodeno-Pankreas spannungsfrei überbrücken. Da der Choledochus bei der frischen Verletzung durchweg schlank ist, können zur Erweiterung der Anastomose die beiden Enden leicht angeschrägt werden. Die Anastomose muß einreihig und mit feinsten Einzelknopfnähten, evtl. unter Verwendung einer Lupenbrille angelegt werden. Auch hier soll ein fern von der Anastomose eingelegter T-Drain während 3 Monaten schienen. Die Langzeitresultate dürften bei subtiler Technik besser sein, als in der Literatur angegeben: 40% Strikturen, die eine Reintervention notwendig machen (Hess 1974a).

2. Wert der Abdominaldrainage

In neuerer Zeit wird die Zweckmäßigkeit der Drainage der subhepatischen Loge bei der einfachen Cholezystektomie angezweifelt. Einerseits sei das Funktionieren unsicher, andererseits habe der Drain eine eigene Morbidität: als Zweiwegsystem vermehrte lokale Infekte (Nora et al. 1972), als Schmerzursache mit behinderter Atmung vermehrte Pneumonien (Kambouris et al. 1973). Mehrere kontrollierte Studien zeigen bei der unkomplizierten einfachen Cholezystektomie eine erhöhte Morbidität und längere Hospitalisation (Nora et al. 1972; Williams et al. 1972; Goldberg et al. 1975; Man et al. 1977). Wir haben mit den weichen Penrose-Drains, die wir nach 6 Tagen kürzen und nach 8 Tagen entfernen, kaum Nachteile gesehen,

hingegen oft Vorzüge, indem sich eine Gallenkollektion, ein subhepatisches Hämatom oder ein Abszeß spontan nach außen entleeren konnten. Vielleicht darf man bei der unkomplizierten Wahlcholezystektomie auf einen Drain verzichten (Gordon et al. 1976). *Im Zweifelsfall* ist jedoch ein *Penrose-Drain* unserer Meinung nach nur von Vorteil.

3. Konkurrenzverfahren

a) Cholezystostomie oder Cholezystektomie?
(vgl. auch D.I.3)

Die Cholezystostomie ist besonders in den USA ein noch vielgeübtes Verfahren. Sie wird vor allem beim alten Patienten mit Cholezystitis angewendet (Glenn 1977). Als vorteilhaft wird erwähnt, daß der Eingriff rasch und einfach sei. Als nachteilig erweist sich, daß die Therapie nur symptomatisch ist, der Entzündungsherd nicht entfernt wird und daß der Cholezystostomie immer eine Cholezystektomie folgen muß. Die hohe Letalität der Cholezystostomie kann allerdings nicht dem Eingriff angelastet werden, sondern ist durch die negative Patientenauslese bedingt. Glenn (1977) gibt für die Cholezystostomie bei unter 65jährigen eine Letalität von 5,0%, bei über 65jährigen eine von 13,2% an. Wir glauben, daß die *Cholezystostomie heute nicht mehr nötig* ist. Bei rascher und guter präoperativer Behandlung und schonender Anästhesie kann auch dem alten Patienten mit akuter Cholezystitis die Cholezystektomie zugemutet werden. Neben dem Vorteil, den Entzündungsherd entfernt zu haben, können wir dem Patienten eine lange Hospitalisation mit unangenehmer Gallenfistelung und einen Sekundäreingriff ersparen.

b) Cholezystotomie oder Cholezystektomie?

Im Gegensatz zur *Cholezystostomie* kann die Cholezystotomie nur bei blander Gallenblase angewendet werden. Sie ist heute als *obsoletes* Verfahren zu betrachten. Die Steinkrankheit ist nur symptomatisch behandelt, und das Steinrezidiv ist lediglich eine Frage der Zeit.

III. Technik

1. Technisch einfache Cholezystektomie: retrograde Cholezystektomie

Darstellung des Zystikus und seiner Einmündung in den Choledochus: Fassen der Gallenblase mit zwei Klemmen, eine im Korpus-, eine im Kollumbereich. Bei Hydrops und Empyem verwehrt die voluminöse Gallenblase den Zugang zum Kollum. Deshalb präliminäre Punktion: Anlegen einer Tabaksbeutelnaht, Einführen des Troicart und Leersaugen der Gallenblase (Abb. 36); unter Anspannen der Gallenblase Inzision der Serosa am Übergang Gallenblasenhals-Lig. hepato-duodenale; stumpfes Präparieren des Zystikus und seiner Einmündung in den Choledochus mit einem Tupferstrich (Abb. 37). Die Präparation muß so weit getrieben werden, daß der Zystikus und seine Einmündung in den Choledochus sowie der Choledochusverlauf deutlich sichtbar werden.

Intraoperative Cholangiographie, Druck-, Durchflußmessung (vgl. Kap. B): Ligatur des Zystikus gallenblasenwärts; Anschlingen des Zystikus choledochusseits; Anspannen beider Fäden, quere Eröffnung des Zystikus auf einem Drittel bis der Hälfte seiner Zirkumferenz, Aufbougieren mit einer feinen Klemme, Einführen und Einbinden der Zystikuskanüle zur Cholangiographie, Druck- und Durchflußmessung (Abb. 38).

Auslösen der Gallenblase: Durchtrennung des Zystikus zwischen den beiden Ligaturen unter Belassung der Zystikuskanüle; Präparation der Zystika bis zu ihrer Aufzweigung an der Gallenblasenwand; hier Durchtrennung nach präliminären Ligaturen (Abb. 39); Inzision der Serosa medial und lateral der Gallenblase, anschließend im Bereich der Gallenblasenkuppe, und zwar 0,5 cm gallenblasenseits; Fassen des Gallenblasenfundus mit einer Klemme, sanftes Hochziehen, subseröses Ausschälen der Gallenblase vom Leberbett, vom Fundus Richtung Gallenblasenhals (Abb. 40); Aufschneiden der Gallenblase, Kontrolle der Konkremente, Entnahme einer Bakteriologie.

Ligatur des Zystikus: Nach Einsicht der Cholangiogramme Entfernung der Zystikuskanüle und Fassen des Zystikusstumpfes mit einer Ellis-Klemme; Setzen einer Klemme ca. 0,5 cm vor der Einmündung in den Choledochus; Ligatur des Zystikus mit 2-0 Dexon (Abb. 41). Ein spiralenförmig um den Choledochus verlaufender Zystikus soll länger belassen und nicht auf Kosten einer Gallengangsverletzung reseziert werden.

Abschluß der Cholezystektomie: Kontrolle der Blutstillung im Leberbett, das seit Auslösen der Gallenblase mit einem Tuch komprimiert worden ist; Blutstillung mit der Diathermie; nur im Ausnahmefall bei profuser Blutung fortlaufende Leberbettnaht in der Tiefe beginnend.

2. Technisch schwierige Cholezystektomie

a) Verwachsungen im Bereich der Gallenblase

Gallenblasenvorderwand

Die Verwachsungen mit der Gallenblase liegen kulissenartig in drei Schichten vor, von ventral nach dorsal: großes Netz, rechte Kolonflexur bzw. rechtes Mesokolon, Duodenum bzw. Antrum. Die Präparation sollte immer gallenblasennah von rechts nach links und von ventral nach dorsal erfolgen (Abb. 42). Präparation des Duodenums von aboral lateral her, entlang der Konvexität bis zum Lig. hepato-duodenale, unter Freilegung des Foramen Winslowi. Bei der Ablösung des Kolons von der Gallenblase bzw. des Duodenums/Antrums von der Gallenblase muß sorgfältig auf eine eventuelle Fistel geachtet werden (Abb. 43).

Gallenblasenhinterwand

Durch perifokale Entzündung kann die Hinterwand der Gallenblase so mit der Leber verwachsen sein, daß ein Ablösen im subserösen Bereich unmöglich ist. In diesem Fall ist es besser, einen Bezirk der Gallenblasenhinterwand am Leberbett zurückzulassen und die Schleimhaut zu kürettieren bzw. mit Diathermie zu verkochen. Andernfalls bleibt eine diffus blutende Leberresektionsfläche zurück.

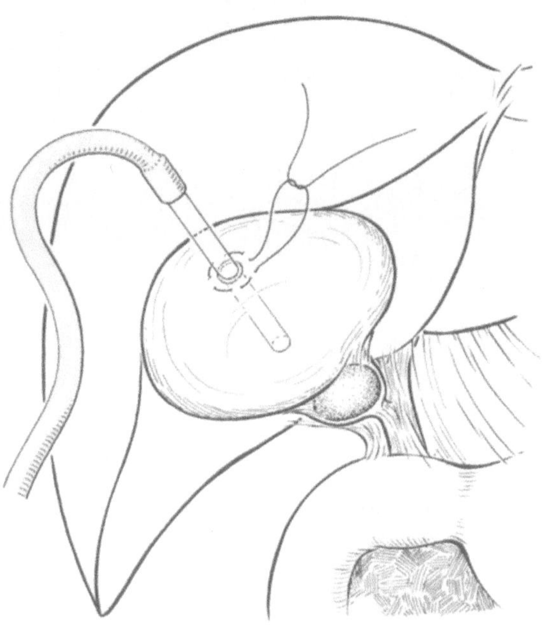

Abb. 36. Technisch einfache Cholezystektomie. Präliminare Punktion der Gallenblase bei Hydrops und Empyem

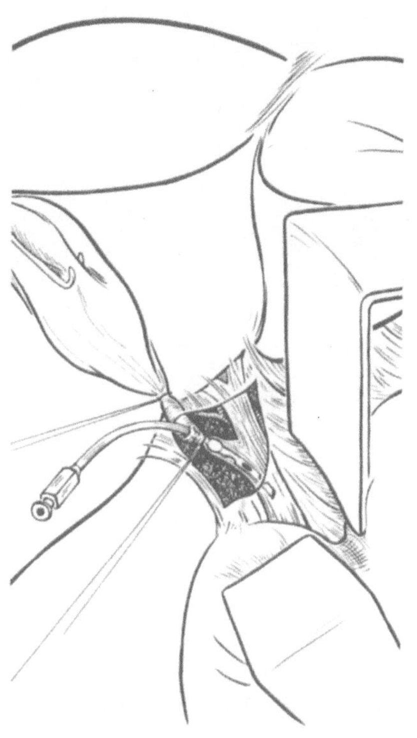

Abb. 38. Technisch einfache Cholezystektomie. Zystikuskanülierung zur Cholangiographie, Druck- und Durchflußmessung

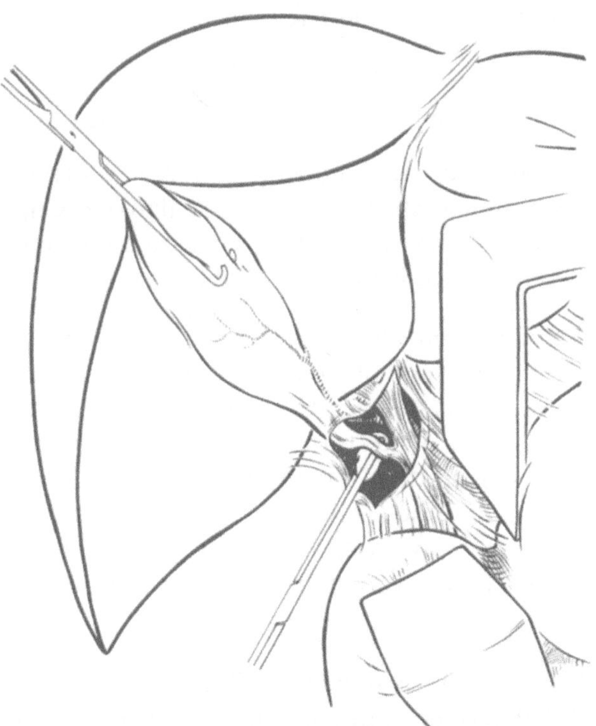

Abb. 37. Technisch einfache Cholezystektomie. Darstellung des Zystikus und seiner Einmündungsstelle in den Choledochus

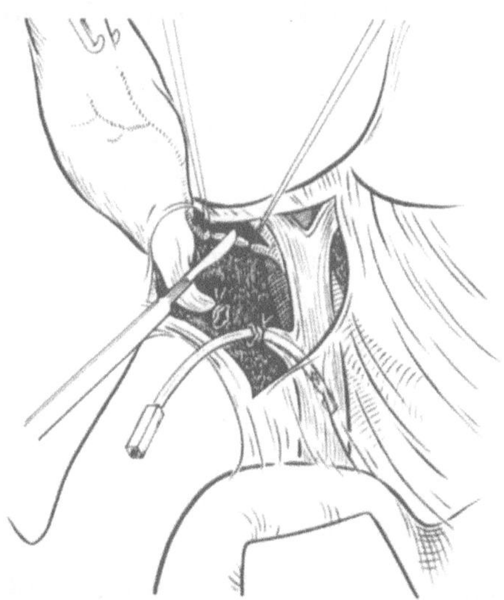

Abb. 39. Technisch einfache Cholezystektomie. Durchtrennung des Zystikus und der Zystika

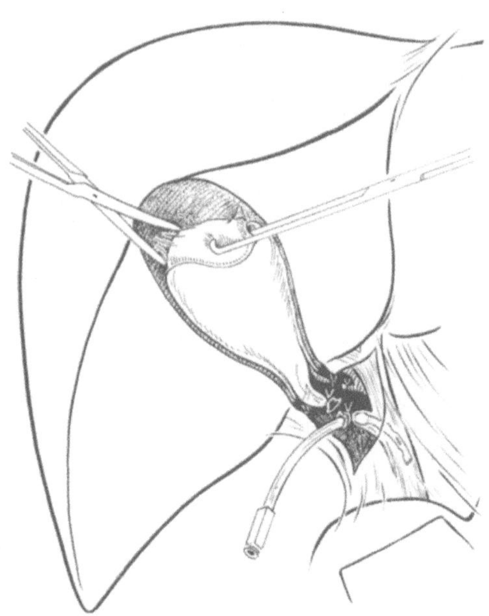

Abb. 40. Technisch einfache Cholezystektomie. Auslösen der Gallenblase aus dem Leberbett

b) Verwachsungen im Bereich des Ligamentum hepato-duodenale

Oft sicherer als die prograde Cholezystektomie mit Ablösen von Fundus und Korpus und anschließender Präparation im Kollumbereich (Abb. 44) ist das folgende Prozedere:
Präparation des Foramen Winslowi, Palpation des Lig. hepato-duodenale. Aufsuchen des Choledochus durch Punktion und Cholangiogramm (Abb. 45).
Gelingt dieses Vorgehen nicht, Präparation des Choledochus im supraduodenalen Bereich, wo meist keine schweren Verwachsungen bestehen. Choledochotomie und Einlage eines T-Drains; damit kann der Hauptgallengang auch im Verwachsungsbezirk palpiert werden.

3. Versorgung der frischen Verletzung des Hauptgallengangs

a) Partieller Wanddefekt

Längsspaltung der *Zystikus*vorderwand, Aufklappen des Zystikus und Aufnähen auf den Wanddefekt (Abb. 46a, c).
Bei fehlendem Zystikus (Konfluenzstein): Zurücklassen eines Stücks *Gallenblasenhinter-*

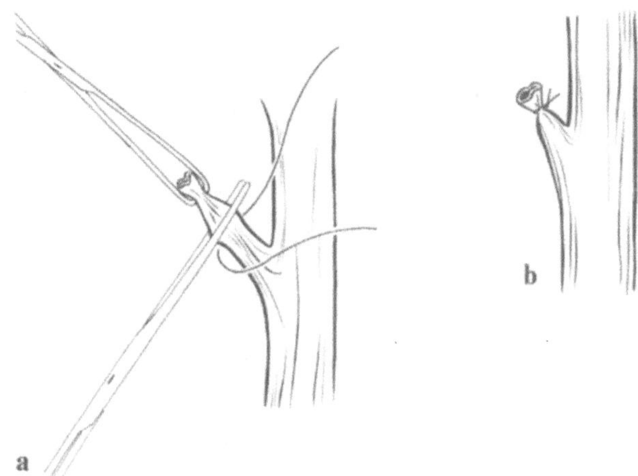

Abb. 41 a, b. Technisch einfache Cholezystektomie. Ligatur des Zystikus

wand und Aufnähen auf den Wanddefekt (Abb. 46 b, c).
Wenn weder Zystikus noch Gallenblase verwendet werden können, Aufnähen eines freien Transplantats aus der *V. saphena* (Abb. 46 d).
In jedem Fall Einlage eines Silikon-T-Drains entfernt vom Wanddefekt.

b) Vollständige Durchtrennung bzw. Ligatur

Mobilisation des Duodeno-Pankreas zur spannungsfreien Anastomose. Bei schlankem Choledochus Anschrägen der beiden zu anastomosierenden Schnittflächen (Abb. 47 a).

Anastomosentechnik: Hinterwand und Vorderwand einreihig mit Einzelknopfnähten, gesamte Wanddicke sparsam fassend, mit 4-0 oder 5-0 Dexon. Hinterwand: sämtliche Fäden von innen legen, dann knoten (Abb. 47 a). Einlage eines Silikon-T-Drains entfernt von der Anastomose. Vorderwandnaht mit gleicher Technik wie Hinterwandnaht, aber von außen angelegt (Abb. 47 b).

Postoperative Behandlung: T-Drain für 6 Tage ableiten, dann während zunehmender Zeit abklemmen, am 10. Tag verschließen. Tägliches Spülen des T-Drains mit 20 ml Kochsalzlösung. Nach 3 Monaten Kontrollcholangiographie und Entfernung des T-Drains.

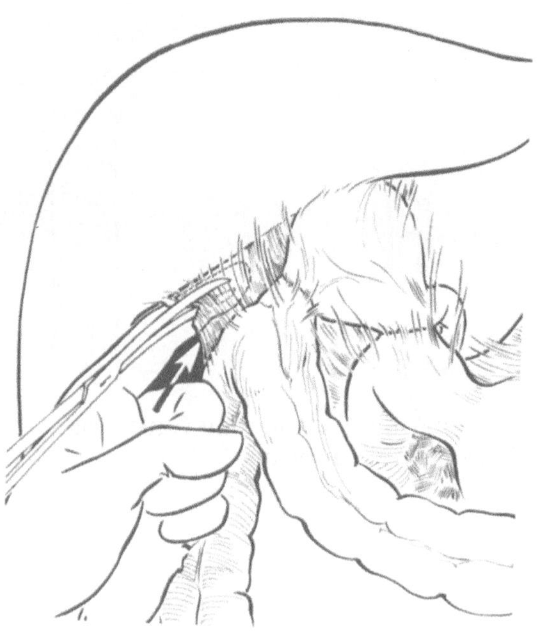

Abb. 42. Technisch schwierige Cholzezystektomie. Verwachsungen der Gallenblasenvorderwand

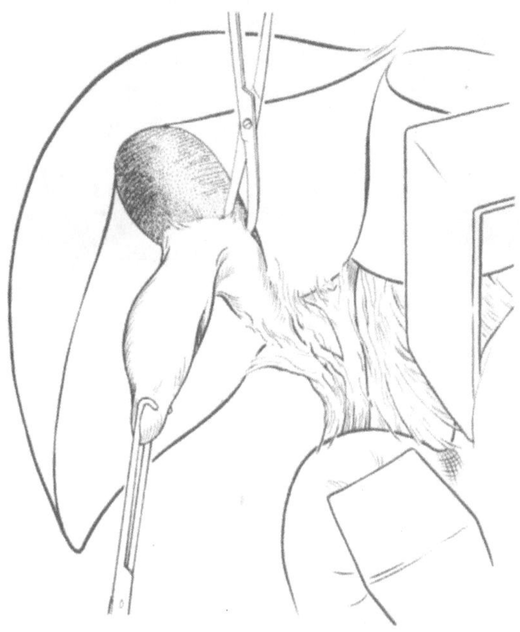

Abb. 44. Technisch schwierige Cholezystektomie. Prograde Cholezystektomie bei Verwachsungen im Bereich des Lig. hepato-duodenale

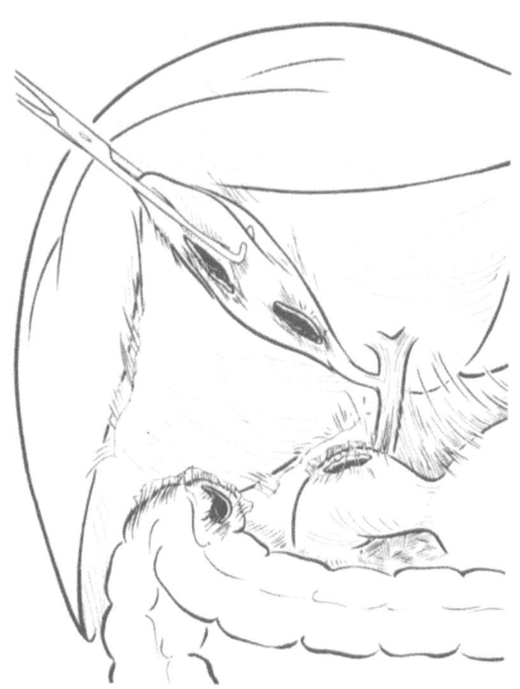

Abb. 43. Technisch schwierige Cholezystektomie. Verwachsungen der Gallenblasenvorderwand

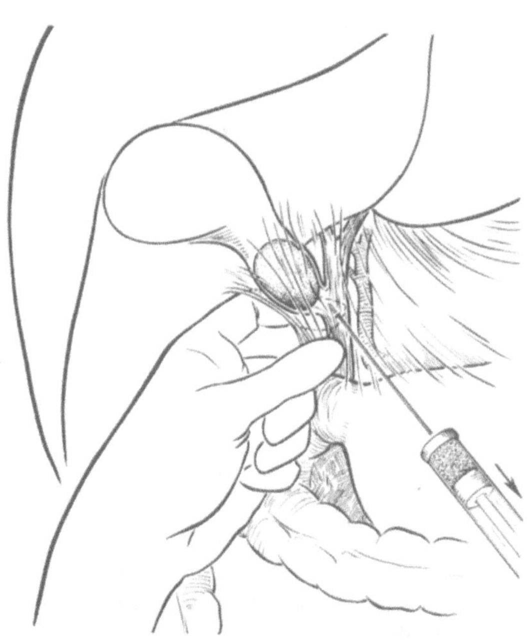

Abb. 45. Technisch schwierige Cholezystektomie. Aufsuchen des Choledochus durch Punktion bei Verwachsungen im Bereich des Lig. hepato-duodenale

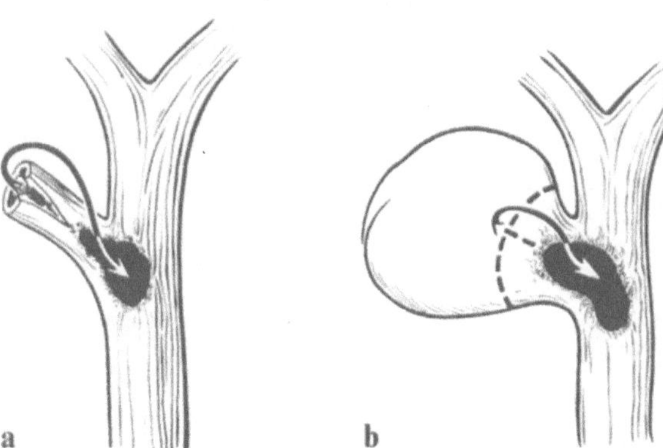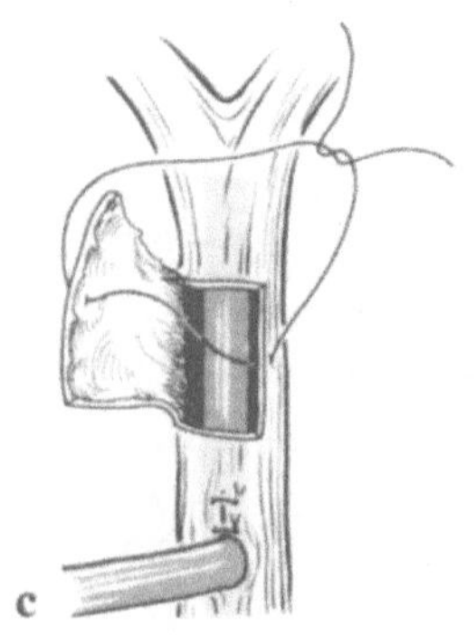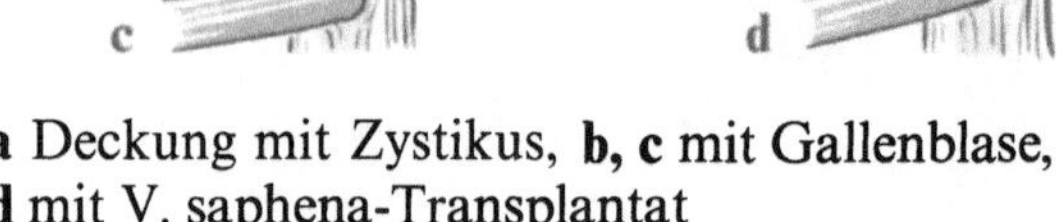

Abb. 46 a–d. Versorgung der frischen Verletzung des Hauptgallengangs. Großer partieller Wandefekt. **a** Deckung mit Zystikus, **b, c** mit Gallenblase, **d** mit V. saphena-Transplantat

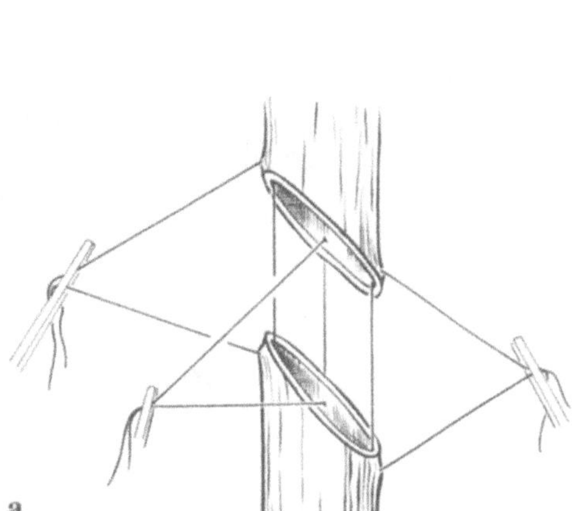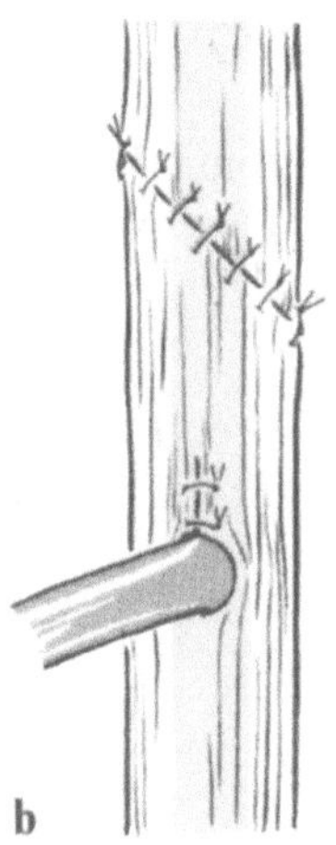

Abb. 47 a, b. Versorgung der frischen Verletzung des Hauptgallengangs. Vollständige Durchtrennung, End-zu-End-Anastomose

Tabelle 20

Autor	Gesamtletalität (%)	Letalität bei chronischer Cholezystopathie (%)	Letalität bei akuter Cholezystitis (%)
Sammelstatistik des American College of Surgeons (Review 1970)	1,8	1,5	3,5
Arianoff (1968)	1,6	–	4,7
Eigene Resultate (vgl. Kap. I)	1,6	–	–
Meyer et al. (1967)	1,2	0,7	3,0
Kümmerle (1972)	0,4	0,2	2,2

Tabelle 21

Zustand der Gallenblase	Alter unter 60 Jahren (%)	Alter über 60 Jahre (%)	Gesamt-letalität (%)
Chronische Cholezystopathie	0,2	7,5	0,3
Akute Cholezystitis	2,1	20,7	4,1
Gesamt	0,8	4,5	–

IV. Resultate

Die Operationsletalität der Cholezystektomie variiert stark in Abhängigkeit vom Zustand der Gallenblase (chronische Cholezystopathie – akute Cholezystitis) und vom Alter des Patienten. Die Wahlcholezystektomie bei chronischer Cholezystopathie weist heute eine Letalität von unter 0,5%, die Cholezystektomie bei akuter Cholezystitis von 3,0% auf. Die Gesamtletalität liegt zwischen 1–2% (Tabelle 20).

Der Vergleich der Operationsletalität je nach Zustand der Gallenblase und des Patientenalters zeigt: Letalität bei chronischer Cholezystopathie gegenüber der bei akuter Cholezystitis 1:14, Letalität im Alter unter 60 Jahren verglichen mit über 60 Jahren 1:6 (Tabelle 21 nach Meyer et al. 1967).

E. Gallengangsrevision

I. Indikationen

1. Cholangiolithiasis

a) Häufigkeit

Die Angaben über die Häufigkeit der Gallengangsbeteiligung bei Cholelithiasis schwanken aus zwei Gründen:
1. Verwendung der intraoperativen Cholangiographie
2. Frühoperation bei Cholezystolithiasis

ad 1: Die präoperative Diagnose der Cholangiolithiasis ist nicht sicher. Autoren, die intraoperativ nicht cholangiographieren, finden in ca. 15% aller Cholezystektomien Gallengangssteine. Routinemäßige intraoperative Cholangiographie läßt über 5% „unerwartete" Konkremente entdecken (Bardenheier et al. 1969; Kakos et al. 1972; Faris et al. 1975; Zollinger 1975; Farha u. Pearson 1976; Wayne et al. 1976). Man muß somit bei Gallenblasensteinen in über 20% auch Gangkonkremente annehmen (Hess 1961; Rigo et al. 1974; Sherlock 1975; Carlsen et al. 1977; eigene Resultate, vgl. Kap. I).

ad 2: Mit der Tendenz, die Cholezystolithiasis früh, evtl. im asymptomatischen Stadium zu operieren, ist die Gallengangsbeteiligung seltener (Rigo et al. 1974).

b) Vorkommen

Die Cholangiolithiasis verhält sich wie die Cholezystolithiasis: Sie ist bei Frauen ca. dreimal häufiger als bei Männern und nimmt im Alter deutlich zu.

c) Ätiologie, Pathogenese

Man muß zwischen Steinen, die in der Gallenblase gebildet werden, und Konkrementen, die im Gallengang entstehen, unterscheiden.

Steine, die in der Gallenblase gebildet werden = sekundäre Gallengangssteine

Bei uns stammt die große Mehrzahl der Gallengangskonkremente aus der Gallenblase. Sie gelangen via Zystikus, in Ausnahmefällen über eine cholezysto-choledochale Fistel in den Gang. Entsprechend handelt es sich häufig um *Cholesterinsteine* (Ätiologie und Pathogenese vgl. A.II).

Steine, die im Gallengang gebildet werden = primäre Gallengangssteine

Diese bei uns seltenen Konkremente sind meistens *Pigmentsteine*. In der Ätiologie und Pathogenese spielen folgende Faktoren eine Rolle (vgl. auch A.II):

1. *Stase der Galle in den Gallengängen.* Dementsprechend ist das Vorkommen häufig bei Papillenstenose, pankreatitischer Choledochusstenose, Gallengangsstriktur, geschrumpfter bilio-digestiver Anastomose (Madden 1973; Saharia et al. 1977).
2. *Infekt der Galle.* Er etabliert sich oft als Folge der Stase. Bakterien können das wasserlösliche Bilirubin deglukuronisieren (Madden 1973; Saharia et al. 1977).
3. *Fremdkörper in der Galle.* Sie wirken als Präzipitationskerne. Von Bedeutung ist dabei das chirurgische Fadenmaterial. Heute sollte an den Gallenwegen nur noch resorbierbares Material, z.B. Dexon, verwendet werden (Silvennoinen 1970; Adler 1971; Mackie et al. 1973; Härb u. Redtenbacher 1974; Meissner 1976, 1977).
4. *Pathologische Zusammensetzung der Galle.* Erhöhung des wasserunlöslichen, nicht glukuronisierten Bilirubins führt bei chronischen hämolytischen Anämien nicht selten zur Gallengangssteinbildung.

Eine makroskopische Differenzierung zwischen sekundären und primären Gangkonkrementen ist trotz meist unterschiedlichen Aufbaus schwierig. Sie ist insofern für die Behandlung von Bedeutung, als bei den primären Steinen meist ein Abflußhindernis vorhanden ist und behoben werden muß, will man einen Rezidivstein vermeiden (Trutman et al. 1977).

Nomenklatur

Wie erwähnt, unterscheiden wir entsprechend dem Bildungsort zwischen sekundären und primären Gallengangskonkrementen. Im weiteren werden anläßlich einer ersten Operation zurückgelassene Steine als *vergessene Konkremente* oder *Residualkonkremente* bezeichnet, solche, die nach einem Eingriff neu entstehen, als *Rezidivsteine*. Auch diese Charakterisierung gelingt kaum, wenn Chirurgen auch lieber vom Rezidivstein sprechen. Residualsteine sind meist sekundäre, Cholesterin-haltige, Rezidivsteine primäre, pigmenthaltige Gangkonkremente.

d) Pathologie

Je nach Lokalisation der Gallengangskonkremente benennt man sie von proximal nach distal aufgeführt als intrahepatische, Hepatikusbzw. Choledochuskonkremente, präpapilläre und Papillensteine (Berk u. Kaplan 1976).
Intrahepatische Steine machen bei uns ca. 6% aller Gallengangskonkremente aus (Hess 1974 b), sind jedoch im Fernen Osten wesentlich häufiger (Wen u. Lee 1972). Ihre praktische Bedeutung liegt darin, daß sie einerseits leicht übersehen werden, andererseits – erkannt – oft schwierig zu entfernen sind.
Am häufigsten sind *Hepatikus- und Choledochuskonkremente*. Sie sind in der Mehrzahl flottierend und nicht obstruierend.
Präpapilläre Steine liegen am Übergang vom weiten ins enge Gallengangssegment. Sie sind häufiger als die Papillenkonkremente, werden aber oft als solche bezeichnet. Der Anatomie ihrer Position entsprechend entziehen sie sich besonders leicht der instrumentellen Gangrevision. Mehrfach führen sie durch Ventilmechanismus intermittierend zur Obstruktion.

Papillensteine liegen durch Spasmus, später durch Entzündung, Fibrose und Sklerose des Sphinkters im engen Gallengangssegment eingeklemmt. Dann spricht man vom inkarzerierten Papillenstein, der eine Obstruktion und je nach Anatomie der Papille einen bilio-pankreatischen Reflux bewirken kann.

e) Klinik, Diagnose, Differentialdiagnose

Klassische Symptome der Gallengangssteine sind Oberbauchschmerzen und Ikterus. Die typische Kolik mit Ausstrahlung in die rechte Schulter ist nicht vom Schmerz bei Gallenblasensteinen mit Zystikusverlegung zu unterscheiden. Allerdings bleibt die Mehrzahl der Gangkonkremente klinisch stumm (Way 1973). In der präoperativen Diagnostik der unkomplizierten Cholangiolithiasis leistet das i.v. Cholezysto-Cholangiogramm mit Schichtaufnahme gute Dienste. Dennoch sind die intraoperativen Untersuchungen mit Cholangiographie, Druck- und Durchflußmessung allein sicher (vgl. Kap. B). Zur Differentialdiagnose der Oberbauchschmerzen vgl. Kap. D.I.2, zu der des Ikterus Kap. A.III.

f) Komplikationen

Gallengangssteine können lange Zeit symptomlos bleiben. Das heißt aber nicht, daß sie nicht bereits zu Komplikationen Anlaß geben. Eine spontane Heilung durch Abgang via Papille ist nur bei kleinen Steinen zu erwarten. Ausnahmsweise kann eine choledocho-duodenale Fistel auch bei größeren Konkrementen die Spontanheilung ermöglichen. Die Gangsteine können zur *Papillenstenose* führen. Eine Seltenheit ist ein steinbedingtes Druckgeschwür, das *Hämobilie* oder sogar *spontane Choledochusperforation* verursacht. Jeder Gallengangsstein birgt die Gefahr eines inkompletten oder kompletten *Gallengangsverschlusses* in sich. Der Verschlußikterus mit Stase begünstigt den Infekt und die *akute eitrige Cholangitis*. Ein obstruierender Papillenstein kann ferner durch Stase im Pankreasgang und bilio-pankreatischen Reflux zur *akuten Pankreatitis* Anlaß geben. Gallengangssteine können aber ebenso über im wesentlichen noch unbekannte Mechanismen eine *chronische Pankreatitis* hervorrufen (Hess 1969). Die anhaltende Obstruktion endet schließlich mit *biliärer Zirrhose* und portaler Hypertension (Flinn et al. 1977).

g) Therapie

Hier wird die Behandlung der unkomplizierten Cholangiolithiasis der Gallenwege besprochen. Das Vorgehen bei akuter Cholezystitis, Cholangitis und Pankreatitis, ferner bei Residualstein und Rezidivstein wird an anderer Stelle diskutiert. Wie erwähnt, ist die Diagnose mit intraoperativer Cholangiographie der entscheidende Schritt zur Therapie. Zwei Fragen sind bei der Gallengangsrevision von zentraler Wichtigkeit:
1. Sind sämtliche Steine entfernt worden?
2. Liegt ein sekundäres begleitendes oder primäres ursächliches Abflußhindernis vor?
Die *vollständige Steinentfernung* ist eine Angelegenheit der intraoperativen Diagnostik und Technik. In einzelnen Fällen, z.B. bei intrahepatischer Lithiasis, ist sie allen technischen Tricks zum Trotz nicht immer zu erreichen. Dann ist das Anlegen einer totalen Papillenspaltung mit Durchtrennung des ganzen Sphinkters oder sogar einer choledocho-digestiven Anastomose empfehlenswert. Die Residualsteine können so postoperativ spontan abgehen (Hess 1974 b).
Bei jeder Revision des Gallengangs ist der freie Gallenabfluß mit intraoperativen Untersuchungen nachzuweisen. Ein *Abflußhindernis* kann in Form einer Papillenstenose, einer pankreatitischen Choledochusstenose, bei Rezidiveingriffen in Form einer Gallengangsstriktur oder einer geschrumpften bilio-digestiven Anastomose vorhanden sein. In diesen Fällen muß die Revision durch Papillenspaltung oder Choledocho-Jejuno-Anastomose erweitert werden. Nur vollständige Steinentfernung und Beseitigung eines Abflußhindernisses ergeben ein befriedigendes Resultat. Der zurückgelassene Stein gibt als Residualstein, das unbehandelte Abflußhindernis per se oder durch Rezidivstein Anlaß zu erneuten Beschwerden. Die Gesamtletalität, die bei Cholezystektomie zwischen 1 und 2% liegt, wird durch zusätzliche Gallen-

gangsrevision auf 2–4% erhöht (Meyer et al. 1967; Arianoff 1968; Wheeler et al. 1970; Kümmerle 1972; eigene Resultate, vgl. Kap. I).

2. Cholangitis

Zwei Arten müssen bei der Cholangitis auseinandergehalten werden: die häufige akute eitrige Cholangitis und die seltene chronische sklerosierende Cholangitis.

3. Akute eitrige Cholangitis
(Nardi 1970; Hinshan 1973; Moody 1975; Caroli u. Rosner 1976; Welch u. Donaldson 1976; Bülow et al. 1977)

a) Ätiologie, Pathogenese

Wesentliche Voraussetzung für die Entstehung einer akuten eitrigen Cholangitis ist die *Abflußbehinderung*. Nur bei Obstruktion kann sich ein Infekt in den Gallenwegen so etablieren, daß er mit Sepsis zum vollen klinischen Bild führt. Am häufigsten liegt eine Cholangiolithiasis vor, ferner eine Papillenstenose oder eine traumatisch-iatrogene Gallengangsstriktur. Die Cholangitis ist aber auch eine typische Komplikation einer schlecht funktionierenden bilio-digestiven Anastomose, z.B. einer Choledocho-Duodeno-Seit-zu-Seit-Anastomose mit retroduodenalem Blindsack. Wahrscheinlich tritt die Cholangitis bei Tumor deshalb so selten auf, weil der Verschluß vollständig ist und damit kein Bakterienaufstieg aus dem Darm erfolgen kann. Obwohl im Tierversuch hämatogene (Pfortader) und lymphogene Besiedelung der Galle nachgewiesen wurde (Dineen 1964), dürfte beim Menschen dem direkten luminalen Weg mit Aszendierung aus dem Darm die größte Bedeutung zukommen. Enterogene *Bakterien*, meist E. coli und Klebsiellen, stehen auch hier im Vordergrund (Saik et al. 1975).

b) Klinik, Komplikationen

Die Symptomatik ist gekennzeichnet durch die klassische Trias Oberbauchschmerzen, Ikterus und septisches Fieber. Die Cholangitis ist oft kompliziert durch einen septischen Schock, bei Anhalten durch multiple Leberabszesse.

c) Diagnose

Fast immer ist die Diagnose bereits aus der Symptomatologie klar. Ein Infusionscholangiogramm bei einem Serumbilirubin unter 4 mg-% kann die Situation der Gallenwege evtl. präoperativ klären. ERCP und PTC sind kontraindiziert, da sie akute Exazerbationen des Infekts zur Folge haben können.

d) Therapie

Die Behandlung muß sofort einsetzen. Nach einer Stabilisierungszeit von maximal 24 Std mit Antibiotikatherapie ist die chirurgische Intervention zwingend. Wie bei den übrigen Gallenwegsaffektionen halten wir hier ebenfalls die einseitige Sanierung der Gallenwege für angezeigt und ziehen – wenn immer möglich – die Gallengangsrevision der alleinigen palliativen T-Drainage vor. Nur bei raschem Handeln kann die düstere Prognose dieses akuten Geschehens verbessert werden. So zeigt sich, daß bei der Operation innerhalb von 24 Std die Letalität 15% beträgt, nach 24 Std bereits 50%, und daß ohne chirurgische Therapie der Ausgang nach oft protrahiertem Verlauf nahezu stets letal ist (Welch u. Donaldson 1976).

4. Chronische sklerosierende Cholangitis
(Schwartz 1973; Danzi et al. 1976; Longmire 1978)

Die seltende chronische sklerosierende Cholangitis kann hier nur kurz besprochen werden. Pathologisch-anatomisch handelt es sich um eine sklerosierende Entzündung, die zu Wandverdickung und Obstruktion führt. Der Prozeß kann in wenigen Fällen lokalisiert, häufiger generalisiert, die gesamten Gallengänge erfassen. Man unterscheidet zwischen einer sekundären Form, die vor allem bei Gallensteinen nach chirurgischer Manipulation und bei Leberzirrhose vorkommt, und einer primären Form, deren Ursache unbekannt ist. Autoimmune Prozesse werden diskutiert. Die Symptomato-

logie besteht in einem schmerzlosen Verschlußikterus. Die Diagnose kann meist erst intraoperativ anhand des makroskopischen Befunds mit strangartigem Choledochus und der intraoperativen Cholangiographie gestellt werden. Immer muß durch Biopsie ein Choledochuskarzinom ausgeschlossen werden. Die Therapie ist fraglich, es scheint jedoch, daß Antibiotika, Kortikoide und Langzeit-T-Drainage einen günstigen Einfluß auf den Verlauf haben.

5. Pankreatitis bei Cholelithiasis

Gallenwege und Pankreas sind durch vielfache Wechselbeziehungen verbunden: Gallenwegsaffektionen können eine Pankreatitis, seltener Pankreaserkrankungen, eine Papillenstenose oder eine pankreatitische Choledochusstenose auslösen.

a) Ätiologie, Pathogenese

Gleiche Mechanismen können sowohl zur akuten als auch zur chronischen Pankreatitis führen. Gallensteine und Alkoholabusus stehen je nach Patientengut an der Spitze der ätiologischen Faktoren der Pankreatitis (Hess 1969; Cogbill u. Song 1970; Trapnell 1972; Gillespie 1973; Schmidt u. Creutzfeldt 1975, unveröffentlichte Resultate, 1976; Myren 1977). Zwei pathogenetische Mechanismen scheinen bei der Auslösung der Pankreatitis durch Gallensteine im Vordergrund zu stehen:
1. Pankreasgangverlegung
2. Lymphogene Entzündungsfortleitung

ad 1: Die Cholelithiasis kann entweder durch einen Papillenstein oder durch eine steinbedingte Papillenstenose den Pankreassekretabfluß behindern (Mouiel et al. 1977; White 1977). Reiner Rückstau oder bilio-pankreatischer Reflux sind die Folge. Getrennt führen sie kaum zu einer schweren Pankreatitis. Hingegen ist tierexperimentell die fatale Wirkung der Kombination beider Faktoren bestätigt worden (Gamaklou u. Edlund 1966; Myren 1977).

ad 2: In vielen Fällen von Pankreatitis bei Cholelithiasis finden wir keinen Papillenstein und keine Papillenstenose. Zwar kann man sich vorstellen, daß dennoch eine Pankreatikusobstruktion durch einen im Moment der Untersuchung bereits abgegangenen Stein stattgefunden hat. In diesem Sinne sprechen Untersuchungen, bei denen nach Pankreatitis oft Gallensteine im Stuhl nachgewiesen werden konnten (Acosta u. Ledesma 1974). Viel häufiger dürfte aber eine lymphogene Entzündungsfortleitung von der steinbefallenen Gallenblase und dem Gallengang stattfinden. Tierexperimentelle Untersuchungen weisen auf diesen Zusammenhang hin (Weiner et al. 1970).

b) Therapie

Hier sollen lediglich die Indikationen zur chirurgischen Gallengangssanierung bei Pankreatitis besprochen werden.

Akute Pankreatitis bei Cholelithiasis

Bei uns hat sich die primär konservative Behandlung der akuten Pankreatitis bewährt. Nach Abklingen mit Normalisierung der Serumamylase streben wir die Sanierung der Gallenwege innerhalb von 2 Wochen an, und zwar während der gleichen Hospitalisation. In den letzten Jahren ist allerdings das Axiom einer primär unbedingt konservativen Therapie in Frage gestellt worden. Es hat sich gezeigt, daß ein chirurgisches Angehen der schweren Formen der akuten Pankreatitis (Drainage, Spülung, Sequesterentfernung oder sogar totale Pankreatektomie) nicht unbedingt fatal ausgehen muß, sondern recht erfolgreich sein kann (Lawson et al. 1970; Trapnell 1972; Willenegger et al. 1974a; Paloyan et al. 1975; Freund et al. 1976). Nimmt man eine Laparotomie vor, stellt sich die Frage der gleichzeitigen Sanierung der ursächlichen Cholelithiasis. Besteht eine akute Cholezystitis, ist die Indikation zur Cholezystektomie klar. Ergeben intraoperative Untersuchungen eine Cholangiolithiasis oder Papillenstenose, ist es logisch, auch hier einzugreifen: Gallengangsrevision und Papillenspaltung. Selbst ein Papilleneingriff kann bei akuter Pankreatitis mit einer für die Schwere der Affektion verantwortlichen Letalität von 6% vorgenommen werden (Willenegger et al. 1974a). Findet sich allerdings eine schwere

Pankreasnekrose, muß man sich u. U. mit einer einfachen T-Drainage des Choledochus in Verbindung mit einer Sequesterotomie und Herddrainage begnügen.

Chronische Pankreatitis bei Cholelithiasis

Liegt eine Cholelithiasis bei chronischer Pankreatitis vor, lohnt sich die Sanierung der Gallenwege, als erste Maßnahme jedenfalls. Besonders wichtig ist hier die Erkennung einer Papillenstenose und deren Behandlung mit einer Papillenspaltung, evtl. mit einer zusätzlichen Erweiterung der Pankreatikusmündung. Mehrere Autoren teilen bei richtiger Indikationsstellung gute Resultate mit (Hess 1969; Nardi 1973, 1974; Freund et al. 1976).

II. Verfahrensfragen

1. Wert der Gallengangsdrainage

Wir schließen jede Gallengangsrevision mit der Einlage eines T-Drains nach Kehr ab. Nie verwenden wir einen langschenkligen, transpapillären Drain nach Cattell. Dieses birgt nachgewiesenermaßen die große Gefahr der postoperativen Pankreatitis durch Verlegung der Papille in sich. Wichtig für die Harmlosigkeit des T-Drains ist seine richtige Position. Sie muß noch während der Operation durch ein Cholangiogramm kontrolliert werden. Fehlerhafte Lage führt zu Gallengangsobstruktion oder Gallenleck; hingegen ist die Morbidität durch den T-Drain bei korrekter Lage unserer Meinung nach außerordentlich gering. Andere berichten von erhöhter Wundinfektrate bzw. verlängerter Hospitalisationsdauer (Keighley et al. 1976). Wir möchten aber auf die Vorteile der T-Drainage nicht verzichten, auch wenn dadurch evtl. eine 2 Tage längere Hospitalisation in Kauf genommen werden muß (Tondelli 1979). Die Vorzüge sind klar:
1. *Entlastung der Gallengangsnaht* in der postoperativen Phase. In vielen Fällen mag sie überflüssig sein. Bei Papillenödem oder obstruierendem Residualstein verhindert sie jedoch ein gefährliches Gallenleck (Bodner 1972).

Tabelle 22. Eigenschaften verschiedener Gallengangsdrain-Materialien. (Nach Apalakis 1976)

	Entzündliche Reaktion in der Umgebung (Gallengang und Peritoneum)	Härtung des Drains (Inkrustation und Veränderung der Materialzusammensetzung)
Roter Gummi	+ + +	+ +
Silikonisierter Latex	+ +	+
Silikon	+	–
Polyvinylchlorid (PVC)	–	+ + +

2. Möglichkeit zur Entnahme von Gallenproben zur *Bakteriologie* sowie der *Spülbehandlung* bei Cholangitis.
3. Möglichkeit der postoperativen *Kontrollcholangiographie*, unseres Erachtens der entscheidendste Vorteil. Trotz sorgfältiger intraoperativer Untersuchungen können Residualsteine zurückbleiben, die sich mit der Kontrollcholangiographie rechtzeitig feststellen lassen.
4. Die T-Drainage bietet in diesen Fällen die Möglichkeit *konservativer Behandlungsmaßnahmen*, z.B. die mechanische Steinextraktion. Sollte eine Reoperation dennoch notwendig sein, dient der T-Drain als nützlicher Wegweiser.

Wir gehen mit einem entschiedenen Gegner der T-Drainage einig, daß unter den Voraussetzungen einer guten Choledochuswand, eines weiten Choledochus und der Sicherheit der vollständigen Steinentfernung bzw. der Behebung eines eventuellen Abflußhindernisses eine Choledochusnaht ohne Drainage durchführbar ist (Chande u. Devitt 1973). Gerade diese Vorbedingungen sind aber selten mit 100%iger Gewißheit erfüllt.

2. Material für den Gallengangsdrain

In einer tierexperimentellen Untersuchung wurden vier gängige Materialien geprüft (Tabelle 22).
Von einem optimalen Gallengangsdrain müssen ein inertes Verhalten im Gallengang (Ver-

hinderung einer Striktur) bei möglichst starker entzündlicher Reaktion im Peritoneum (Bildung eines Kanals) sowie gleichbleibende mechanische Eigenschaften bei langem Kontakt mit Galle (kein Hartwerden) verlangt werden. Aufgrund dieser Untersuchungen empfehlen wir für kurzfristige Gallengangsdrainage bis zu 1 Monat (Gallengangsrevision) Latex-Gummi, für ausgedehntere Verweildauer (Strikturoperation) Silikon.

III. Technik

Eröffnung des Hauptgallengangs: Längsinzision ca. 1 cm oberhalb des Duodenalrands, 1–1,5 cm lang, mit dem Messer beginnend, mit der Rechtwinkelschere erweiternd. Erst danach Anlegen der Haltefäden an den beiden Lippen, die Choledochuswand vom Lumen her fassend. Damit wird die Inzision weit aufgespreizt. Je eine feine Bulldogg-Klemme an die Haltefäden.

Technisch einfache Steinentfernung: Die schonendste Art der Steinentfernung ist das „Ausmelken" mit zwei Fingern (Abb. 48). Die zugängigen Konkremente werden in dieser Weise luxiert. Anschließend Entfernung mit Steinfaßzange, zuerst leberwärts, dann duodenumwärts (Abb. 49). Das Greifen von präpapillären und papillären Steinen gelingt nur unter gleichzeitiger digitaler Fixation der Konkremente (Abb. 50). *Cave* Verpassen von präpapillären Steinen. Der Übergang des weiten in das enge Choledochussegment liegt oft exzentrisch. So

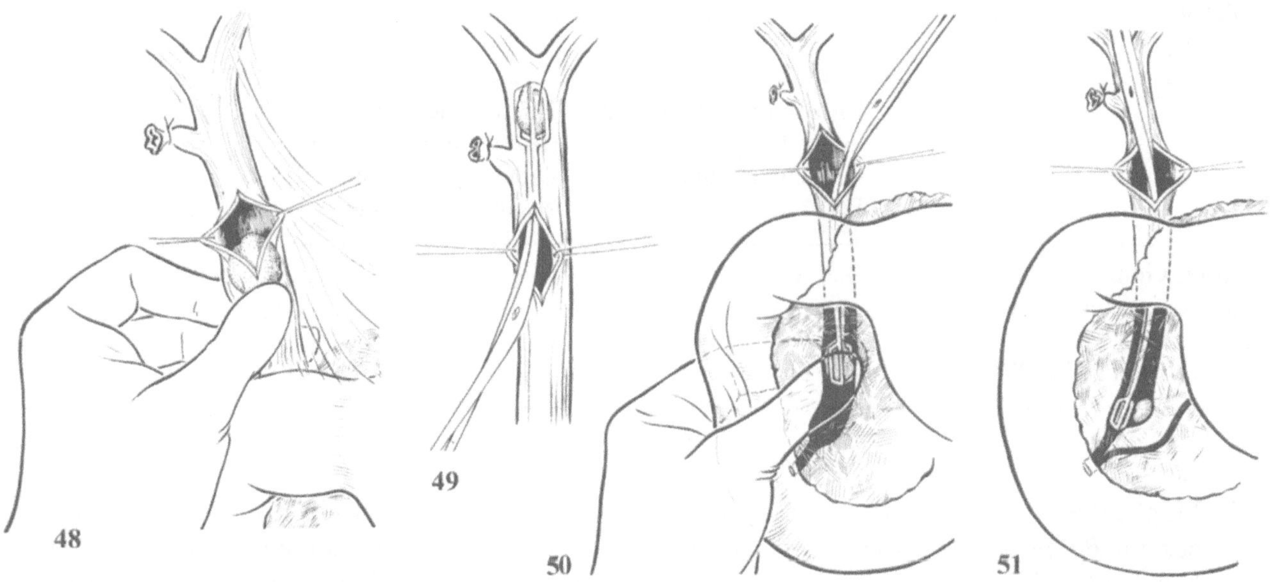

Abb. 48. Gallengangsrevision. Die schonendste Art der Steinentfernung ist das „Ausmelken" mit zwei Fingern

Abb. 49. Gallengangsrevision. Steinentfernung leberwärts mit der Steinfaßzange

Abb. 50. Gallengangsrevision. Steinentfernung duodenumwärts mit der Steinfaßzange unter gleichzeitiger digitaler Fixation des Konkrements

Abb. 51. Gallengangsrevision. Präpapilläre Konkremente können mit der Steinfaßzange verpaßt werden. Das Instrument gleitet am exzentrisch liegenden Konkrement vorbei in das enge Choledochussegment

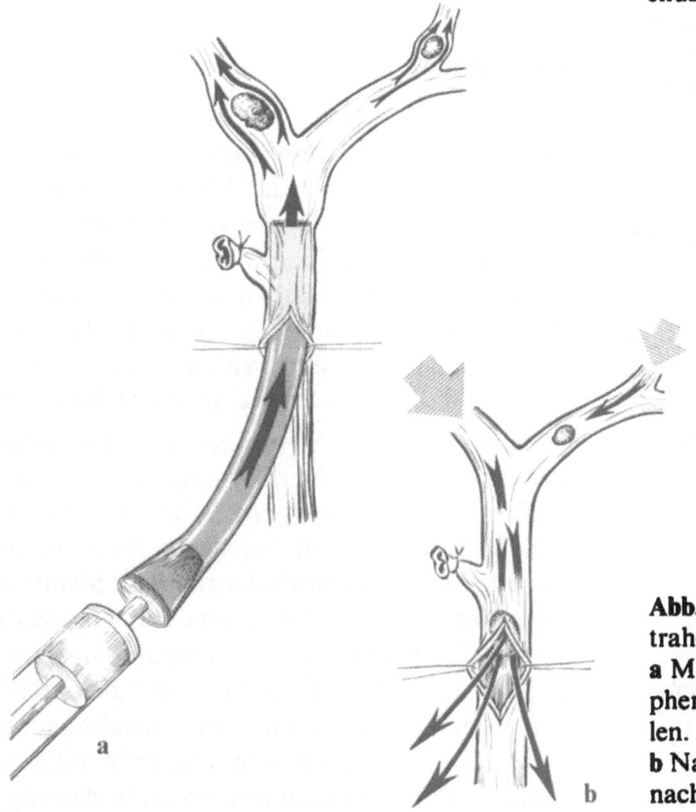

Abb. 52 a, b. Gallengangsrevision. Entfernung intrahepatischer Steine.
a Mit der Distensionsspülung gelingt es, auch periphere und eingeklemmte Konkremente zu umspülen.
b Nach Ablassen des Überdrucks werden die Steine nach außen geschwemmt

kann die Steinfaßzange neben dem Konkrement vorbei ins Duodenum gleiten (Abb. 51). Eine alternative schonende Technik, Konkremente aus dem distalen Choledochus zu entfernen, ist die Extraktion mit der Fogarty-Ballonsonde: Vorschieben der Sonde ins Duodenum (Abb. 63), Zurückziehen mit geblähtem Ballon.

Technisch schwierige Steinentfernung
Nach proximal: Distensionsspülung (Abb. 52): Einführen eines dicken Gummischlauchs, der eben noch in die Choledochotomie eingeführt werden kann und diese abdichtet. Injektion von 100 ml Kochsalzlösung mit einer Blasenspritze. Dadurch wird das proximale Gallengangssystem aufgeweitet und eingeklemmte periphere Steine umspült. Rasches Entfernen des Schlauches. Die injizierte Flüssigkeit entleert sich mit Überdruck aus den Gallengängen und spült damit auch peripherste Konkremente nach außen. Die Distensionsspülung ersetzt alle gefährlichen instrumentellen Extraktionsversuche mit Fogarty-Katheter und Dormia-Sonde.

Nach distal: Keine forcierten Entfernungsversuche über die Choledochotomie. Durchdrükken von Konkrementen kann zu Via falsa und nachfolgender Striktur führen. Solche Steine sollen durch einen kombinierten choledochalen und transduodenalen Zugang mit Papillenspaltung entfernt werden.

Prüfung der Durchgängigkeit der Papille: Wenn die Cholangiographie, Druck- und Durchflußmessung Unsicherheit über die Passage der Papille ergibt (z.B. bei obstruierenden Choledochussteinen), folgt jetzt die Kalibrierung: Vorschieben von dünnen Gummi-Nelaton-Kathetern ins Duodenum. Injektion von Kochsalzlösung. Ist die Papille für den entsprechenden Katheter durchgängig, kommt die Flüssigkeit nicht durch die Choledochotomie zurück, sondern fließt ins Duodenum ab (Abb. 53). Ein Nelaton-Katheter von minimal 3 mm Durchmesser soll die Papille leicht passieren. *Cave* Metallsonden zur Kalibrierung der Papille. Bei Verwendung von Metallsonden kann mit dem palpierenden Finger nur unsicher festgestellt werden, ob die Papille passiert wurde (Abb. 54a) oder das Instrument an einem Hinder-

nis ansteht (Abb. 54b). Ferner besteht Gefahr der Zerreißung der Papille bzw. einer Via falsa mit nachfolgender Narbenstriktur (Abb. 54c).

Prüfung der Vollständigkeit der Steinentfernung: Inspektion des Duodenums, der Papille, des Hepatikus und der Hepatikusgabel mit dem Cholangioskop. Diese Untersuchung ist obligat a) bei weitem Choledochus mit Durchmesser >12 mm, b) bei Vorliegen von vielen Gangsteinen (vgl. B.IV).

Einlage eines T-Drains: T-Schenkel kürzen und schräg zuschneiden. An der 3-Wegs-Stelle dreieckige Exzision aus dem T-Schenkel, die eine größere Flexibilität und damit ein leichteres Entfernen ermöglicht (Abb. 55a). Der T-Drain wird mit einer Klemme so gehalten, daß ein kurzer Schenkel und der lange Schenkel mit den Branchen der Klemme gefaßt werden, während der zweite kurze Schenkel nach proximal hochgeschoben wird (Abb. 55b). Beim Öffnen der Klemme springt der zweite kurze Schenkel leicht in den distalen Choledochus hinein. T-Drain-Durchmesser so wählen, daß der T-Drain locker im Choledochus liegt (meistens 4–5 mm). Material aus Latex-Gummi. Verschluß der Choledochotomie mit fortlaufender Naht mit atraumatischem 4-0 Dexon, T-Drain entweder in die proximale oder distale Ecke der Naht eingelegt (Abb. 55c).

Kontrollcholangiographie durch den T-Drain: Injektion von 15 ml Kontrastmittel. Das Kontrollcholangiogramm soll vor allem Auskunft über die korrekte Lage des T-Drains geben. *Cave* Ein Schenkel in einem Hepatikus mit Verlegung des anderen (Abb. 15a), abgeknickt im Hepaticus communis mit Obstruktion beider Hepatizi (Abb. 15b), ein transpapillärer Schenkel im Duodenum mit Gefahr einer Pankreatitis (Abb. 15c), ein Schenkel subserös außerhalb des Choledochus mit Risiko eines Gallenlecks (Abb. 15d). Das Kontrollcholangiogramm ist nicht immer geeignet, die totale Steinentfernung zu beweisen; dies gilt besonders für den weiten Choledochus mit Durchmesser >12 mm, der auch meist eine Vielzahl von Konkrementen enthält. Das Kontrollcholangiogramm ist jedenfalls unzuverlässig, die Durchgängigkeit der Papille zu bestätigen: Pa-

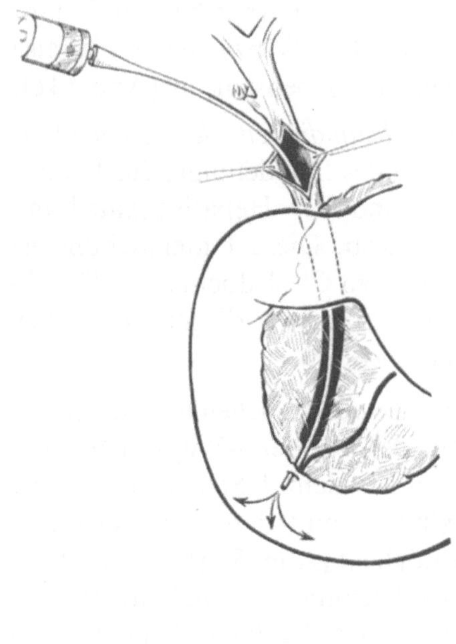

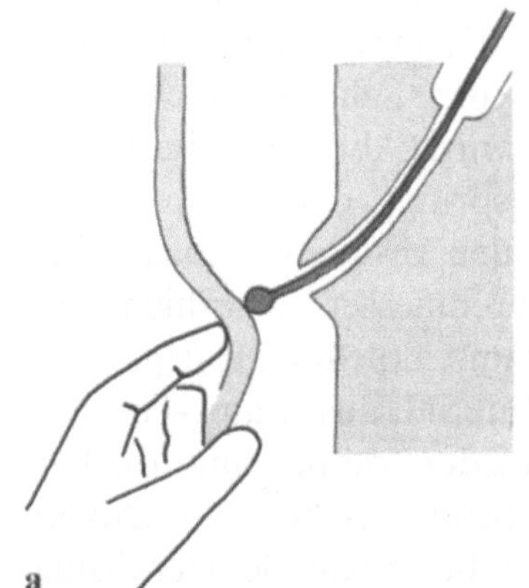

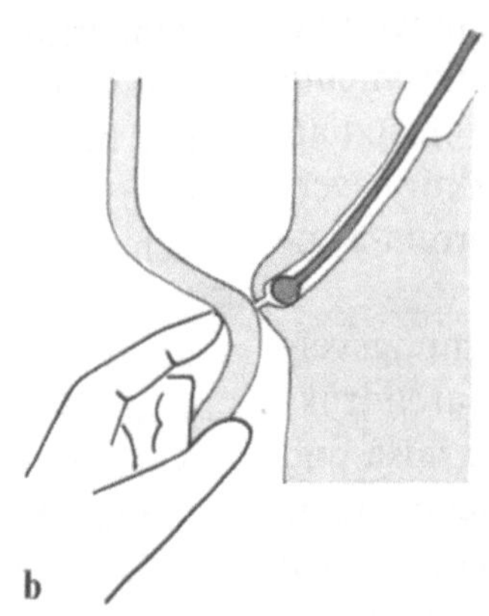

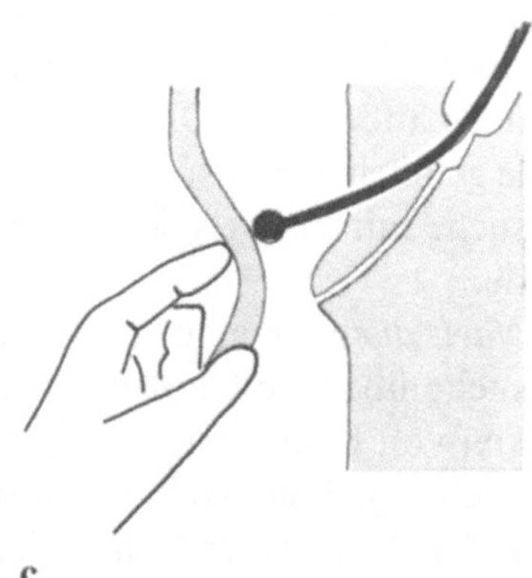

Abb. 53. Gallengangsrevision. Prüfung der Durchgängigkeit der Papille durch Spülung mit einem Nelaton-Katheter

Abb. 54 a–c. Gallengangsrevision. Prüfung der Durchgängigkeit der Papille mit Metallsonden ist unsicher und gefährlich

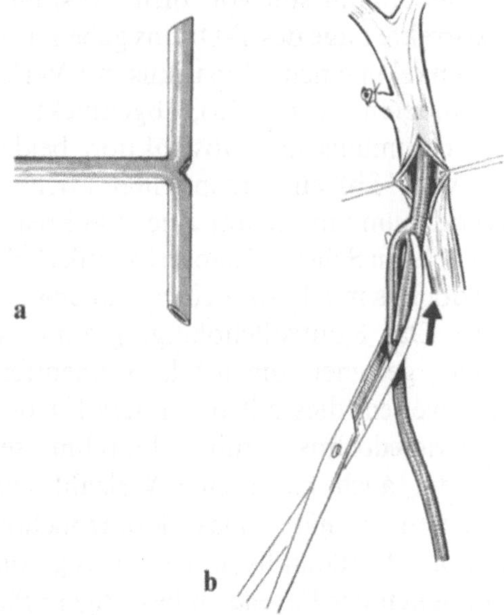

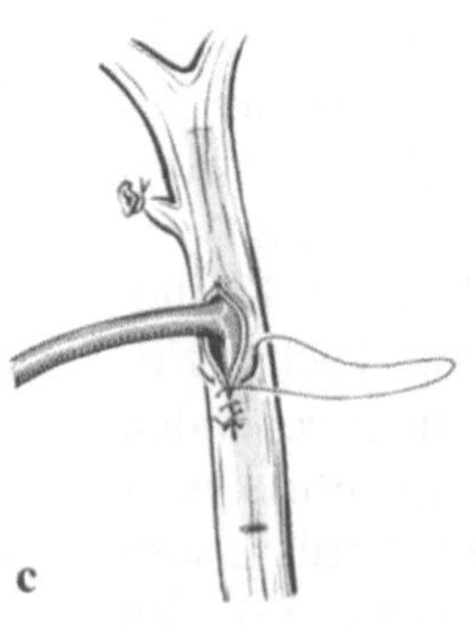

Abb. 55 a–c. Gallengangsrevision. Einlage des zugeschnittenen T-Drains und Choledochotomie-Verschluß

pillenspasmus und Papillenödem bewirken häufig eine komplette Abflußbehinderung.

Nachbehandlung: T-Drain für 6 Tage ableiten, anschließend zunehmend verschließen, nach 8 Tagen vollständig abklemmen. Am 10. postoperativen Tag Kontrollcholangiographie und Entfernung des T-Drains.

IV. Resultate

Tabelle 23. Operationsletalität der Cholezystektomie mit und ohne Gallengangsrevision

Autor	Cholezystektomie (%)	Cholezystektomie und Gallengangsrevision (%)
Arianoff (1968)	1,6	1,7
Wheeler et al. (1970)	–	2,1
Meyer et al. (1967)	1,2	2,5
Salembier (1976)	–	2,6
Eigene Resultate (vgl. Kap. I)	1,6	3,0
Kümmerle (1972)	–	3,2
Hess (1961)	1,7	4,6

F. Papillenspaltung

I. Anatomie und Physiologie der Papille

Die neueren Erkenntnisse über die Anatomie und Physiologie der Papille sind Grundlage zum Verständnis der Papillopathien, ihrer intraoperativen Diagnostik sowie ihrer chirurgischen Therapie. Insbesondere auf dem Gebiet der Physiologie wuchsen die Kenntnisse dank intra- und postoperativer Studien beim Menschen in den letzten Jahren rasch. Mit Kinecholangiographie, Druck- und Durchflußmessung, Elektromyographie etc. wurde die Papille erforscht. Hier werden einige Aspekte von praktischer Bedeutung für die Chirurgie der Papille beleuchtet.

1. Anatomie

a) Lokalisation

Die Anatomie der Papille ist, wie diejenige der Gallenwege überhaupt, durch individuelle Variationen gekennzeichnet. So findet sich die Papille nur in 87% der Fälle an klassischer Lokalisation, in der Mitte des absteigenden Duodenalschenkels, und ist in 13% z.T. weit nach aboral verlagert (Lindner et al. 1976).
Praktische Bedeutung: Diese Tatsache ist dann von wesentlicher chirurgischer Wichtigkeit, wenn die Papille allein von duodenal her aufgesucht werden muß.

b) Makroskopischer Aufbau (Abb. 56, 57)

Choledochusmündung

Boyden (1957) und Hand (1973) erweiterten und revidierten die Kenntnisse über den Aufbau der Papille, wie sie in der grundlegenden Arbeit von Oddi (1887) beschrieben sind. Der Choledochus durchsetzt die Duodenalwand in einem muskelfreien Bezirk, dem Duodenalfenster, und zwar in einem individuell stark wechselnden Winkel. Aus diesem Faktor erklären sich die enormen Schwankungen in der Länge des intramuralen, d.h. in der Duodenalwand verlaufenden Choledochusabschnitts: 6–30 mm (Jones 1973) (Abb. 58). Hand nahm eine praktisch bedeutungsvolle Einteilung des Hauptgallengangs in ein weites und ein enges Segment vor. Das weite Segment reicht von der Hepatikusgabel bis 2 mm an die Duodenalwand heran. Sein Durchmesser ist mehr oder weniger konstant, unterliegt jedoch ebenfalls individuellen Schwankungen: 6–12 mm. Das enge Segment weist den gleichen Außendurchmesser wie das weite auf, hat aber durch starke Wandverdickung ein wesentlich kleineres Lumen. Der Übergang erfolgt abrupt. Das enge Segment beginnt 2 mm vor der Duodenalwand und mündet an der Papillenspitze. Die Länge variiert mit der Länge des intramuralen Abschnitts und mißt zwischen 8 und 32 mm. Man kann zwischen extramuralem Papillenanteil (2 mm Länge) und intramuralem Anteil (6–30 mm Länge) unterscheiden. Der intramurale Anteil wiederum besteht u.a. aus einem besonders variablen submukösen Abschnitt. Nach anatomischen Ausmessungen von Hand schwankt der im Verlauf konstante Lumendurchmesser zwischen 1 und 2 mm. Dieser Durchmesser liegt über dem mit Durchflußmessung ermittelten funktionellen Durchmesser von 0,6–0,7 mm (eigene Resultate, vgl. Kap. I). Die Differenz dürfte durch die Schleimhautfalten im Papilleninnern erklärt sein, die bei anatomischen Messungen ausgeglättet, bei funktionellen Messungen aber mitberücksichtigt werden. Die Wandverdickung besteht aus Muskulatur, von Oddi als Sphinkter beschrieben und von Boyden in drei Bestandteile unterteilt; gemeinsamer Sphinkter,

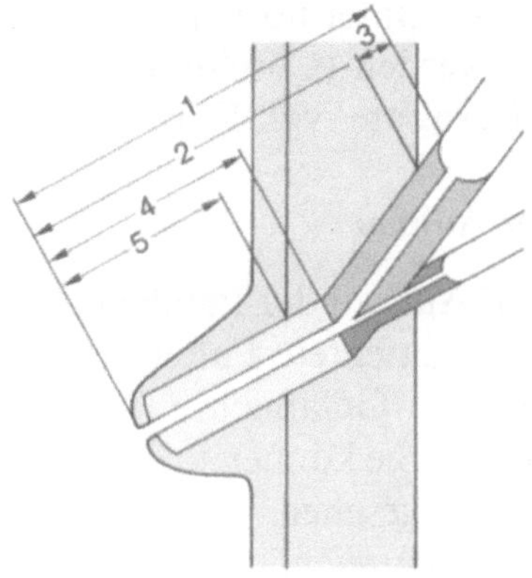

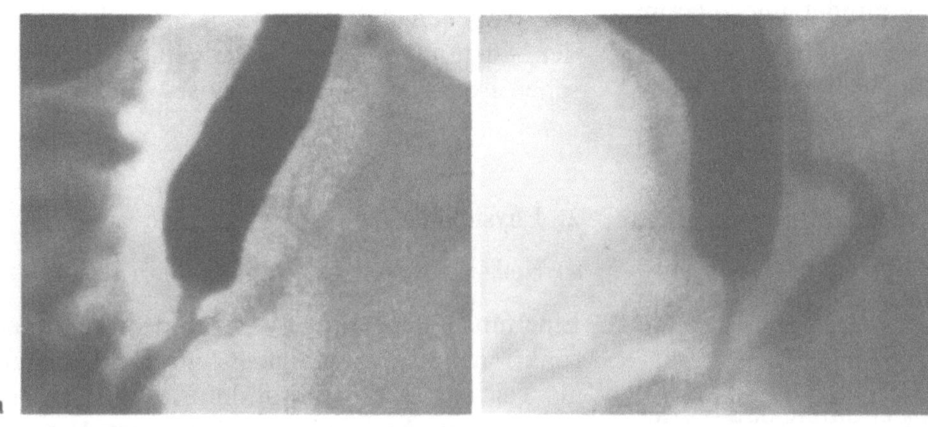

Abb. 56. Anatomie der Papille (Schema-Längsschnitt). *1* ganzer Sphinkter (8–32 mm), *2* intramuraler Anteil (6–30 mm), *3* extramuraler Anteil (2 mm), *4* gemeinsamer bilio-pankreatischer Gang (2–8 mm), *5* submuköser Anteil, *hell* gemeinsamer Sphinkter, *mittel* Choledochussphinkter, *dunkel* Pankreatikussphinkter

Abb. 57a, b. Anatomie der Papille (Röntgenbild). Übergang des weiten Choledochussegments in das enge Segment

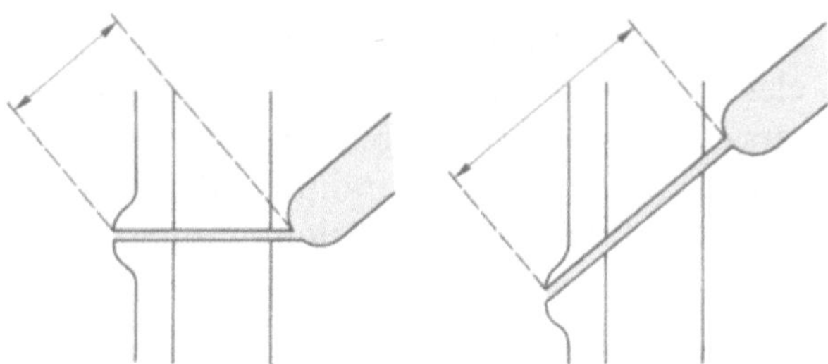

Abb. 58. Anatomie der Papille (Schema-Längsschnitt). Die Länge der Papille variiert mit dem Winkel, mit dem der Choledochus die Duodenalwand durchsetzt

Choledochussphinkter und Pankreatikussphinkter. Die Sphinktermuskulatur ist anatomisch, aber auch funktionell von der Duodenalmuskulatur getrennt. In diesem Konzept des weiten und des engen Segments wird die Existenz einer ampullären Auftreibung im terminalen Choledochus bestritten.

Praktische Bedeutung:
1. Das enge Segment mit einem anatomisch ermittelten Durchmesser von 1–2 mm darf im intraoperativen Cholangiogramm nicht als Papillenstenose gedeutet werden (Abb. 57b).
2. Die meisten distalen Gallengangssteine sitzen vor dem engen Choledochussegment und sind präpapilläre Konkremente. Da der Übergang vom weiten zum engen Segment oft exzentrisch liegt, können Instrumente bei der Revision frei ins Duodenum gleiten und einen Stein in dieser Lage unerkannt lassen (Abb. 51).

3. Der abrupte Übergang vom weiten zum engen Segment führt bei der instrumentellen Sondierung leicht zu einer Via falsa, indem die Sonde an der Verengung ansteht und die Duodenalwand perforiert (Abb. 55c, 92).

4. Da die Masse der Papille stark variiert, besagt die Länge einer Papillenspaltung allein nichts über die Länge des zurückgelassenen Sphinkteranteils (Abb. 58).

Pankreatikusmündung

Hand zeigte, daß der Pankreatikus in 85% der Fälle in den Choledochus mündet, und zwar im engen Segment immer intramural, meist sogar submukös. Damit kommt es zur Ausbildung eines *gemeinsamen bilio-pankreatischen Gangs* von individuell variabler Länge, durchschnittlich 2–7 mm. Kune (1970) wies nach, daß in diesen Fällen der Pankreatikus in Richtung des gemeinsamen Gangs verläuft, der Choledochus jedoch eine Abwinkelung gegenüber diesem aufweist (Abb. 56).

Praktische Bedeutung: Mit dieser Feststellung läßt sich die Beobachtung erklären, daß bei der ERCP der Katheter meist in den Pankreatikus gleitet, nach Papillenspaltung mit Eröffnung des gemeinsamen Gangs aber in die weite Choledochusmündung (eigene Resultate, vgl. Kap. I).

In weiteren 13% mündet der Pankreatikus getrennt, *ohne Bildung* eines *gemeinsamen Gangs*, wohl aber *an der gleichen Papille*.

Nur in 2% bestehen *zwei funktionell bedeutungsvolle Papillen:* die eine mit der Mündung des Choledochus – der Wirsungianus ist in diesen Fällen nur als strangförmiges Gebilde vorhanden –, die andere proximal davon mit der Mündung des zum Pankreashauptgang ausgebildeten Santorini.

Praktische Bedeutung: Auf diese Tatsache läßt sich zurückführen, daß bei Papillenstenose in 98% der Pankreasabfluß mitbeeinträchtigt ist und eine Umgehungsoperation, wie die Choledocho-Duodeno-Seit-zu-Seit-Anastomose, nur die Gallenwege drainiert. Inwiefern der aufgrund dieser Anatomie mögliche bilio-pankreatische Reflux pathogenetische Bedeutung im Rahmen der Pankreatitis hat, ist umstritten.

Jedenfalls kann er auch unter normalen Bedingungen beobachtet werden (Cuschieri u. Hughes 1973; eigene Resultate, vgl. Kap. I).

c) Mikroskopischer Aufbau

Im mikroskopischen Aufbau der Papille bildet die Schleimhaut längsgerichtete Falten mit einem stark ausgebildeten Gefäßnetz (Tansy et al. 1975; Kyösola 1976). Sie können in der Cholangioskopie deutlich gesehen werden. Die Schleimhaut besitzt ferner reichlich Drüsen, die mit der Sphinktermuskulatur innige Beziehungen eingehen. Diese Tatsache spiegelt sich in der Adenomyomatose wider, einer histologischen Form der Papillenstenose.

2. Physiologie

a) Selbständigkeit der Papillenmotorik

Eine umstrittene Frage war, ob der Sphinkter funktionelle Selbständigkeit hat oder lediglich als Teil der Duodenalwandmuskulatur zu betrachten ist. Am eindrücklichsten wurde seine Selbständigkeit mit einer kombinierten kinecholangiographischen und elektromyographischen Untersuchung beim Menschen bewiesen (Ono et al. 1968). Dabei konnte gezeigt werden, daß Papillenöffnung und Verschluß nur mit elektromyographischer Aktivität des Sphinkters einhergeht und unabhängig ist von der Aktivität der Duodenalwandmuskulatur. Dieses Ergebnis fand seine Bestätigung auch in elektromanometrischen Untersuchungen, in denen der Gallengangsdruck Unabhängigkeit vom Duodenaldruck zeigte (Kune 1970; Cuschieri et al. 1972; Scott et al. 1975).

Praktische Bedeutung: Die Erkenntnis wertet die Bedeutung der intraoperativen Druck- und Durchflußmessung auf, mit der man Auskunft über die Papillendurchgängigkeit und nicht über die Duodenalaktivität gewinnen will.

b) Funktion der Papillenmotorik

Man ist mehrheitlich der Auffassung, daß der Sphinkter die Aufgabe hat, den Druck im Gallengang konstant zu halten. Dies kann er durch

Anpassung des Papillenquerschnitts an den wechselnden Gallenfluß (Khalil 1971; Stauber 1972). Der Druck im Hepatocholedochus beträgt 12 cm Wasser (Böhmig u. Fritsch 1966; White 1972; eigene Resultate, vgl. Kap. I). Er setzt sich wie folgt zusammen:

1. Sekretionsdruck der Leber
2. Papillenwanddruck
3. Intraluminaler Duodenaldruck
4. Intraabdomineller Druck

Bei diesem Druck füllt sich einerseits die Gallenblase, andererseits fließt auch Galle ins Duodenum ab (Torsoli 1971). Kontrahiert und entleert sich die Gallenblase, erschlafft der Sphinkter. Der Druck im Gangsystem bleibt durch Erweiterung der Papille trotz erhöhten Gallenflusses gleich.

Praktische Bedeutung: Die Tatsache der Konstanthaltung des Gallengangdrucks durch Anpassung des Papillenquerschnitts an variablen Durchfluß findet in den Resultaten intra- und postoperativer Untersuchungen beim Menschen Unterstützung. Bei Durchflußsteigerung innerhalb physiologischer Grenzen auf bis zu 14 ml/min (Galle und Pankreassaft) bleibt der Druck im Gallengang konstant unter 16 cm Wasser (Stauber 1972). Diese Erkenntnisse sind wichtig bei der Wertung der intraoperativen Druck- und Durchflußmessung. Der Residualdruck sollte unter 16 cm Wasser betragen, der Papillenquerschnitt bei diesem Druck um 14 ml/min passieren lassen (Roux et al. 1965). Neuere Ansichten gehen dahin, daß der Papillenquerschnitt nicht allein durch den Sphinkter reguliert wird, sondern auch durch die Gefäßmotorik des submukösen Plexus (Tansy et al. 1974 a, b, 1975).

c) Arten der Papillenmotorik

Papillenperistaltik

Betrachtet man die Sphinkteraktivität vor allem in einer Anpassung an einen erhöhten Durchfluß, so ist die sog. Papillenperistaltik schwer verständlich. Sie ist jedoch jedem, der cholangiographiert, bestens bekannt, und man muß sie in ihrem Ablauf kennen, um Röntgenbilder, die Momentaufnahmen aller Phasen sein können, interpretieren zu können. Die Frage ist allerdings, ob es sich bei der Papillenperistaltik überhaupt um ein physiologisches Phänomen handelt und nicht um eine artifizielle Erscheinung, hervorgerufen durch unphysiologisch hohe Druck- bzw. Durchflußwerte. In diese Richtung deuten die Arbeiten von Stauber (1972). Er sah bei der Anwendung physiologischer Drucke von bis zu 16 cm Wasser und von Durchflußwerten von bis zu 14 ml/min keine Papillenperistaltik. Wie dem auch sei, ihr morphologischer Aspekt ist aus kinecholangiographischen Untersuchungen bestens bekannt: Eröffnung des engen Choledochussegments von proximal nach distal, Verschluß von distal nach proximal (Kune 1970; Torsoli 1971) (Abb. 59). Auch über ihre funktionellen Auswirkungen weiß man aus Durchflußmessungen gut Bescheid, wo rhythmische Schwankungen gesehen werden (Marth 1968; Scott et al. 1975; eigene Resultate, vgl. Kap. I).

Praktische Bedeutung:

1. Die Kenntnis des radiologischen Ausdrucks der Papillenperistaltik muß vorausgesetzt werden, um das Röntgenbild als Momentaufnahme irgendeiner Phase der Peristaltik deuten zu können. In erster Linie darf aufgrund einer Aufnahme in der Verschlußphase nicht eine Papillenstenose diagnostiziert werden.
2. Die Papillenperistaltik muß bei Durchflußmessungen berücksichtigt werden. Wenn der Durchfluß über eine Minute gemessen wird, muß man sich im klaren sein, daß sich dabei ein Durchschnittswert und nicht der Durchfluß bei konstanter maximaler Papillenöffnung ergibt. So kann bei funktionellen Untersuchungen eine Papillenstenose vorgetäuscht werden, es sei denn, man schaltet die Peristaltik pharmakologisch aus.
3. Sichtbare Papillenperistaltik läßt eine benigne Papillenstenose ausschließen. Ein sklerosierter Sphinkter ist nicht mehr zu dieser Motilität befähigt.

Papillenspasmus

Der Papillenspasmus ist wahrscheinlich kein physiologisches Phänomen. Wir treffen ihn an bei Anwendung hoher Druck- und Durchfluß-

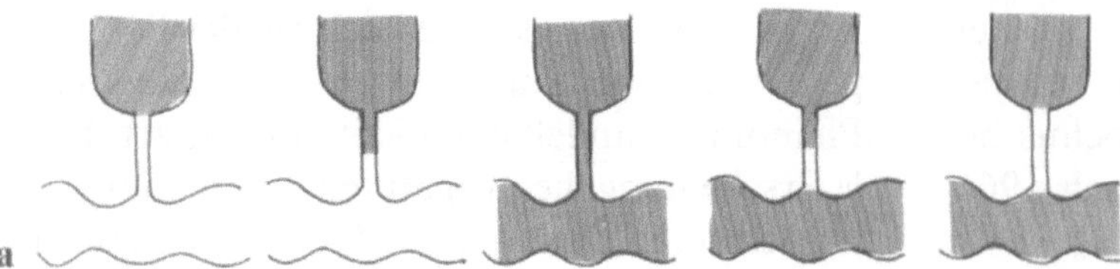

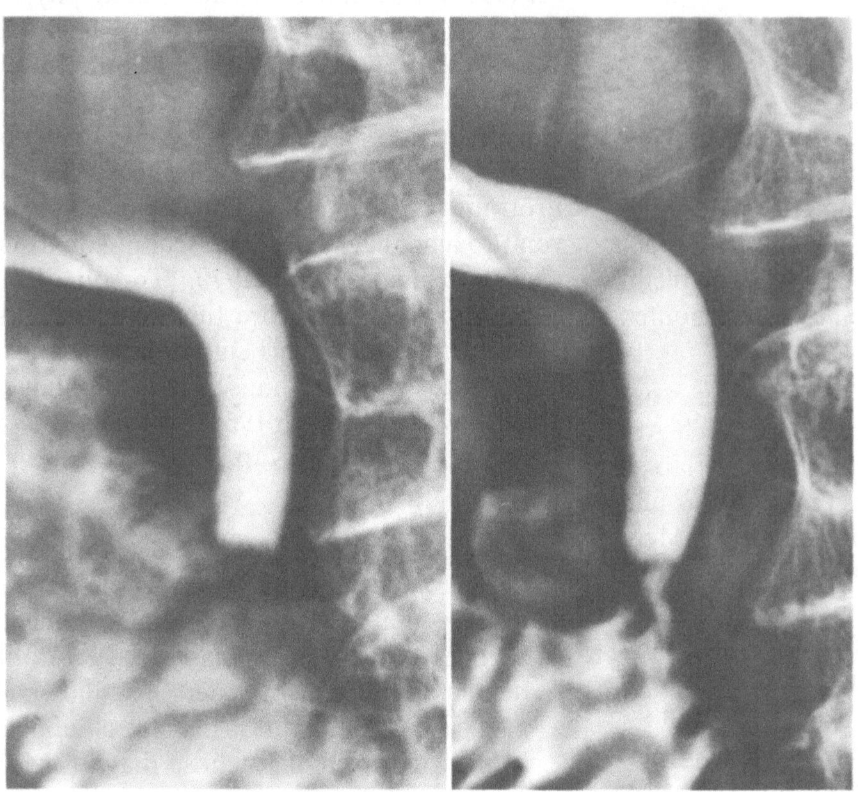

Abb. 59a, b. Papillenmotorik. Papillenperistaltik: Eröffnung des engen Choledochussegments von leberseits nach duodenalseits, Verschluß umgekehrt

werte nach chirurgischer Manipulation an der Papille, zudem bei Irritation durch einen Stein. Hier bleibt die Frage offen, ob er bei Andauern in Form einer Papillenstenose organisch fixiert werden kann.

Praktische Bedeutung: Die praktische Bedeutung des Papillenspasmus liegt darin, daß er bei morphologischer wie bei funktioneller Untersuchung eine organische Papillenstenose vortäuschen kann. Die Unterscheidung gelingt mit der Möglichkeit, den Spasmus pharmakologisch zu durchbrechen (eigene Resultate, vgl. Kap. I).

d) Pharmakologische Beeinflußbarkeit der Papillenmotorik

Auch die pharmakologische Beeinflußbarkeit des Sphinkters wurde in den letzten Jahren eingehend studiert. Besonders interessant sind die Wirkungen verschiedener gastrointestinaler Hormone.

Papillenkontraktion
(Economou u. Ward-McQuaid 1971; Kewenter u. Kock 1971; Lynen 1972; Galmiche et al. 1977)

Morphin

Papillenrelaxation
(Kewenter u. Kock 1971; Daniel 1972; Lynen 1972; Lin Tsung-Min 1975; Rey u. Harvey 1977; Stalport 1977; eigene Resultate, vgl. Kap. I)

Amylnitrit, Nitroglycerin, Buscopan, Primperan, Cholezystokinin (Pankreozymin), Secretin, Caerulein, Glukagon, Pentagastrin

Praktische Bedeutung: Die Bedeutung dieser Substanzen liegt in der Behandlung von Papillensteinen und Pankreatitis, bei der intraoperativen Diagnostik zur Differenzierung zwischen Spasmus und organischer Stenose, bei der ERCP zur leichteren Kanülierung der Papille.

II. Indikationen

1. Inkarzerierter Papillenstein

Im Gegensatz zur Papillenstenose ist der inkarzerierte Papillenstein eine unumstrittene Indikation zur Papillenspaltung (Madden et al. 1970; Thomas et al. 1971). Versucht man, solche Konkremente bei einer Gallengangsrevision einfach ins Duodenum zu stoßen, kommt es zur Zerreißung der Papille oder zur Via falsa. Auch bleiben leicht Steinbröckel zurück. Die Folge ist eine Papillenstenose. Inkarzerierte Papillenkonkremente führen ferner immer zu ausgeprägten entzündlichen Veränderungen der Umgebung, deren Reversibilität sehr fragwürdig ist (eigene Resultate, vgl. Kap. I). Selbst wenn im einen oder anderen Fall der eingeklemmte Stein ebenso vom Gallengang her entfernt werden kann, empfiehlt sich deshalb dennoch die Papillenspaltung, um nicht Gefahr zu laufen, eine Papillenstenose zurückzulassen.

2. Papillenstenose

a) Definition

Wir möchten den Begriff „Papillenstenose" wie folgt definieren und verwenden: organische Papillenerkrankung benigner Art (exkl. Papillentumoren), die per se stenosiert (exkl. Stenosewirkung durch Papillenstein), d.h. ein Abflußhindernis für Galle und Pankreassaft darstellt und zu klinischer Symptomatologie Anlaß gibt. Über eine solche Papillenerkrankung wurde erstmals 1926 von Del Valle u. Donovan aufgrund makroskopischer Untersuchungen („Papillitis stenosans") publiziert. Nach Einführung der intraoperativen Cholangiographie, Druck- und später Durchflußmessung, wurde sie vermehrt diagnostiziert. 1945 wurde sie aufgrund dieser Untersuchung durch Mallet-Guy et al. als „maladie du sphincter" beschrieben. Schließlich wurde sie anläßlich histologischer Untersuchungen erstmals 1947 durch Bengolea u. Negri diagnostiziert und erschien damit unter verschiedensten Bezeichnungen: „Papillitis", „Papillensklerose" etc. Die Existenz der Papillenstenose wird heute kaum mehr angezweifelt. Ihr Nachweis variiert jedoch von Land zu Land und von Autor zu Autor stark, was auf die Schwierigkeit der Diagnostik zurückgeführt werden kann. In Europa, insbesondere in Frankreich wurde die Papillenstenose mit der intraoperativen Cholangiographie oft – vermutlich allzu oft – diagnostiziert. Die intraoperative Druck- und vor allem Durchflußmessung kombiniert mit einer pharmakologischen Prüfung ließen die Frequenz ihres Vorkommens zurückgehen. In den USA ist man mit der Feststellung einer Papillenstenose nach wie vor sehr zurückhaltend.

b) Häufigkeit

Aufgrund der unterschiedlichen Methoden in der Diagnostik der Papillenstenose schwanken die Angaben in der Literatur zwischen 2 und 36%, bezogen auf sämtliche Gallenwegsoperationen bei benigner Erkrankung (Kern 1965; Spohn u. Müller-Kluge 1965; Hess 1967; Müller-Beissenhirtz et al. 1967; Arianoff 1968; Böhmig et al. 1969; Alnor 1972; Cirenei u. Hess 1977; Fernandez-Cruz et al. 1977; eigene Resultate, vgl. Kap. I). Natürlich hängt die Frequenz auch von der Art des Krankenguts ab. So geben Hess (1967) und Böhmig et al. (1969) übereinstimmend eine Häufigkeit der Papillenstenose bei Erstoperationen (Cholezystektomien) von 10% und bei Reoperationen von 35% an. Die Papillenstenose ist, bezogen auf die verschiedenen Gallenwegsoperationen, mit folgender Frequenz zu erwarten (Tabelle 24).

c) Ätiologie, Pathogenese (Abb. 60)

Die Papillenstenose ist ätiologisch und pathogenetisch keine einheitliche Erkrankung. Man unterscheidet zwischen der primären Papillenstenose, einer selbständigen Affektion, und der

Tabelle 24

Art der Gallenwegsoperation bzw. Gallenwegserkrankung	Häufigkeit der Papillenstenose (%)		
	Hess (1961)	Arianoff (1968)	Eigene Resultate (vgl. Kap. I)
Operation bei benigner Gallenwegserkrankung	25	15	5
Ersteingriff (Cholezystektomie)	10	–	–
Reoperation	35	–	–
Steinlose Cholezystopathie	10	5	–
Cholezystolithiasis	20	5	–
Cholangiolithiasis	50	50	40

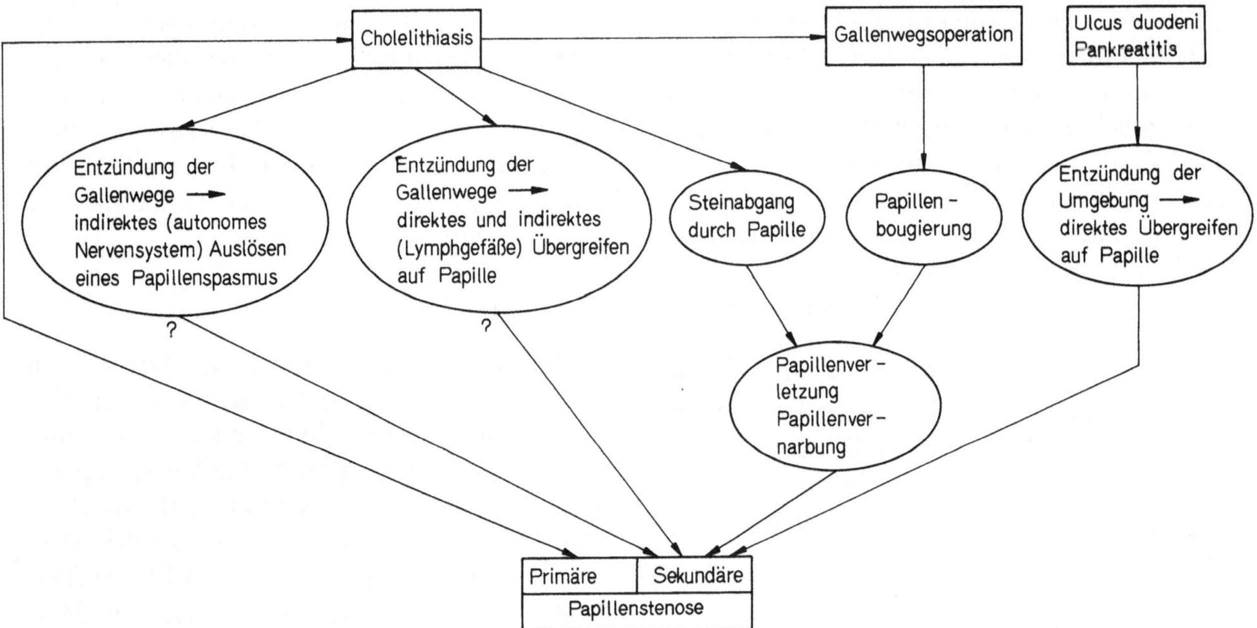

Abb. 60. Pathogenese der Papillenstenose

sekundären Papillenstenose, die im Gefolge anderer Erkrankungen auftritt (Laurent et al. 1977).

Primäre Papillenstenose

Die primäre Papillenstenose ist eine selbständige Erkrankung der Papille. Die Diagnose setzt normale Gallenwege, Pankreas und Duodenum voraus. Ihre Abgrenzung gegenüber der sekundären Papillenstenose ist allerdings nicht sicher möglich. So kann man sich einerseits vorstellen, daß die Papillenstenose bei Cholelithiasis – nach Definition eine sekundäre Form – primär vorhanden ist und die Steinkrankheit durch Stase mitverursacht. Andererseits könnte eine primäre Papillenstenose eigentlich eine sekundäre Form sein, hervorgerufen durch Abgang eines kleinen Solitärsteins. Die Pathogenese der primären Papillenstenose ist unbekannt. Eine Theorie geht dahin, daß Reize via autonomes Nervensystem oder Ganglienzelldegeneration, wie sie histologisch bei der Papillenstenose gefunden werden, vorerst zu einer funktionellen Störung im Sinne eines Papillenspasmus führen, der dann in eine organische Papillopathie übergeht (Roux et al. 1959). Diese Vorstellung findet Stützung in Tierexperimenten, in denen durch längere Reizung des autonomen Nervensystems organische Papillenstenosen erzeugt werden (Sarles et al. 1974). In diesem Zusammenhang ist erwähnenswert, daß gewisse Autoren den rein funktionellen Papillenspasmus gemeinsam mit der organischen Papillenstenose unter dem Begriff „maladie du sphincter" zusammenfassen (Mallet-Guy et al. 1945).

Sekundäre Papillenstenose

Die sekundäre Papillenstenose tritt meist als Folge einer Gallenwegs-, seltener einer Pankreas- und einer Duodenalerkrankung auf. Wie bereits erwähnt, sind Ursache und Folgen bei der Cholelithiasis nicht immer sicher abzugrenzen; dasselbe gilt auch für die Pankreatitis.

Papillenstenose bei Cholelithiasis

Sie ist die weitaus häufigste Form der Papillenstenose und findet sich sowohl bei alleinigen Gallenblasensteinen, vor allem aber bei der Cholangiolithiasis. Ihre Pathogenese erklärt man sich wie folgt:

1. Die Irritation der Steine führt über einen Reflexbogen des autonomen Nervensystems vorerst zum Sphinkterspasmus, später zur organischen Papillenstenose (Mallet-Guy et al. 1945; Sarles et al. 1974).
2. Die direkte mechanische Traumatisierung bei Steinabgang oder bei Papillenkonkrement kann die Papillenstenose verschulden.
3. Die steinbedingte Entzündung der Gallenwege verursacht die Papillenstenose. Bei Cholezystolithiasis wird sie lymphogen zur

Papille fortgeleitet. Damit könnten auch vergrößerte Lymphknoten entlang dem Hauptgallengang erklärt werden, die man in diesen Fällen oft findet. Bei Cholangiolithiasis kann die Entzündung direkt auf die Papille übergreifen.

Papillenstenose bei Affektionen der Nachbarorgane

Das Übergreifen des Entzündungsprozesses bei Pankreatitis oder papillennah gelegenem Ulcus duodeni kann für eine Papillenstenose verantwortlich gemacht werden.

Papillenstenose nach vorausgegangener chirurgischer Papillenrevision

Sondieren und Bougieren der Papille anläßlich einer Gallengangsrevision kann zur Papillenstenose Anlaß geben, was sich durch Zerreißungen oder gar Via falsa mit narbiger Abheilung erklären läßt (Grill u. Pichlmaier 1963; Smith 1971, 1976).

Relative Häufigkeit der verschiedenen Formen der Papillenstenose (Tabelle 25)

Die primäre Papillenstenose ist nach unseren Erfahrungen sehr selten, auch nach Hess (1961) und Arianoff (1968) liegt sie unter 10%. Bei der sekundären Form überwiegt die Papillenstenose bei Gallensteinen eindeutig mit über 90%. Hingegen ist zu beachten, daß nur 40% aller Papillenstenosen mit einer Lithiasis des Hauptgallengangs einhergehen und bei 60% keine Steine im Hepatocholedochus gefunden werden (eigene Resultate, vgl. Kap. I). Smith

Tabelle 25

Ätiologie, Pathogenese	Relative Häufigkeit der Papillenstenose (%)			
	von Ackeren et al. (1973)	Hess (1961)	Arianoff (1968)	Eigene Resultate (vgl. Kap. I)
Primäre Papillenstenose	10	7	5	1
Sekundäre Papillenstenose	90	93	95	99
bei Cholelithiasis	–	90	–	92
andere	–	3	–	7

(1971) gibt an, daß die überwiegende Mehrheit
der Papillenstenosen nach vorausgegangener
chirurgischer Papillensondierung und -bougie-
rung auftritt und iatrogener Natur ist.

d) Pathologie

Histologische Befunde

Ebenso wie ätiologisch und pathogenetisch ist
die Papillenstenose auch histologisch keine einheitliche Affektion. Bei der von Del Valle erstmals beschriebenen Erkrankung der Papille
stand histologisch der entzündliche Charakter
im Vordergrund, weshalb die Bezeichnung
„Papillitis stenosans" gewählt wurde. Zahlreiche Untersuchungen von intraoperativ ent-
nommenen Exzisionen sowie autoptische Studien zeigen, daß neben der Entzündung häufig
auch Hyperplasien vorliegen (Roux et al. 1959;
Breitfellner u. Brücke 1964; Niedner u. Kief
1965; Acosta u. Nardi 1966; Acosta et al. 1967).
Födisch (1972) fand in einer der größten Studi-
en die folgenden histologischen Veränderungen
bei Papillenstenose:

1. *Entzündung:* verschiedene Stadien der akuten Entzündung (vom Ödem bis zur Leuko-
   zyteninfiltration), verschiedene Stadien der
   chronischen Entzündung (bis zur Sklerose)

2. *Hyperplasie:* alleinige Schleimhauthyper-
   plasie, kombinierte Hyperplasie der
   Schleimhaut und der Muskulatur: Adenomyomatose

3. *Mischformen*

Die verschiedenen histologischen Veränderungen werden mit unterschiedlicher Häufigkeit
angegeben (Tabelle 26).

Probleme bei der Wertung der Histologie

Normale Histologie der Papille

Die Definition des Normalbefunds ist schwierig. Födisch (1972) wählte dafür die Papillen im
Sektionsgut unter 20 jähriger. So befundet, weisen allerdings 50% der über 20 jährigen pathologische Veränderungen auf. Bereits daraus
wird ersichtlich, daß für die Diagnose der Papillenstenose nicht allein histologische Kriteri-
en gelten können. Andere Untersuchungen
müssen klinisch relevante Veränderungen von
physiologischen Altersabweichungen abgren-
zen.

Beziehung Histologie – Ätiologie
und Pathogenese der Papillenstenose

Die Histologie läßt keine Zuordnung zur ätiologischen und pathogenetischen Form der Papillenstenose zu. Zwar besteht nach Födisch
(1972) ein Zusammenhang zwischen Adenomyomatose und primärer Papillenstenose;
doch – wie auch bei der primären – finden sich
ebenfalls bei den verschiedenen Formen der sekundären Papillenstenose neben entzündlichen
hyperplastische Veränderungen.

Beziehung Histologie – stenosierender Effekt

Die histologische Untersuchung ist keinesfalls
geeignet, die Diagnose einer klinisch relevanten
Stenose und damit einer Papillenstenose überhaupt zu stellen. Allerdings lassen sich bei in-
traoperativem, mittels Druck- und Durchflußmessungen festgestelltem Abflußhindernis
durchweg pathologische Veränderungen im
mikroskopischen Bild erkennen (Roux et al.
1959; Breitfellner u. Brücke 1964; eigene Resultate, vgl. Kap. I). Jedoch gilt das Umgekehrte

Tabelle 26

Histologie	Födisch (1972)	Acosta et al. (1967)	Alnor (1973)	Eigene Resultate (vgl. Kap. I)
Entzündung	50%	92%	76%	89%
Hyperplasie	50%	8%	11%	11%
Anderes	–	–	13%	–

nicht: Histologische Veränderungen gehen absolut nicht immer mit Stenosierung einher.

Reversibilität der histologischen Veränderungen

Die Frage der Reversibilität stellt sich vor allem bei der sekundären Papillenstenose. Ist z.B. die Papillenstenose bei Cholelithiasis nach Behandlung des Grundleidens reversibel? Bis heute ist eine Antwort nicht möglich. Wohl ist eine akute Entzündung wahrscheinlich reversibel, eine Sklerose oder Hyperplasie kaum. Erst der weitere klinische Verlauf kann dies jedoch mit Sicherheit zeigen. Zur Gewinnung intraoperativer Kriterien für die Reversibilität, die ja allein praktische Bedeutung hätten, wäre eine randomisierte Studie mit Anwendung einer einheitlichen Diagnostik und Langzeitkontrollen notwendig.

e) Klinik

Die Papillenstenose kann als Abflußhindernis der Gallenwege und des Pankreas symptomatisch werden. Es können Oberbauchschmerzen, typischerweise Koliken, Ikterus, Cholangitis, biliäre Leberzirrhose sowie Pankreatitis auftreten. Da gut 90% der Papillenstenosen in Kombination mit Cholelithiasis erscheinen, ist die Symptomatologie meist durch die Steinkrankheit verdeckt. Die Papillenstenose tritt dann unbehandelt erst „post festum" in Form des Postcholezystektomiesyndroms zutage.

f) Diagnostik

Die Diagnose der Papillenstenose ist problematisch. Prinzipiell kann sie nur intraoperativ mit genügender Sicherheit gestellt werden.

Präoperative Untersuchungen

Das *i.v. Cholezysto-Cholangiogramm* mit Tomographie läßt die Papillenstenose nur anhand eines erweiterten Hauptgallengangs mit Abflußverzögerung vermuten. Nardi (1973) hat einen Funktionstest der Papille beschrieben (Gregg et al. 1977). Der *Provokationstest* besteht in der Verabreichung von Morphin 10 mg i.v., das zu einem zusätzlichen Papillenspasmus mit Auslösung der typischen Beschwerden,

evtl. mit Erhöhung der Leberenzyme, führt. Ist die Papillenstenose Ursache einer Pankreatitis, wird Morphin 10 mg i.v. zusammen mit Prostigmin 1 mg i.m. verabreicht. Hier können dann die auftretenden Symptome anhand eines Anstiegs der Serumamylase und -lipase objektiviert werden. Schließlich kann die *ERCP* in gewissem Maß Auskunft über die Papille geben: Kanülierbarkeit der Papille, verzögerte Entleerung des Kontrastmittels aus dem Gangsystem, evtl. retrograd vorgenommene intracholedochale Druckmessung (Rösch 1976; Hagenmüller et al. 1977) oder Elektromyographie (Salducci et al. 1977).

Intraoperative Untersuchungen ohne Eröffnung des Hauptgallengangs

Druckkontrolliertes Cholangiogramm

Der Aspekt der Papille im Cholangiogramm ist nicht aussagekräftig und oft täuschend (eigene Resultate, vgl. Kap. I). In diesem Zusammenhang muß man sich des normalen, anatomisch ermittelten Durchmessers des engen Choledochussegments von 1–2 mm erinnern, der dem Betrachter als Stenose imponiert (Abb. 57 b), zusätzlich zur Tatsache, daß das Röntgenbild eine Momentaufnahme im Ablauf der Papillenperistaltik ist, ferner der Möglichkeit eines Papillenspasmus (eigene Resultate, vgl. Kap. I). Wichtigstes Kriterium ist der Abfluß ins Duodenum in Korrelation mit dem Druck, bei dem die Aufnahme angefertigt wird. Er sollte bei 14 cm, höchstens 20 cm Kontrastmittelsäule stattfinden, evtl. nach Applikation von Cholezystokinin (eigene Resultate, vgl. Kap. I). Der Reflux von Kontrastmittel in den Pankreatikus ist keineswegs immer von pathologischer Bedeutung und nicht pathognomonisch für eine Papillenstenose. Er tritt in einem hohen Prozentsatz bei normalen Verhältnissen auf (Cuschieri u. Hughes 1973; eigene Resultate, vgl. Kap. I). Selbstverständlich ist er bei gemeinsamem bilio-pankreatischen Gang und distaler Papillenstenose besonders ausgeprägt.

Bildwandler-Kinecholangiographie

Damit kann eine eventuelle Papillenperistaltik beobachtet werden. Eine gut sichtbare Papil-

lenperistaltik schließt eine Papillenstenose aus;
hier ist die Papille durch histologische Veränderungen starrwandig geworden. Andererseits ist
ein Fehlen des Papillenspiels nur von relativer
Aussagekraft; auch bei normaler Papille wird
häufig keine Peristaltik gesehen werden (eigene
Resultate, vgl. Kap. I).

Druck- und Durchflußmessung

Ein Residualdruck von über 16 cm Kontrastmittel und ein Standarddurchfluß von unter
14 ml/min auch nach pharmakologischer Ausschaltung einer funktionellen Komponente mit
Buscopan oder Cholezystokinin bzw. ein errechneter funktioneller Papillendurchmesser
von unter 0,5 mm sprechen für eine Papillenstenose. Die höchste Treffsicherheit in der Diagnose der Papillenstenose erreicht unserer Erfahrung nach die Kombination von druckkontrollierter Cholangiographie, Residualdruck-,
Standarddurchflußmessung und pharmakologischem Test, wobei der Standarddurchflußmessung die wichtigste Bedeutung zukommt
(eigene Resultate, vgl. Kap. I).

*Probleme der intraoperativen Untersuchungen
ohne Eröffnung des Hauptgallengangs*

1. In jenen 40% der Papillenstenose, in denen
   Steine im Hauptgallengang vorliegen, sind
   die erwähnten Kriterien dann nicht verwertbar, wenn das Konkrement obstruiert
   (Arianoff 1968; eigene Resultate, vgl.
   Kap. I). Dies gilt besonders für den Papillenstein. Hier muß die kalibrierende Sondierung der Papille Aufschluß geben.
2. Bei pathologischen Befunden ist immer zwischen funktionellem *Papillenspasmus* und
   organischer Papillenstenose zu unterscheiden. Die Differentialdiagnose läßt sich am
   besten mit einer pharmakologischen Prüfung mit Buscopan oder Cholezystokinin
   vornehmen.
3. Selbstverständlich ist keine Differenzierung
   zwischen *reversiblen und irreversiblen Papillenveränderungen* möglich. Hier kann – allerdings nur unsicher – die gesamte klinische
   Situation weiterhelfen: Im Rahmen einer
   akuten Cholezystitis z.B. ist ein organisches
   Abflußhindernis oft durch ein reversibles

Ödem der Papille bedingt, das keiner chirurgischen Therapie bedarf.

Intraoperative Untersuchungen mit Eröffnung des Hauptgallengangs

Papillensondierung

Sie ist in Anbetracht der diffizilen Struktur der
Papille eine grobe Methodik und birgt ferner
die Gefahr einer Traumatisierung und einer
Via falsa mit folgender Papillenstenose in sich
(Grill u. Pichlmaier 1963). Andererseits ist sie
zur Diagnosestellung der Papillenstenose in jenen Fällen notwendig, wo gleichzeitig eine obstruierende Cholangiolithiasis vorliegt. Eine
Wiederholung von Röntgen-, Druck- und
Durchflußuntersuchung nach Steinentfernung
zur Diagnostik einer Papillenstenose ist keinesfalls verwertbar. Nach jeder chirurgischen Manipulation am Choledochus treten pharmakologisch nicht durchbrechbare Spasmen mit
Ödemen auf. Diese Situation ist vom Kontrollcholangiogramm via T-Drain nach Abschluß
einer Revision bestens bekannt, wo nur selten
ein Abfluß ins Duodenum festgestellt werden
kann. Bei uns hat sich in diesen Fällen bewährt,
die Durchgängigkeit der Papille mit einem
Gummikatheter nachzuweisen. Er hat gegenüber der Metallsonde den Vorteil des geringeren Risikos einer Verletzung sowie der Möglichkeit, die sichere Passage ins Duodenum
durch Spülung feststellen zu können. Die Flüssigkeit fließt dabei ins Duodenum und nicht via
Choledochotomie nach außen (Abb. 53). Für
diese instrumentelle Kalibrierung der Papille
haben verschiedene Autoren als minimalen
Durchmesser 3 mm angegeben (Acosta u. Nardi 1966; Braasch u. McCann 1967; Arianoff
1968; Jones 1973). Gelingt die Sondierung vom
Choledochus her nicht, weil sich der Katheter
verfängt, bleibt nur die Duodenotomie und das
unter Sicht erfolgende Durchziehen einer kalibrierten Sonde, z.B. einer Treppensonde, zum
Ausschluß oder Nachweis einer Papillenstenose.

Histologie

Intraoperativ gewonnene Papillenexzisionen
sind in ihrem Wert einerseits dadurch einge-

schränkt, daß sie meist nur die Papillenspitze, ja oft sogar nur die Duodenalschleimhaut erfassen. Andererseits gibt die Histologie – wie erwähnt – keine Auskunft über den Stenosierungsgrad der Papillenveränderung. Im übrigen sind histologische Untersuchungen kaum geeignet für die Indikationsstellung zur Papillenspaltung. Höchstens cholangioskopisch gewonnene Biopsien, im Schnellschnittverfahren untersucht, können helfen. Die Gewinnung einer ausreichenden Exzision beinhaltet ja bereits eine Papillenspaltung.

g) Therapie

In der Behandlung der Papillenstenose setzt sich heute mehr und mehr die *Papillenspaltung* durch. Als Konkurrenzverfahren haben sich weder die Papillendehnung noch die Umgehung mittels Choledocho-Duodeno-Seit-zu-Seit-Anastomose bewährt. Die Häufigkeit der Komplikationen der Papillenspaltung, insbesondere die Häufigkeit der schweren Pankreatitis, ist wesentlich zurückgegangen und hat die Furcht vor diesem wertvollen Eingriff genommen (eigene Resultate, vgl. Kap. I). So sollte die Indikation heute auch im Zweifelsfall gestellt werden: bei fraglichem Spasmus und fraglicher Reversibilität. Allerdings besteht heute zudem die Möglichkeit, postoperativ auf endoskopischem Weg eine Papillenspaltung durchzuführen (Demling et al. 1974; Nakajiama et al. 1975; Safrany 1977). Die *alleinige* Papillenspaltung ist in jenen Fällen von Papillenstenosen *kontraindiziert*, wo gleichzeitig einer der beiden folgenden Befunde vorliegt:

1. *Unilokuläre Choledochuszyste:* Hier mißt der Choledochus-Durchmesser über 25 mm. Auch nach Papillenspaltung mit totaler Sphinkterdurchtrennung liegt ein Mißverhältnis zwischen Lumen und Abflußöffnung vor, und eine Gallenstase bleibt bestehen.
2. *Pankreatitische Choledochusstenose:* Hier liegt eine ausgedehnte, proximal über die Papille hinaus den ganzen intrapankreatischen Choledochus erfassende Stenose vor. Auch nach Papillenspaltung mit totaler Sphinkterdurchtrennung bleibt eine Gallenstase bestehen.

In beiden Situationen empfiehlt sich neben der Papillenspaltung – diese ist zur Pankreatikusentlastung bei Papillenstenose notwendig – gleichzeitig das Anlegen einer Choledocho-Duodeno-End-zu-Seit-Anastomose bzw. einer Choledocho-Jejuno-End-zu-Seit-Anastomose mit einer Roux-Schlinge (Stauber 1968; Jones 1973; Stefanini et al. 1974a) (vgl. Kap. G).

3. Häufigkeit der Papillenspaltung

Sie variiert von Autor zu Autor stark: 2–36%, bezogen auf alle Gallenwegsoperationen bei gutartigen Erkrankungen (Kern 1965; Spohn u. Müller-Kluge 1965; Müller-Beissenhirtz et al. 1967; Hess 1967; Arianoff 1968; Böhmig et al. 1969; Chinaglia 1970; Kümmerle 1972; von Ackeren et al. 1973; Alnor 1977). Aus unserem Patientengut wurde ein Prozentsatz von 11% errechnet (eigene Resultate, vgl. Kap. I). Die großen Differenzen erklären sich hauptsächlich

Tabelle 27

Indikationen zur Papillen-spaltung	Relative Häufigkeit (%)				
	Arianoff (1968)	Willenegger et al. (1974b)	Stefanini et al. (1974a)	Böhmig et al. (1969)	Eigene Resultate (vgl. Kap. I)
Inkarzerierter Papillenstein	53	12	15	25	43
Papillenstenose	37	88	37	35	39
„Sicherheits-indikation"	10	–	48	40	18

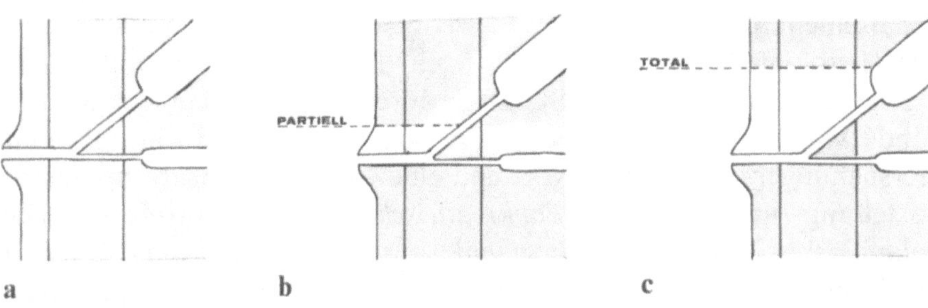

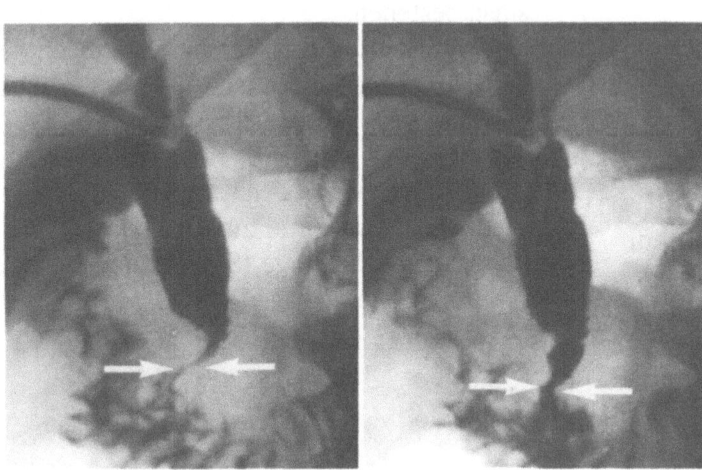

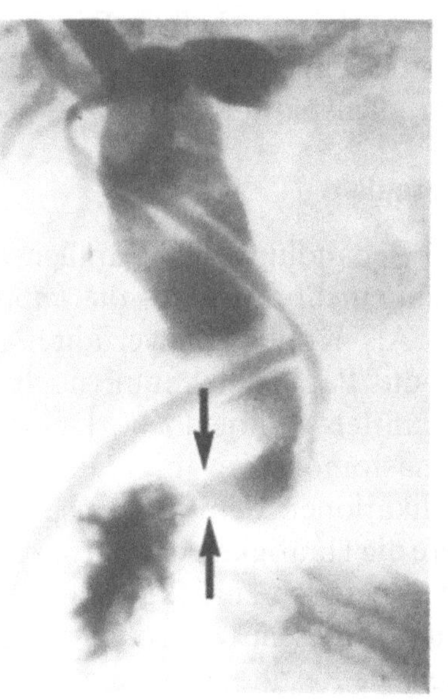

Abb. 61 a–e. Papillenspaltung (Schema-Längsschnitt).
a Anatomie der Papille.
b Partielle Papillenspaltung.
c Totale Papillenspaltung.
d Partielle Papillenspaltung. Das postoperative T-Drain-Cholangiogramm zeigt den an der Peristaltik erkennbaren zurückgelassenen proximalen Sphinkteranteil: Kontraktionsphase (*links*), Relaxationsphase (*rechts*).
e Totale Papillenspaltung. Das postoperative T-Drain-Cholangiogramm zeigt eine breite Verbindung zwischen Choledochus und Duodenum. Das ganze enge Choledochussegment (=Sphinkter) ist gespalten. Eine Papillenperistaltik kann nicht mehr beobachtet werden

aus der stark unterschiedlichen Häufigkeit der Diagnose der Papillenstenose sowie der im Ermessen des Operateurs liegenden „Sicherheitsindikation" zur Papillenspaltung: Verdacht auf Papillenstein, Papillenstenose oder Papillentumor; zurückgelassener oder Verdacht auf zurückgelassenen kleinen Gallengangsstein (Tabelle 27). Andererseits spielt auch das oft nicht vergleichbare Krankengut eine Rolle. So liegt die Zahl der Papillenspaltungen bei Reoperationen wesentlich höher als bei Erstoperationen: 42% gegenüber 9% im eigenen Krankengut (eigene Resultate, vgl. Kap. I).

III. Verfahrensfragen

Die Papillenspaltung wurde 1898 erstmals von McBurney beschrieben, der sie zur transduodenalen Entfernung eines inkarzerierten Papillensteins anwandte. Del Valle u. Donovan nahmen sie 1926 bei der sog. Papillitis stenosans vor.

1. Definition

Papillenspaltung (oder Papillotomie) (Oberbegriff): Durchschneidung der Papille

76

Bezüglich des operativen Verfahrens unterscheidet man dabei:

1. *Einfache Papillenspaltung:* alleinige Durchschneidung der Papille und
   Papillenplastik: Durchschneidung der Papille mit anschließender Naht zur Schleimhautadaptation zwischen Choledochus und Duodenum
2. *Partielle Papillenspaltung:* Durchtrennung des distalen Anteils des Sphinkters unter Zurücklassung eines intakten proximalen Anteils (Abb. 61 a, b, d) und
   totale Papillenspaltung: Durchtrennung des ganzen Sphinkters, was gemäß den anatomischen Gegebenheiten immer Durchtrennung der ganzen Duodenalwand heißt, da der Sphinkter bis 2 mm vor die Duodenalwand reicht (Abb. 61 a, c, e).

2. Durchführung

a) Duodenaler Zugang oder kombinierter choledocho-duodenaler Zugang?

Im Gegensatz zu bestimmten Autoren (Jones 1973; Nardi 1974) nehmen wir die Papillenspaltung stets über einen kombinierten choledocho-duodenalen Zugang vor. Die Identifikation der Papille sowie deren Spaltung allein von distal her ist oft sehr schwierig und meist unübersichtlich.

b) Partielle oder totale Papillenspaltung?

Vorauszuschicken ist, daß die Länge der Inzision in Anbetracht der starken individuellen Schwankungen der Papillenlänge zwischen 8 und 32 mm keinen Schluß auf partielle oder totale Sphinkterdurchtrennung zuläßt (Abb. 58). Da das enge Choledochussegment immer 2 mm vor der Duodenalwand beginnt, ist sicher jede Papillenspaltung ohne vollständige Durchtrennung der Zwölffingerdarmwand nur partiell (Abb. 61 a–c). Bei uns hat sich die *partielle Papillenspaltung* bewährt, die lediglich den stenotischen Anteil durchtrennt. Dabei entspricht die Länge der Spaltung derjenigen der Stenose. Nach der Spaltung muß die Papille leicht auf einen Durchmesser von 5 mm dehnbar und für eine entsprechende Sonde durchgängig sein.

Dieses Ziel erreichen wir, indem wir über der Treppensonde spalten, deren größter Durchmesser von 5 mm am Ende ohne Schwierigkeiten ins Duodenum passieren soll. Zu diesem Zweck muß die Papille in einem Fall nur einige Millimeter inzidiert werden, in einem anderen bis zu 30 mm, durchschnittlich 15–20 mm. Die Treppensonde schützt uns bestens vor einer ungenügenden Papillenspaltung mit Zurücklassung einer Stenose. Bei solchem Vorgehen läßt sich im postoperativen Kontrollcholangiogramm (Abb. 61 d) sowie in der Druck- und Durchflußmessung die Restfunktion des Sphinkters nachweisen (Fritsch 1965; Pironneau et al. 1965; Böhmig et al. 1969; Ortiz 1975; Scott et al. 1975; eigene Resultate, vgl. Kap. I). Die Ventilfunktion ist dann auch selten beeinträchtigt. So findet man in der Magen-Darm-Passage kaum einen duodeno-biliären Reflux (Böhmig et al. 1969; Bodner et al. 1974).

Wir halten die von einigen Autoren geforderte *totale Papillenspaltung* üblicherweise für unnötig (Böhmig et al. 1969; Smith 1971; White 1975 a; Reiss 1976). Sie kann in einzelnen Fällen mit nicht entfernbaren kleinen Gallengangssteinen indiziert sein, wo die partielle Sphinkterspaltung keine Gewähr für einen spontanen Konkrementabgang bietet. Hierbei wird das gesamte enge Choledochussegment, das 2 mm vor der Duodenalwand beginnt, durchtrennt. Für eine totale Papillenspaltung muß die ganze Duodenalwand durchtrennt werden. Im Prinzip handelt es sich um eine innere Choledocho-Duodeno-End-zu-Seit-Anastomose (Abb. 61 e). Sie birgt die Gefahr einer Insuffizienz in der proximalen Ecke mit retroduodenaler Phlegmone oder Abszeß in sich. Bei der totalen Papillenspaltung läßt sich in 100% ein duodeno-biliärer Reflux nachweisen (Jones 1973), anscheinend ohne Bedeutung für Gallengänge und Leber, solange keine zusätzliche Stase vorliegt (Böhmig et al. 1969; Bodner et al. 1974). In diesen Fällen beweist der Reflux eine gute Durchgängigkeit.

c) Einfache Papillenspaltung oder Papillenplastik?

Während bei der einfachen Papillenspaltung lediglich eine Durchtrennung vorgenommen wird, readaptiert bei der Plastik eine Naht die Duodenalschleimhaut mit der Choledochusschleimhaut. Die Naht dient der Blutstillung und der Verhinderung einer narbigen Schrumpfung. Sie erscheint uns die sauberste Lösung, darf jedoch nur bei sicher identifizierter Pankreatikusmündung durchgeführt werden. Andernfalls ist sie mit dem Risiko einer Durchstechung dieses Ausführungsgangs verbunden. Die endoskopische Nachkontrolle unserer Papillenoperationen zeigt, daß nach einfacher Papillenspaltung die indizierte Duodenalschleimhaut oft wieder verwächst und die erweiterte Papillenmündung erneut eingeengt wird. Dies wird durch die Naht zwischen Choledochus- und Duodenalschleimhaut bei Papillenplastik meist verhindert. Zwar sind in unserer Serie die klinischen Spätresultate ohne Unterschied zwischen den beiden Verfahren sehr gut. Angesichts der eindrücklichen endoskopischen Diskrepanz stellt sich allerdings die Frage, ob subjektive Beschwerden ein geeignetes Kriterium sind, um Stauungsschäden an Leber und Pankreas zu erfassen. Weitere Untersuchungen, evtl. mit Histologie, müssen dies noch zeigen. Aufgrund unserer Ergebnisse empfehlen wir deshalb, wenn immer möglich, bei Papillenspaltung der Plastik den Vorzug zu geben (eigene Resultate, vgl. Tondelli et al. 1978 und Kap. I).

d) Pankreatikus-Drainage?

Entscheidend ist die intraoperative Identifizierung und Schonung der Pankreatikusmündung. Wir halten aber das Einlegen eines verlorenen Drains oder eines durch einen Witzel-Kanal im Duodenum ausgeführten Drains im Pankreatikus für unzweckmäßig, ja gefährlich (Hess 1969; Ryncki 1974). Solche kleinkalibrigen Drains verstopfen nur allzu leicht und führen, nicht erkannt, durch Stase eher zur Pankreatitis, als daß sie sie verhindern.

e) Zur Papillenspaltung bei Pankreatitis

Hier gilt es, vor allem dem Pankreatikus freien Abfluß zu verschaffen. Wenn nach der Papillenspaltung, d.h. nach Spaltung des gemeinsamen bilio-pankreatischen Gangs, die Kanülierung der Pankreatikusmündung noch eine Stenose zeigt, muß zusätzlich der Sporn zwischen Choledochus und Pankreatikus inzidiert oder reseziert werden. Schließlich kann in besonderen Fällen analog der Papillenplastik eine Naht zur Schleimhautadaptation zwischen Choledochus und Pankreatikus gesetzt werden (Hess 1969; Nardi 1974).

3. Konkurrenzverfahren

a) Papillendilatation oder Papillenspaltung?

Bei der Dilatation wird die stenotische Papille mit Bougies zunehmenden Kalibers bis auf einen gewünschten Durchmesser gedehnt. Während einige Autoren die Dilatation als Routine- oder Alternativbehandlung der Papillenstenose verwenden (Kern u. Schott 1970; Kümmerle 1972; Brünner et al. 1974; Rohner et al. 1977), glauben wir, daß die unkontrollierte Sprengung die große Gefahr der Bildung einer Via falsa in sich birgt oder nach kurzer Zeit zur narbigen Restriktur führt, weshalb wir stets die kontrollierte Durchtrennung der Papille bevorzugen (Heimbach u. White 1979). Die Sondierung der Papille nehmen wir zu diagnostischen Zwecken vor. Die Kalibrierung ist jedoch von der therapeutischen Bougierung zu unterscheiden.

b) Addendum: Konkurrenzverfahren Choledocho-Duodeno-Seit-zu-Seit-Anastomose oder Papillenspaltung?

Hauptargument in der Diskussion waren und sind *technische Einfachheit*, geringere *Morbidität* und *Letalität* der Choledocho-Duodeno-Seit-zu-Seit-Anastomose. Diese Begründungen können heute bei der niedrigen Frequenz der Pankreatitis nach Papillenspaltung und der deutlich verminderten Gesamtletalität dieses Eingriffs nicht mehr aufrechterhalten werden. Zwei Sammelstatistiken belegen diese Tatsache (Tabelle 28).

Gilt das Argument der geringeren Morbidität und Letalität nicht mehr, so ist die Choledocho-Duodeno-Seit-zu-Seit-Anastomose aufgrund der *Spätresultate* abzulehnen (Tabelle 29).

Tabelle 28

Autor	Choledocho-Duodeno-Seit-zu-Seit-Anastomose		Papillenspaltung	
	Pankrea-titis (%)	Gesamt-letalität (%)	Pankrea-titis (%)	Gesamt-letalität (%)
Thomas et al. (1971) Sammelstatistik	1,0	3,0	1,1	4,6
Stefanini et al. (1967) Sammelstatistik	–	4,3	–	3,6

Tabelle 29

Autor	Schlechte Spätresultate (%)	
	Choledocho-Duodeno-Seit-zu-Seit-Anastomose	Papillenspaltung
Stefanini et al. (1967) Sammelstatistik	6,3	3,0
Fritsch (1966a) Eigene Serie	14,5	5,3
Stefanini et al. (1974a, b)	25,0 (343)	3,0 (344)

Die Erklärung für die häufig schlechten klinischen Ergebnisse nach Choledocho-Duodeno-Seit-zu-Seit-Anastomose liegt in der Bildung eines Gallengangblindsacks. Während die Choledocho-Duodeno-Seit-zu-Seit-Anastomose den Choledochus nicht an der tiefsten Stelle drainiert und das Hindernis unangetastet lediglich umgeht, wird mit der Papillenspaltung eine kausale Therapie betrieben, der Choledochus am tiefsten Punkt drainiert und das Abflußhindernis beseitigt. Bei der Choledocho-Duodeno-Seit-zu-Seit-Anastomose entsteht so durch den distal der Anastomose gelegenen Choledochusanteil ein retroduodenaler Blindsack. Hier kommt es zur Stase. Vom Duodenum zurückgeflossene Speisereste sammeln sich an und geben Anlaß zu einem chronischen Infekt, der wiederum Cholangitiden, Rezidivsteine und Schrumpfung der Anastomose zur Folge hat (Abb. 62). Der duodeno-biliäre Reflux allein, der ja z. T. auch nach Papillenspaltung gesehen wird, scheint ohne Bedeutung. Zusätzliche Stase im Blindsack führt aber zur Erkrankung (Tittel 1969; Madden et al. 1970; White 1975a; Freund et al. 1977). Wir lehnen deshalb mit anderen Autoren die Choledocho-Duodeno-Seit-zu-Seit-Anastomose als Alternative zur Papillenspaltung ab (Böhmig et al. 1969; Shingleton u. Gamburg 1970; Kewenter u. Kock 1971; Smith 1971; Alnor 1973; Hörr u. Hermann 1973; Schega 1973; White 1973, 1975a; Grill 1974; Stefanini et al. 1974a; Kusano et al. 1975; Rutledge 1976; Becker et al. 1977).

Ist die alleinige Papillenspaltung kontraindiziert, wie bei Papillenstenose und gleichzeitiger unilokulärer Choledochuszyste oder pankreatitischer Choledochusstenose, nehmen wir gleichzeitig als bilio-digestive Anastomose die Choledocho-Duodeno-End-zu-Seit- bzw. die Choledocho-Jejuno-End-zu-Seit-Anastomose mit einer Roux-Schlinge vor. Hier resultiert kein retroduodenaler Blindsack (White u. Harrison 1973; Stefanini et al. 1975; White 1976).

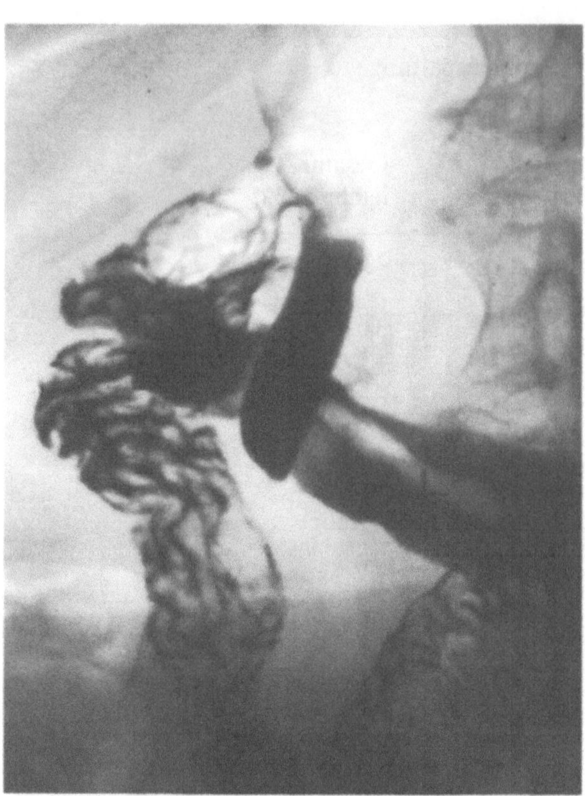

Abb. 62. Choledocho-Duodeno-Seit-zu-Seit-Anastomose (Röntgenbild). Bei Papillenstein und Papillenstenose angelegt, entsteht bei dieser Anastomose durch den distalen Choledochus ein Blindsack mit Stase

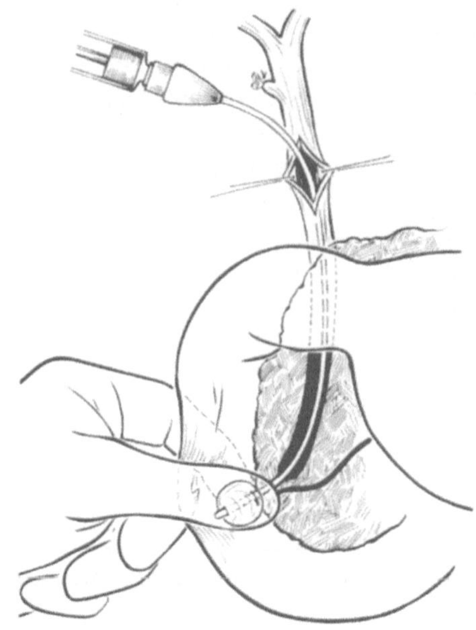

Abb. 63. Papillenspaltung. Lokalisation der Papille mit einer Fogarty-Ballonsonde

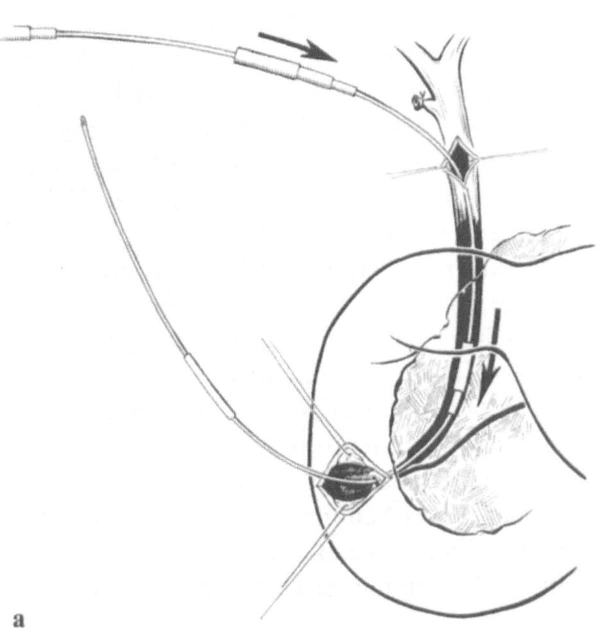

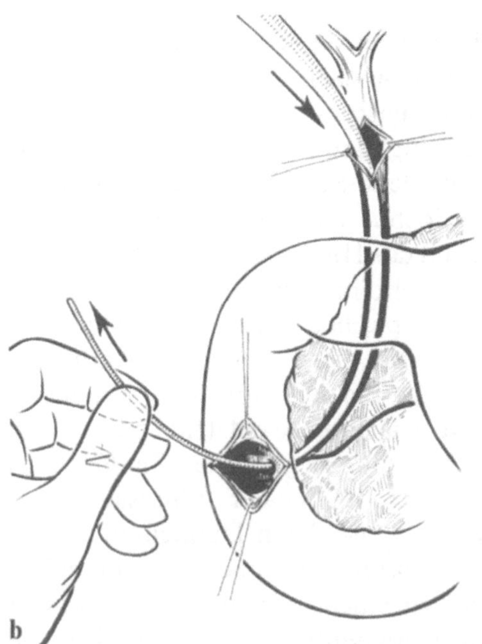

Abb. 64a, b. Papillenspaltung. Darstellung der Papille.
a Vorschieben der Treppensonde oder
b der konischen Sonde ins Duodenum

IV. Technik

1. Technisch einfache Papillenspaltung

Revision des Hauptgallengangs

Lokalisation der Papille (Abb. 63): Vorschieben einer Fogarty-Ballonsonde für Gallenwege (Durchmesser 2 mm) durch die Choledochotomie ins Duodenum. Blähen des Ballons mit 1 ml Luft. Zurückziehen der Sonde. Der Ballon liegt nun genau über der Papille und kann vom Duodenum aus palpiert werden. Dieses Verfahren hat Vorteile gegenüber der Lokalisation der Papille mit einer Metallsonde: keine Gefahr einer Via falsa (Abb. 55 c), Sicherheit über die Lage der Sonde im Duodenum (oft wird eine Metallsonde im Duodenum vermutet, wenn sie noch gar nicht durch die Papille durchgetreten ist) (Abb. 55 b).

Eröffnung des Duodenums: Quere Inzision, 2 cm lang, über dem geblähten und zurückgezogenen Ballon der Fogarty-Sonde.

Darstellung der Papille: In der Regel Vorschieben der Treppensonde (kleinste Stufe: Durchmesser 4 mm, größte Stufe: Durchmesser 5 mm) (Abb. 64 a) oder der konischen Sonde (mit Graduierung) (Abb. 64 b) vom Choledochus her durch die Papille.[1] Kann die Sonde nicht durch die Papille gebracht werden, muß zunächst eine feine Metallknopfsonde eingeführt werden. Dabei Kontrolle der Papille vom Duodenum her, um eine Via falsa zu vermeiden. Die Sondierung darf keinesfalls erzwungen werden. Gelingt sie nicht leicht, z.B. bei inkarzeriertem Papillenstein, muß die Papille allein auf duodenalem Weg dargestellt werden (vgl. F.IV.2). Befestigung eines Fadens an der Sonde (Abb. 65 a). Zurückziehen der Sonde mit Faden durch die Choledochotomie (Abb. 65 b). Befestigung der Treppensonde oder der konischen Sonde an diesem Faden und Einziehen durch die Papille (Abb. 65 c). Nun ist es möglich, nach vorheriger Mobilisation des Duodenums („angedeutetes" Kocher-Manöver) und Unterlegen mit einem Tuch, die Papille durch Hochziehen an der Treppensonde übersichtlich im Operationsfeld darzustellen (Abb. 66).

---

1 Beide Sonden sind erhältlich bei: Max Wettstein AG, Rorschacherstr. 44, CH-9000 St. Gallen

Papillenspaltung, Papillenplastik: Anbringen von zwei Haltefäden rechts und links der Papillenspitze: 4-0 atraumatisches Dexon. Fäden an feine Klemmen (Abb. 66). Inzision der Papille mit dem Messer, und zwar rechtsseitig der Mittellinie zwischen 9.00 und 12.00 Uhr, um den Pankreatikus nicht zu verletzen (Abb. 67 a). Schrittweise Inzision der Papille und schrittweises Anlegen von Nähten mit 4-0 atraumatischem Dexon, die die Duodenalschleimhaut und die Choledochusschleimhaut fassen. Fäden, ohne zu knoten, an feine Klemmen (Abb. 67 b). Auf diese Weise wird die Papille unter leichtem Zug an der Treppensonde so weit gespalten, bis die dickste Stufe der Treppensonde von 5 mm Durchmesser (bei Verwendung der konischen Sonde bis zum Markierungsring von 5 mm) durch die Papille durchgeht. Entfernen der Treppensonde und Identifikation der Mündung des Pankreatikus. Sofern erforderlich Injektion von Secretin 1 Ampulle = 100 E. i.v.; danach zeigt sich die Mündungsstelle des Pankreatikus am reichlichen Ausfließen von klarem Pankreassaft. Nur wenn der Pankreatikus gesichtet ist, dürfen die gelegten Fäden im Sinne einer Papillenplastik geknotet werden (Abb. 67 c). Andernfalls müssen sie wieder entfernt und die Operation als einfache Papillenspaltung abgeschlossen werden. Ohne sicheres Identifizieren der Pankreatikusmündung besteht die Gefahr der Durchstechungsligatur des Pankreatikus (Abb. 67 d, e).

Erweiterung der Pankreatikusmündung: Wenn der Pankreatikus mit einer feinsten Knopfsonde nicht sondiert werden kann, muß der Sporn zwischen Choledochus und Pankreatikus analog der Papillenspaltung inzidiert werden (Abb. 68 a). Eventuell Anlegen einer Naht, die die Choledochus- bzw. Pankreatikusschleimhaut analog der Papillenplastik adaptiert (Abb. 68 b).

Abschluß der Papillenspaltung: Verschluß der Duodenotomie, einreihig mit extramukösen Einzelknopfnähten auf Stoß. Einlage eines T-Drains, Verschluß der Choledochotomie, Kontrollcholangiographie (vgl. E.III).

Postoperative Behandlung (vgl. E.III)

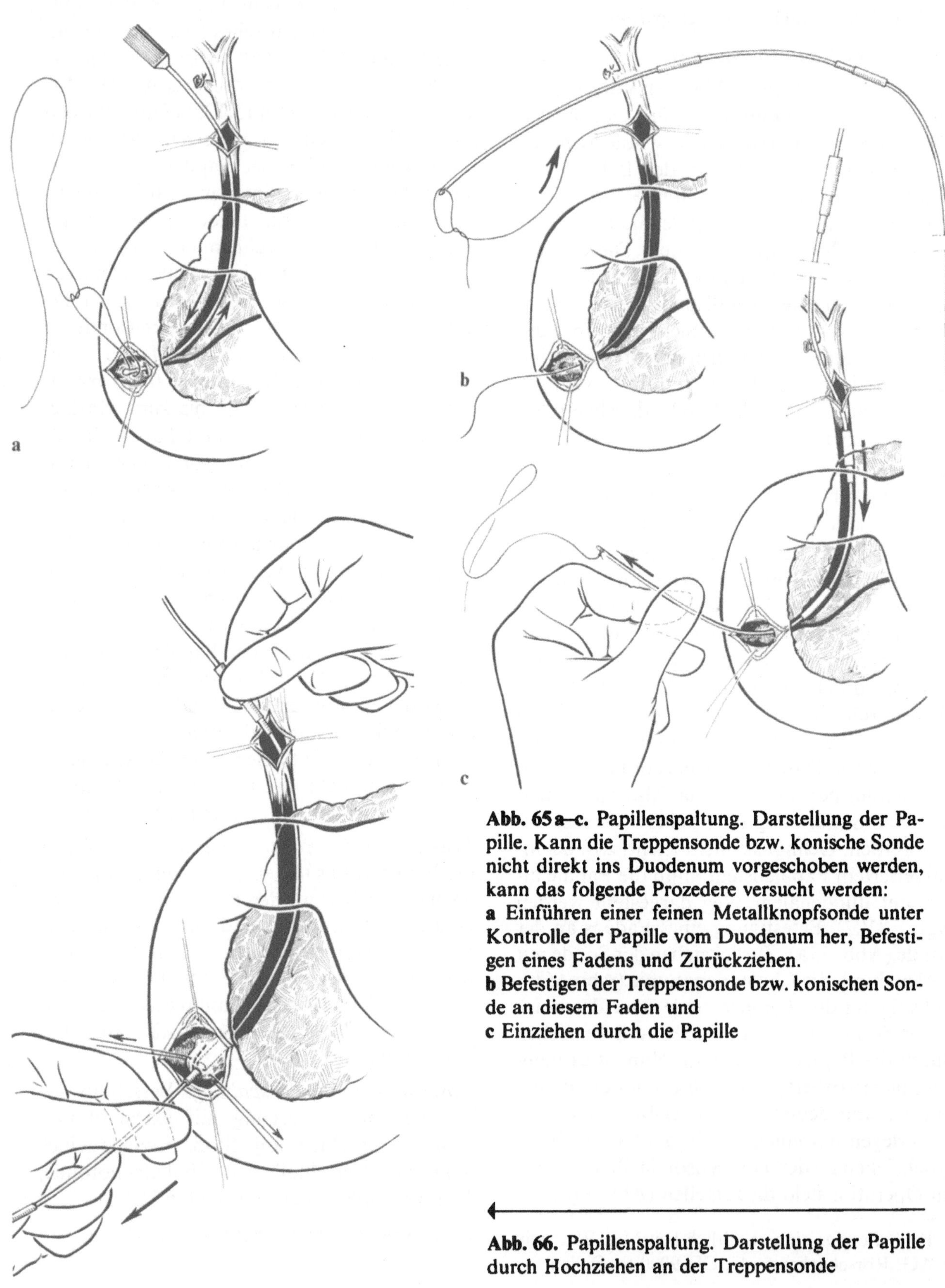

Abb. 65 a–c. Papillenspaltung. Darstellung der Papille. Kann die Treppensonde bzw. konische Sonde nicht direkt ins Duodenum vorgeschoben werden, kann das folgende Prozedere versucht werden:
a Einführen einer feinen Metallknopfsonde unter Kontrolle der Papille vom Duodenum her, Befestigen eines Fadens und Zurückziehen.
b Befestigen der Treppensonde bzw. konischen Sonde an diesem Faden und
c Einziehen durch die Papille

Abb. 66. Papillenspaltung. Darstellung der Papille durch Hochziehen an der Treppensonde

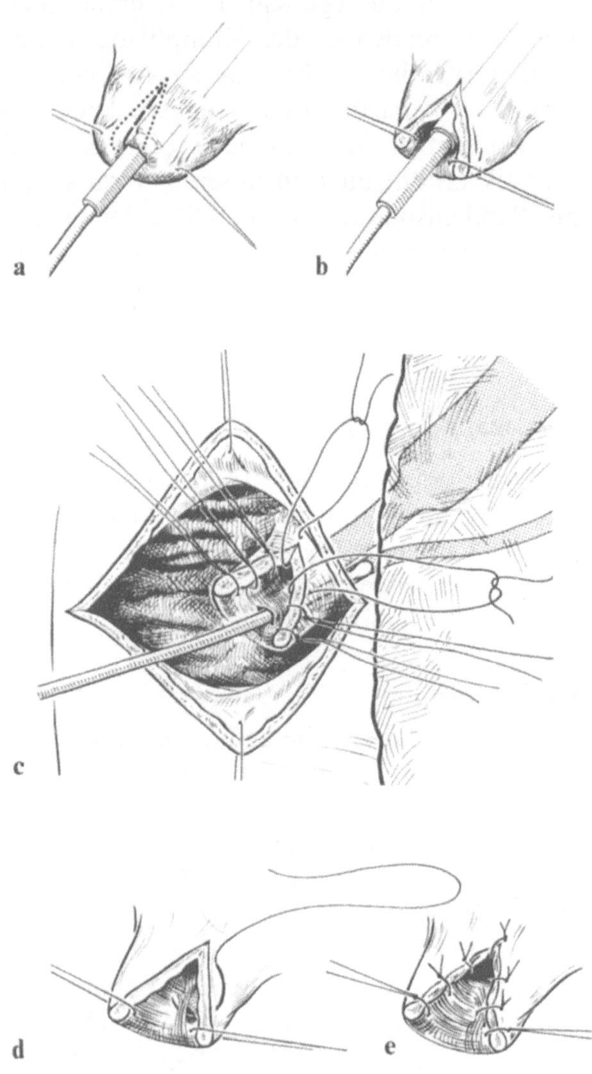

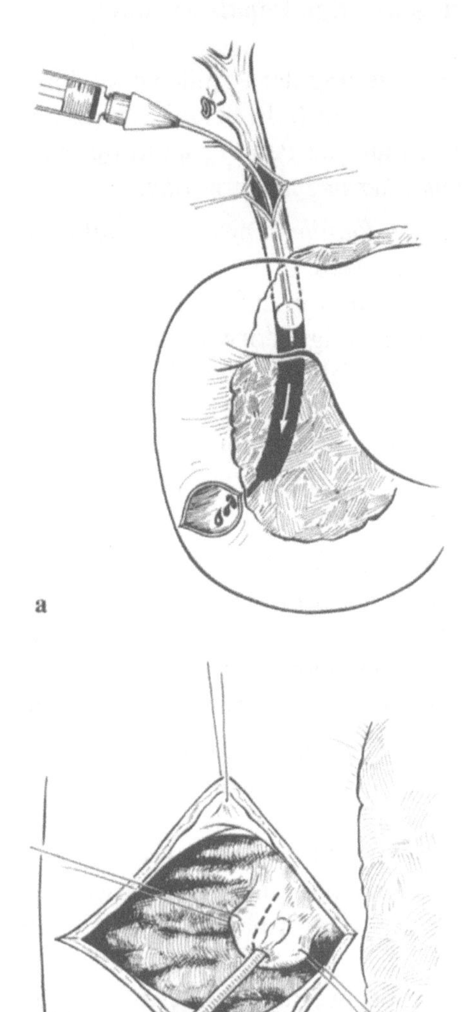

Abb. 67 a–e. Papillenspaltung.
a Schrittweise Inzision der Papille,
b fortlaufendes Anlegen von Nähten.
c Knoten der Nähte, wenn die Pankreatikusmündung identifiziert werden kann (Papillenplastik),
d, e andernfalls Entfernung der Nähte (einfache Papillenspaltung)

Abb. 69 a, b. Papillenspaltung. Gelingt die Sondierung der Papille vom Choledochus her nicht, muß die Papillenspaltung nach eventueller Lokalisation der Papille mit Methylenblau allein vom Duodenum her begonnen werden

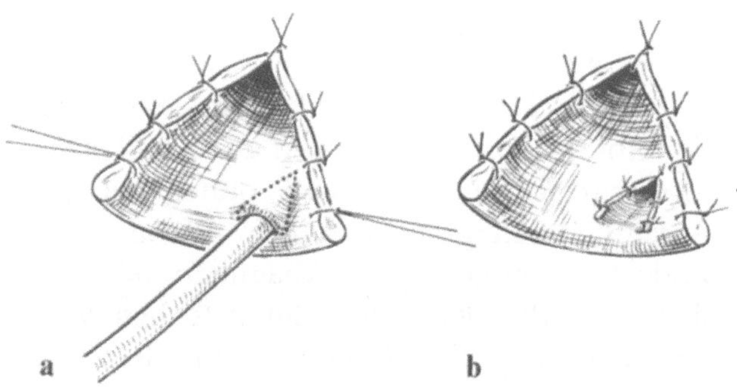

Abb. 68 a, b. Papillenspaltung. Erweiterung, evtl. Plastik der Pankreatikusmündung

2. Technisch schwierige Papillenspaltung

Gelingt die Sondierung der Papille vom Choledochus her nicht leicht (z.B. bei inkarzeriertem Papillenstein), muß die Papillenspaltung *allein vom Duodenum her begonnen werden.*

Lokalisation der Papille: Dies kann außerordentlich schwierig sein.
Möglichkeit 1: Palpation mit dem Finger; man spürt eine rüsselförmige Vorwölbung.
Möglichkeit 2: Einführen eines Nelaton-Ballonkatheters in den Choledochus, Blähen des Ballons und damit Abdichten. Injektion von Methylenblau. Die Papille wird sichtbar am Austritt des Farbstoffs (Abb. 69 a).

Darstellung der Papille: Packen, Hochheben der Duodenalhinterwand rechts- und linksseitig der Papille mit zwei Ellis-Klemmen. Anlegen je eines Haltefadens rechts und links der Papillenspitze mit 4-0 atraumatischem Faden.

Beginn der Papillenspaltung: Einführen einer feinen Metallknopfsonde in die Papillenspitze (Abb. 69 b). Inzision der Papille mit dem Messer rechtsseitig der Mittellinie zwischen 9.00 und 12.00 Uhr. Sobald die Papille etwas gespalten ist, kann vom Choledochus her die Treppensonde bzw. die feinste Metallknopfsonde eingeschoben werden. Weiteres Prozedere vgl. Kap. F.IV.1.

V. Resultate

1. Frühresultate (Tabelle 30)

a) Operationsletalität

Die Operationsletalität ist wesentlich beeinflußt durch das Patientengut bzw. die Patientenauswahl. Sie schwankt in der neueren Literatur zwischen 0% (Rutledge 1976) und ca. 10% (von Ackeren et al. 1973). In unserem Patientengut liegt sie bei 4% (eigene Resultate, vgl. Kap. I). Mehr als die Hälfte der Todesfälle, und zwar 2,7%, sind auf allgemeine Komplikationen, wie sie bei Oberbaucheingriffen gesehen werden, zurückzuführen und nur 1,3% auf spezifische Komplikationen der Papillenspaltung

(eigene Resultate, vgl. Kap. I). Während in der Literatur von den lokalen Komplikationen die Pankreatitis die Letalität am meisten belastet, hatten wir keine dadurch bedingten Todesfälle zu verzeichnen. Wie in einer großen Sammelstatistik erhöht auch in unserem Krankengut die Papillenspaltung die Letalität der Gallengangsrevision nicht wesentlich: von 3 auf 4% (Böhmig et al. 1969; eigene Resultate, vgl. Kap. I).

b) Lokale Komplikationen

Die häufigsten lokalen Komplikationen nach Papillenspaltung sind die Pankreatitis, Blutung aus der Papille und Nahtinsuffizienz der Duodenotomie; selten sind der retroduodenale Abszeß und die Duodenalstenose.

Pankreatitis

Die Pankreatitis ist die gefürchtetste Komplikation der Papillenspaltung. Sie ist zwar keineswegs eine spezifische Komplikation der Papillenspaltung, sondern wird auch nach alleiniger Gallengangsrevision beobachtet (Hess 1969). Häufig ist eine passagere Erhöhung der Serumamylase und -lipase ohne klinisches Korrelat, nämlich in bis zu 20% der Papillenspaltungen (Willenegger et al. 1974 b). Die Frequenz der schweren Pankreatitis mit hoher Letalität liegt bei 1–2% (Arianoff 1968; Hess 1969), in unserer Serie bei 0,9% (allerdings ohne Todesfall) (eigene Resultate, vgl. Kap. I). Bei atraumatischer Technik, Identifikation der Pankreatikusmündung und Verzicht auf transpapilläre Drains ist die Pankreatitis, die manchen Chirurgen von diesem wertvollen Eingriff abhält, ein Ausnahmefall (Böhmig et al. 1969; eigene Resultate, vgl. Kap. I).

Andere lokale Komplikationen

Blutung: Bei richtiger Indikationsstellung ist die Papille häufig im Rahmen der Papillenstenose narbig verändert und blutet bei der Durchschneidung unwesentlich. Wenn spritzende Schleimhautgefäße koaguliert oder im Sinne der Papillenplastik durchstochen werden, sieht man diese Komplikation selten.

Tabelle 30

Autor	Gesamt-letali-tät (%)	Lokale Komplikationen			
		Pankreatitis		Blutung Morbi-dität (%)	Duodenalin-suffizienz Morbidität (%)
		Morbidität (%)	Letalität (%)		
von Ackeren et al. (1973) Eigene Serie	8,5	–	1,5	–	–
Arianoff (1968) Sammelstatistik	4,7	1,2	–	0,6	0,6
Hess (1969) Sammelstatistik	4,4	1,9	1,5	1,2	0,8
Böhmig et al. (1969) Sammelstatistik	4,2	–	–	–	–
Eigene Resultate (vgl. Kap. I)	4,0	0,9	0,0	0,4	0,9
Willenegger et al. (1974 b) Eigene Serie	3,6	3,6	1,1	–	–
Böhmig et al. (1969) Eigene Serie	3,2	–	0,0	–	–
Fräki u. Turunen (1973) Eigene Serie	2,5	–	–	–	–
Arianoff (1968) Eigene Serie	2,0	–	0,6	0,3	0,0
Jones (1973) Eigene Serie	1,4	–	1,0	–	–
Stefanini et al. (1974 a) Eigene Serie	1,1	–	0,2	–	–
Schmitt et al. (1976) Eigene Serie	0,5	–	0,5	–	–
Rutledge (1976) Eigene Serie	0,0	–	–	–	–

Duodenalinsuffizienz und -stenose: Kleine, aber genügende, quer angelegte Duodenotomie verhindert eine Traumatisierung bei der Darstellung der Papille und gibt nicht gequetschte und gut durchblutete Schnittränder für eine sicher heilende Naht, die, einreihig angelegt, nie stenosiert. Wenn man die Papillenspaltung auf den stenotischen Anteil beschränkt, wird man kaum je die ganze Duodenalwand durchtrennen müssen und damit die Gefahr einer *retroduodenalen Phlegmone* oder eines *Abszesses* laufen. Ist dies dennoch einmal nicht zu umgehen, ist eine minutiöse Schleimhautnaht zwischen Choledochus und Duodenum in der oralen Ecke anzulegen.

c) Funktionelle Frühresultate

Untersuchungen innerhalb der ersten 10 Tage nach Papillenspaltung am T-Drain zeigen, daß bei *partieller* Papillenspaltung kinecholangiographisch noch immer eine Papillenperistaltik vorhanden ist, zudem ein gegenüber der Norm unveränderter Residualdruck, aber ein meist vergrößerter Standarddurchfluß nachweisbar sind und daß die pharmakologische Ansprechbarkeit der Papille erhalten ist. Die Magen-Darm-Passage weist in der Minderzahl der Fälle eine Insuffizienz der Ventilfunktion mit duodeno-biliärem Reflux nach (Böhmig u. Garbsch 1965; Fritsch 1966 b; Böhmig et al.

1969). Demgegenüber sahen wir nach partieller Papillenspaltung zwar ebenfalls keine Veränderungen des Residualdrucks, jedoch auch keine Steigerung des Standarddurchflusses, verglichen mit Werten nach alleiniger Gallengangsrevision (eigene Resultate, vgl. Kap. I). Nach *totaler* Papillenspaltung ist keine Papillenperistaltik mehr sichtbar, der Standarddurchfluß um ein Vielfaches gegenüber der Norm erhöht, keine pharmakologische Reaktion mehr erkennbar und in allen Fällen ein duodeno-biliärer Reflux vorhanden (Haubrich 1975).

2. Spätresultate

a) Klinische Spätresultate der Papillenspaltung (Tabelle 31)

Die Spätresultate der einzelnen Autoren sind nur mit Einschränkung zu vergleichen, da sie wesentlich von der Indikationsstellung abhängen (Stefanini et al. 1977). Bei enger Indikationsstellung mit Überwiegen von Papillenstenosen erwartet man auf lange Sicht schlechtere Ergebnisse als bei großzügigerer Indikationsstellung mit einer Vielzahl von „Sicherheitsindikationen". Dazu kommt, daß die Beurteilungskriterien häufig unterschiedlich streng sind. Im allgemeinen sind aber die Spätresultate in 80–95% gut.

b) Endoskopische und radiologische Spätresultate

Eine viel diskutierte Frage ist die Restenosierung nach Papillenspaltung. Die ERCP bietet hier eine neue Möglichkeit in der Beurteilung der Spätergebnisse. Mit ihr kann die operierte Papille direkt eingesehen, ihre Durchgängigkeit anhand der Kanülierbarkeit geprüft und gleichzeitig ein Cholangio- und Pankreatogramm angefertigt werden. Bis heute sind uns nur drei Spätkontrollen nach Papillenspaltung mit ERCP bekannt (Soehendra 1976; Rey et al.

Tabelle 31

Autor	Klinische Spätresultate (%)		
	Gut	Mittel	Schlecht
Arianoff (1968) Eigene Serie	98,5	–	1,5
Böhmig et al. (1969) Sammelstatistik	96,0	–	4,0
von Ackeren et al. (1973) Eigene Serie	96,0	–	4,0
Eigene Resultate (vgl. Kap. I)	95,5	–	4,5
Willenegger et al. (1974b) Eigene Serie	94,0	–	3,0
Böhmig et al. (1969) Eigene Serie	89,0	–	11,0
Roux (1965) Eigene Serie	83,0	–	17,0
Stefanini et al. (1974a) Eigene Serie	71,0	26	3,0
Fräki u. Turunen (1973) Eigene Serie	60,0	35	5,0

1977; eigene Resultate, vgl. Kap. I). Unsere Untersuchungen zeigen, daß nach einfacher Papillenspaltung die inzidierte Duodenalschleimhaut oft wieder verwächst und die erweiterte Papillenmündung erneut eingeengt wird. Dies wird durch die Naht zwischen Choledochus- und Duodenalschleimhaut bei Papillenplastik meist verhindert (eigene Resultate, vgl. Kap. I). Von den bilio-digestiven Anastomosen, speziell bei Gallengangsstrikturen, weiß man, daß sie einer erheblichen Schrumpfung unterworfen sind, wenn keine exakte Epithel-Epithel-Adaptation gelingt. Die Tatsache, daß es nach einfacher Papillenspaltung, die ja eine viel engere Mündung als die bilio-digestiven Anastomosen zurückläßt, zu keiner symptomatischen Strikturierung kommt, dürfte damit erklärbar sein, daß hier die eine Hälfte der Mündungszirkumferenz intakt bleibt.

G. Choledocho-digestive Anastomose

I. Indikationen

1. Unvollständige Steinentfernung bei intrahepatischer Lithiase
(Matsumoto et al. 1977; Pridgen et al. 1977)

Es gibt Fälle, in denen mit allen technischen Tricks (Distensionsspülung) die vollständige Steinentfernung aus den proximalen Gallengängen nicht oder nicht sicher gelingt. Die Papillenspaltung, auch mit totaler Sphinkterdurchtrennung, bietet aber nur bei kleinen Konkrementen Gewähr für einen spontanen Abgang. In diesen seltenen Situationen ist eine choledocho-digestive Anastomose zu erwägen.

2. Pankreatitische Choledochusstenose
(Stauber u. Cesnik 1974; Scott et al. 1977)

In ca. 10% der chronischen Pankreatitiden wird der distale retro- und intrapankreatische Choledochus konzentrisch eingeengt. Es kommt zum Aufstau der Galle am kranialen Pankreasrand mit Ikterus, evtl. intermittierend, je nach Entzündungsschub der Bauchspeicheldrüse.

II. Verfahrensfragen

1. Voraussetzungen für eine choledocho-digestive Anastomose
(für alle bilio-digestiven Anastomosen zutreffend)

1. Der Gallengang sollte einen Mindestdurchmesser von 15 mm aufweisen, da sonst eine evtl. Schrumpfung der bilio-digestiven Anastomose zu einem Gallenabflußhindernis führt (Smith 1976, persönliche Mitteilung).
2. Der zur Anastomose verwendete Gallengang und Darm muß entzündungsfrei sein, andernfalls ist eine ausgeprägte Schrumpfung unvermeidlich.
3. Distal der Anastomose darf keine Stenose im Darm vorliegen. Stase und Cholangitis sind sonst die Folgen.

2. Welche choledocho-digestive Anastomose soll man anlegen?

Wir empfehlen die *Choledocho-Duodeno-End-zu-Seit-Anastomose*. Bestehen allerdings entzündliche Veränderungen des Duodenums, oder läßt sich das Duodenum z.B. bei chronischer Pankreatitis nicht zu einer spannungsfreien Anastomose mobilisieren, so ist die *Choledocho-Jejuno-End-zu-Seit-Anastomose* vorzuziehen, und zwar mit einer nach Roux ausgeschalteten Jejunumumschlinge.

3. Vor- und Nachteile der Choledocho-Duodeno-End-zu-Seit-Anastomose und der Choledocho-Jejuno-End-zu-Seit-Anastomose

a) Choledocho-Duodeno-End-zu-Seit-Anastomose

Die Vorteile dieser Anastomose liegen darin, daß die Galle bereits im Duodenum den Ingesta beigemischt wird. Als Nachteil wird der Reflux von Duodenalinhalt in die Gallenwege angeführt. Der Reflux spielt aber nach Meinung vieler Autoren keine Rolle, so lange nicht eine zusätzliche Stase zur Cholangitis führt (Zittel 1969).

b) Choledocho-Jejuno-End-zu-Seit-Anastomose

Sie hat den Vorteil, daß bei genügender Schlingenlänge kein Reflux von Darminhalt in

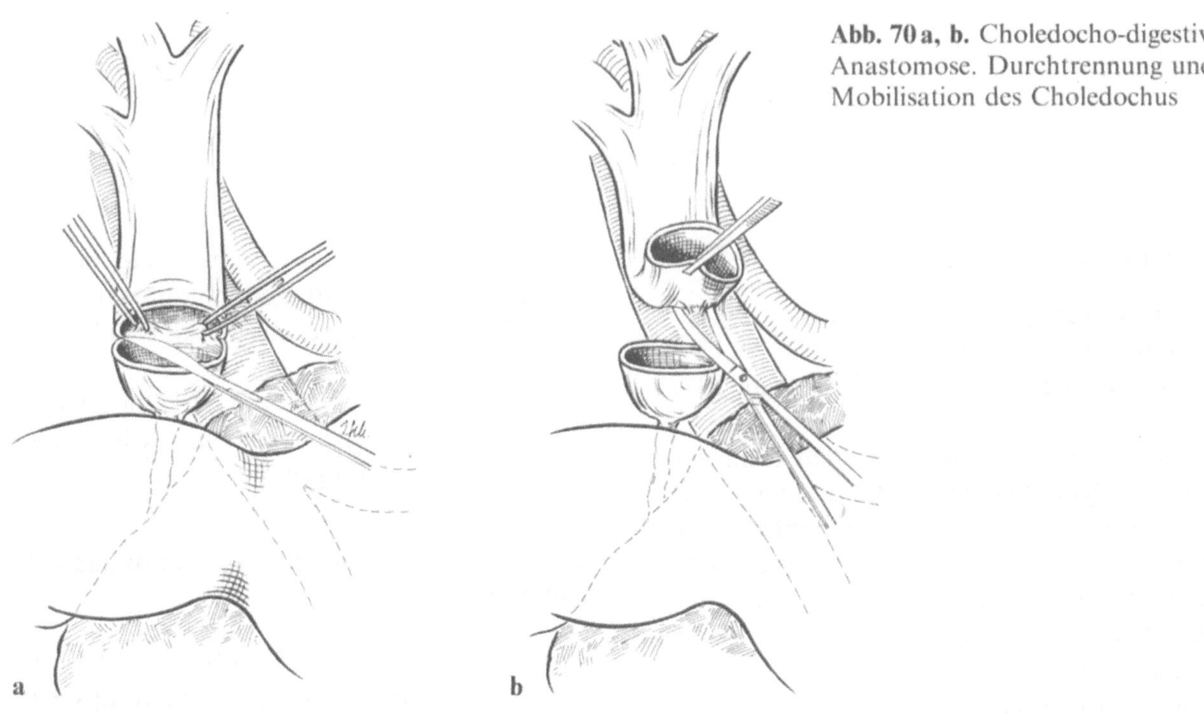

Abb. 70 a, b. Choledocho-digestive Anastomose. Durchtrennung und Mobilisation des Choledochus

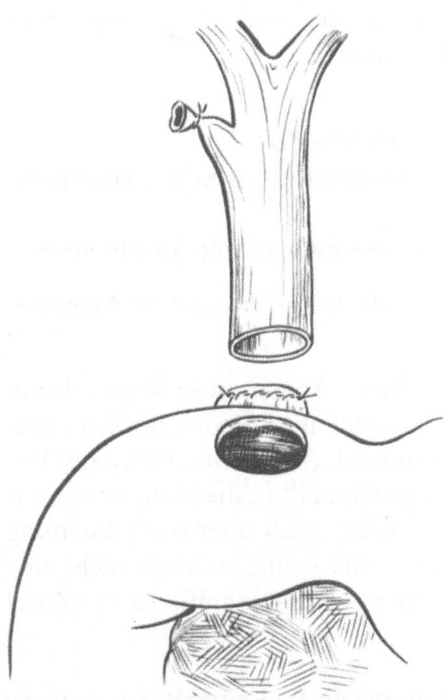

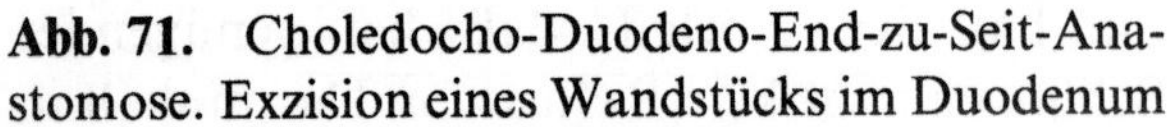

Abb. 71. Choledocho-Duodeno-End-zu-Seit-Anastomose. Exzision eines Wandstücks im Duodenum

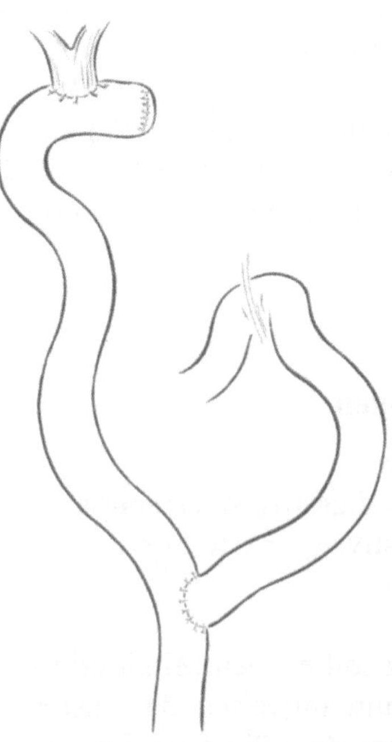

Abb. 72. Choledocho-Jejuno-End-zu-Seit-Anastomose. Anlegen einer Y-Jejunumschlinge nach Roux

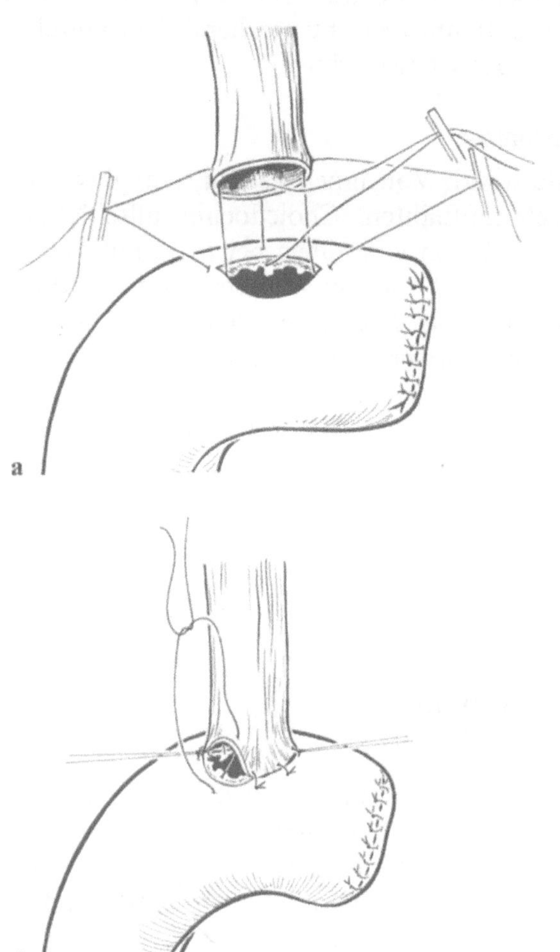

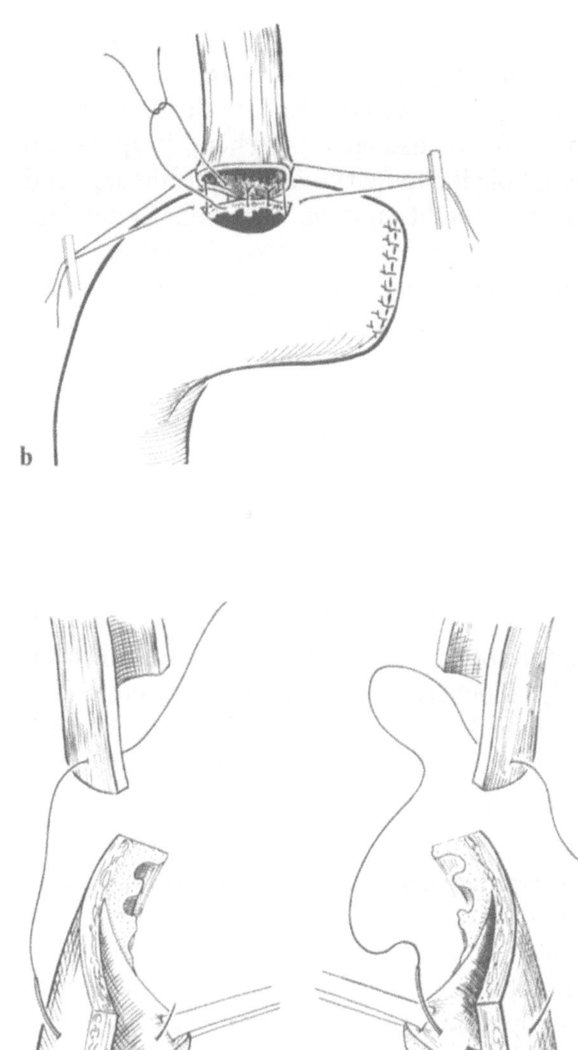

Abb. 73 a–c. Choledocho-Jejuno-End-zu-Seit-Anastomose. Anastomosierungstechnik

Abb. 74 a, b. Choledocho-Jejuno-End-zu-Seit-Anastomose. Anastomosierungstechnik. Stichfolge für Hinter- und Vorderwand

die Gallenwege stattfindet. Hingegen wirkt sie sich ungünstig aus, weil die Galle erst im distalen Magen-Darm-Abschnitt dem Speisebrei beigemengt wird. In den letzten Jahren ist das vermehrte Vorkommen von Duodenalulzera bei Derivation der alkalischen Galle aus dem Duodenum beobachtet worden (McArthur u. Longmire 1971). Die angegebene Häufigkeit liegt zwischen 8% (Way u. Dunphy 1972) und 22% (Aust et al. 1967). Andere Autoren haben allerdings keine Häufigkeit von Ulcera duodeni bei diesen Anastomosen gesehen (Lindenauer

1973; Stefanini et al. 1975). Die Frage ist heute noch als offen zu betrachten.

4. Konkurrenzverfahren: Choledocho-Duodeno-Seit-zu-Seit-Anastomose versus Choledocho-Duodeno-End-zu-Seit-Anastomose

Wir haben die Seit-zu-Seit-Anastomose aus bereits dargelegten Gründen verlassen (vgl. F.III.3).

III. Technik

Durchtrennung des Choledochus:
Circa 0,5 cm oberhalb des Duodenums. Wenn keine Verwachsungen bestehen, Präparation des Choledochus zirkulär, Unterfahrung und danach Durchtrennung. Bei Adhäsionen zunächst Durchtrennung der Vorderwand, Hochziehen der Choledochushinterwand mit Ellis-Klemmen und langsames schrittweises Absetzen unter sorgfältigster Schonung der V. portae (Abb. 70 a). Mobilisation des proximalen Choledochusstücks auf 1 cm Länge, nicht mehr, da sonst Beeinträchtigung der Zirkulation (Abb. 70 b). Übernähung des distalen Choledochusstumpfs mit fortlaufender Naht mit 3-0 Dexon (Abb. 71).

Choledocho-Duodeno-End-zu-Seit-Anastomose:
Vorbereitung des Duodenums: Mobilisation nach Kocher. Exzision eines kreisrunden Wandstücks im kranialen Teil der Vorderwand, Durchmesser entsprechend dem Durchmesser des Choledochus (Abb. 71).

Choledocho-Jejuno-End-zu-Seit-Anastomose:
Vorbereitung der Jejunumschlinge: Präparation einer Y-Jejunumschlinge nach Roux von 35 cm Länge (Abb. 72). Blinder Verschluß des proximalen Endes, einreihig mit extramukösen Einzelknopfnähten. Ante- oder retrokolisches Hochziehen der Schlinge. Exzision eines kreisrunden Wandstücks 5 cm distal vom blind verschlossenen Ende auf der antimesenterialen Seite, Durchmesser entsprechend dem Durchmesser des Choledochus.

Anastomose

Hinterwand: Von innen genäht, einreihig mit Einzelknopfnähten, Choledochus allschichtig fassend, Darm von außen her extramukös gestochen mit 4-0 atraumatischem Dexon (Abb. 73 a, b u. 74 a). Beginn mit den beiden Eckfäden, dann fortschreitend von rechts nach links. Alle Fäden legen, am Ende knoten.
Vorderwand: Einreihig mit Einzelknopfnähten, Choledochus allschichtig, Darm von innen extramukös gestochen mit 4-0 atraumatischem Dexon (Abb. 73 c u. 74 b).

IV. Resultate

Die Ergebnisse der choledocho-digestiven Anastomosen sind schwierig zu beurteilen, weil sie meist bei Strikturen und Tumoren, die per se eine schlechte Prognose haben, angewendet werden. Statistiken umfassen größtenteils immer solche Fälle. Die Operationsletalität liegt zwischen 3 und 4% (Leborgne 1971; Stefanini 1975). Die Spätresultate sind in 80–90% gut (Herter et al. 1973; Lindenauer 1973; Stefanini 1975).

H. Reoperation am Gallengang

I. Indikationen

1. Allgemeines

Die *Häufigkeit* der Reoperationen an den Gallenwegen liegt bei ca. 5%. In jenen Kliniken, die viele Zuweisungen für komplizierte Reoperationen haben, ist sie höher (Tabelle 32).
Residualstein bzw. Rezidivstein, übersehene Papillenstenose und Gallengangsstriktur geben am häufigsten die *Indikation zur Reoperation* (vgl. Tabelle 35).
Die *Operationsletalität* der Reoperationen beträgt durchschnittlich 5% (Baumann 1969; Grill 1974).

Tabelle 32

Autor	Häufigkeit der Reoperation auf sämtliche Gallenwegsoperationen (%)
Schega (1974)	4,5
Arianoff et al. (1976)	4,6
White u. Bourde (1969)	4,9
Eigene Resultate (vgl. Kap. I)	5,0
Rückert u. Trede (1974)	6,4
Bordley u. White (1979)	6,7
Grill (1974)	10,9

2. Postcholezystektomiesyndrom
(Schein 1978; Tondelli et al. 1979a, 1980)

a) Definition

Unter dem Begriff „Postcholezystektomiesyndrom" werden Beschwerden zusammengefaßt, die nach Entfernung der Gallenblase persistieren oder neu auftreten. Der Ausdruck „Postcholezystektomiesyndrom" darf lediglich zeitlich und nicht ursächlich verstanden werden. In dieser Hinsicht ist er unglücklich und gibt zu Mißverständnissen Anlaß (Englehart 1977).

b) Symptomatologie

Im Hinblick auf die Ätiologie ist es vorteilhaft, zwischen einem leichten und einem schweren Postcholezystektomiesyndrom zu unterscheiden. Die *leichte* Symptomatologie besteht in Dyspepsie, d.h. Unverträglichkeit gewisser Speisen, vor allem von Fetten und rohen Früchten, postprandialem Völlegefühl, Stuhlunregelmäßigkeiten sowie in selten auftretenden und geringgradigen Oberbauchschmerzen. Die *schwere* Form geht mit häufigen und starken Schmerzen sowie rezidivierenden ikterischen und cholangitischen Schüben einher.

c) Ätiologie, Häufigkeit

Ätiologie

Als Ätiologie für das Postcholezystektomiesyndrom kommen zahlreiche Affektionen in Frage – einige mit gesicherter, andere allerdings nur mit vermuteter klinischer Bedeutung. Die Ursachen können am übersichtlichsten entsprechend Organlokalisation und Pathologie eingeteilt werden – in biliäre und extrabiliäre bzw. organische und nicht-organische Affektionen. Eine weitere Klassifikationsmöglichkeit nimmt auf den Zusammenhang zwischen der Ätiologie des Postcholezystektomiesyndroms und der Cholezystektomie Rücksicht. So können die folgenden drei Gruppen unterschieden werden: neue postoperative und fortbestehende bzw. rezidivierende Affektionen; die neu auftretenden unterteilen sich in solche, die trotz korrekter Operationsindikation und Technik, und sol-

Tabelle 33

Einteilung entsprechend der Organlokalisation und der Pathologie	Einteilung entsprechend der Beziehung zur Cholezystektomie		
	Neu auftretende Affektion		Fortbestehende (=übersehene) oder rezidivierende Affektion
	Trotz korrekter Indikation und Technik	Wegen falscher Indikation und Technik	
Biliäre Affektion			
Organisch			
Gallengangsstein			x
Papillenstenose		x	x
Gallengangsstriktur		x	
Gallenblasenrest/langer Zystikusstumpf		(x)	x
Pankreatische Choledochusstenose			x
Gallengangstumor			x
Nicht-organisch			
Metabolische Störung	(x)		x
Funktionelle Störung	(x)		x
Extrabiliäre Affektion			
Organisch			
Ösophagitis			x
Magen-/Duodenalulkus			x
Pankreatitis			x
Leberaffektion			x
Verletzung der A. hepatica		x	
Kolonaffektion			x
Harnwegsaffektion			x
Affektion von Herz, Pleura			x
Abdominale Verwachsungen	x		
Narbenstörungen		x	
Nicht-organisch			
Colon irritabile			x
Psychosomatische Störungen			x

che, die wegen falscher Indikation und Technik vorkommen (Tabelle 33).

Häufigkeit des Postcholezystektomiesyndroms und seiner Ursachen (Tabellen 34 u. 35)

Der Prozentsatz von Patienten mit Beschwerden nach Cholezystektomie schwankt in der Literatur stark, liegt aber in den größeren Serien bei 30–40% (Bodvall u. Oevergaard 1967; Stefanini et al. 1974b; Hess 1977). Diese Ziffer ist hoch. Allerdings hat die Mehrzahl dieser Patienten nur leichte und durch die Operation wesentlich gebesserte Beschwerden, während lediglich ca. 15% schwere Symptome aufweisen. Nur bei ungefähr 50% der Patienten mit Postcholezystektomiesyndrom läßt sich eine organische Affektion finden (Brandstätter et al. 1976; Roth u. Berk 1976; Hess 1977). Dabei scheinen die extrabiliären Ursachen häufiger als die biliären (Bodvall u. Oevergaard 1967;

Tabelle 34

	Bodvall u. Oevergaard (1967)	Stefanini et al. (1974b)	Hess (1977)	Brandstätter et al. (1976)
Häufigkeit des PCS				
Zahl der kontrollierten Patienten mit Cholezystektomie	1930	800	919	
PCS (total)	764 (40%)	249 (31%)	241 (26%)	
Leichtes PCS	660 (35%)	217 (27%)	–	
Schweres PCS	104 (5%)	32 (4%)	–	
Ätiologie				
Zahl der Patienten mit PCS	764	249	199	47
Organische Affektion (total)	–	–	116 (58%)	31 (66%)
Organisch biliäre Affektion	72 (9%)	36 (14%)	9 (4,5%)	20 (43%)
Organisch extrabiliäre Affektion	–	–	107 (53,5%)	11 (23%)
Nicht-organische Affektion (total)	–	–	83 (42%)	16 (34%)

Tabelle 35

Organische Gallenwegsaffektionen bei Reoperationen bzw. bei Postcholezystektomiesyndrom	Bodvall u. Oevergaard (1967)	Bordley u. White (1979)	Grill (1974)	Hess (1977)	Rückert u. Trede (1974)	Stefanini et al. (1974b)	Alnor (1974)
Zahl der Patienten mit Reoperation bzw. PCS	72 (PCS)	340 (Reop.)	221 (Reop.)	310 (Reop.)	113 (Reop.)	36 (PCS)	201 (Reop.)
Gallengangsstein (allein oder mit Papillenstenose kombiniert)	58 (81%)	91 (27%)	81 (37%)	107 (35%)	47 (42%)	22 (61%)	65 (32%)
Papillenstenose (allein)	–	35 (10%)	63 (29%)	37 (12%)	25 (22%)	14 (39%)	74 (37%)
Gallengangsstriktur	–	41 (12%)	16 (7%)	69 (22%)	18 (16%)	–	16 (8%)
Andere organische biliäre Affektion (Gallenblasenrest, pankreatitische Choledochusstenose, übersehener Tumor etc.)	14 (19%)	173 (51%)	61 (27%)	97 (31%)	23 (20%)	–	46 (23%)

Stefanini et al. 1974b; Hess 1977). Während der Gallengangsstein die häufigste Affektion bei den biliären organischen Ursachen ausmacht (Bodvall u. Oevergaard 1967; Grill 1974; Rückert u. Trede 1974; Stefanini et al. 1974b; Hess 1977), sind Ösophagitis, Ulkus und Pankreatitis die häufigsten extrabiliären Ursachen (McClenahan et al. 1959). Bei den übrigen 50% der Patienten mit Postcholezystektomiesyndrom läßt sich keine organische Affektion eruieren.

d) Prophylaxe

Es darf angenommen werden, daß das Postcholezystektomiesyndrom in Zukunft aus folgenden Gründen seltener wird:
1. Verbesserte präoperative Abklärungsmöglichkeiten sowohl der Gallenwege als auch insbesondere anderer Organe
2. Frühere Indikationsstellung bei Cholelithiasis, bevor andere Organe geschädigt werden (Leber, Pankreas) (Christiansen u. Schmidt 1971; Bodvall 1973; Stefanini et al. 1974b)
3. Verbesserte intraoperative Diagnostik bei Gallenwegseingriffen (Cholangiographie, Druckmessung, Durchflußmessung, Cholangioskopie), damit Verminderung der Residualsteine und der übersehenen Papillenstenosen
4. Verbesserte operative Technik, dadurch seltenere Gallengangsverletzungen bzw. Strikturen

e) Klinische Bedeutung der Ursachen des Postcholezystektomiesyndroms

Die in diesem Zusammenhang am meisten interessierenden biliären Ursachen – Residual- bzw. Rezidivstein und Gallengangsstriktur – werden speziell diskutiert (vgl. H.I.2 u. H.I.3). Hier sollen die anderen Affektionen, deren klinische Bedeutung für das Postcholezystektomiesyndrom z.T. fraglich ist, kurz besprochen werden.

Biliäre organische Ursachen: langer Zystikusstumpf

Ein langer Zystikusstumpf kann gelegentlich im Sinne eines Divertikels mit Gallenstase Aus-

gangspunkt für die Bildung von Rezidivsteinen sein und damit zum Postcholezystektomiesyndrom führen. Meist wird in diesen Fällen die Gallenstase durch eine zusätzliche Papillenstenose verstärkt. Zunehmende Dilatation kann dann das sog. „Gallenblasenregenerat" verursachen. Wir glauben jedoch nicht, daß der lange Zystikusstumpf per se Beschwerden bewirkt, solange er nicht mit Steinen kombiniert vorliegt:
1. Sorgfältige Kontrollen nach Cholezystektomie zeigten häufig einen langen Zystikusstumpf. Beschwerden im Sinne des Postcholezystektomiesyndroms lagen aber nur in der Minderzahl dieser Fälle vor (Hess 1977).
2. In der Mehrzahl der Fälle von operiertem langen Zystikusstumpf mit Verschwinden des Postcholezystektomiesyndroms waren auch Steine vorhanden (Glenn u. Johnson 1955; Arianoff u. Gelin 1957; Larmi et al. 1975; Hopkins et al. 1979).

Die Bedeutung des sog. Amputationsneuroms des Zystikusstumpfs ist sehr umstritten (Arianoff u. Gelin 1957; Bodvall 1973; Zett et al. 1976).

Wir bemühen uns aus diesen Gründen zwar immer, einen kurzen Zystikusstumpf zurückzulassen. Die Indikation zur Reoperation stellen wir aber bei nachgewiesenem langen Zystikusstumpf nur dann, wenn gleichzeitig Steine vorhanden sind.

Biliäre nicht-organische Ursachen

Metabolische Störungen: Bis heute ist keine metabolische Störung nach Cholezystektomie als Ursache für das Postcholezystektomiesyndrom gesichert. Die Cholezystektomie verhindert ja eine Rezidivsteinbildung fast ausnahmslos durch Änderung der Flußdynamik der Galle (keine Stase) und nicht durch Änderung der chemischen Zusammensetzung der Galle (vgl. A.II). Nach Wegfall der Reservoirfunktion der Gallenblase ist der Gallenfluß in den Darm nicht mehr intermittierend, sondern konstant. Die Cholezystektomierten verdauen ebenso gut wie Personen mit normal funktionierender Gallenblase, und eine Steatorrhö ist nicht nachweisbar (Krondl et al. 1964).

Funktionelle Störungen: Wie funktionelle motorische Störungen der Gallenblase für Beschwerden vor der Cholezystektomie angeschuldigt werden, so werden Dystonie und Dyskinesie des Sphinkter Oddi für Postcholezystektomiebeschwerden verantwortlich gemacht. In beiden Situationen ist die klinische Bedeutung solcher Störungen allerdings sehr umstritten (Roth u. Berk 1976). Provokation der Beschwerden durch Morphin und Besserung durch Amylnitrit, Nitroglycerin etc. könnten allerdings in dieser Richtung gedeutet werden (Siffert 1976). Wenn funktionellen motorischen Störungen überhaupt klinische Bedeutung zukommen sollte, so vermutlich vor allem nach Entfernung einer präoperativ funktionierenden Gallenblase (im Cholezysto-Cholangiogramm dargestellte Gallenblase) (Bodvall 1973; Stefanini et al. 1974b). Dies könnte als Anpassungsphänomen der Gallengänge bzw. des Sphinkter Oddi an den Wegfall der Gallenblase als Druckregulator interpretiert werden. Sicher dürfen funktionelle Störungen erst nach Ausschluß anderer möglicher Ursachen für das Postcholezystektomiesyndrom verantwortlich gemacht werden. Dann aber ist der Therapieplan zunächst noch unklar.

Extrabiliäre organische Ursachen

Ösophagitis, Ulkus, Pankreatitis sowie Leberaffektionen stehen an der Spitze der extrabiliären organischen Affektionen, die bei Patienten mit Postcholezystektomiesyndrom gefunden werden (McClenahan et al. 1959). Bei der Mehrzahl dieser Patienten persistiert die vor der Cholezystektomie vorhandene Symptomatik auch postoperativ. In diesen Fällen wurde entweder präoperativ eine Affektion der Gallenwege diagnostiziert, die gar nicht vorhanden war, oder aber die Abklärung war unvollständig. In diesem Zusammenhang muß noch einmal auf die Bedeutung einer exakten präoperativen Diagnostik vor Cholezystektomie hingewiesen werden, die die Nachbarorgane, vor allem Ösophagus, Magen und Duodenum mitberücksichtigen muß (vgl. D.I.2). Im weiteren muß hier nochmals die Wichtigkeit einer frühen Cholezystektomie bei Steinen betont werden. Pankreatitis und Leberaffektionen, die zu postoperativ anhaltenden Beschwerden führen, sind oft durch die zu spät operierte Gallensteinkrankheit bedingt (Christiansen u. Schmidt 1971; Bodvall 1973; Stefanini et al. 1974b).

Extrabiliäre nicht-organische Ursachen

Hier scheint vor allem dem vorbestehenden *Colon irritabile* eine wesentliche Bedeutung zuzukommen (Englehart 1977). Ein Therapieversuch mit laxativer Diät und Spasmolytika sind bei Verdacht angezeigt (Fahrländer 1973). Neuere Arbeiten deuten ferner darauf hin, daß ein Großteil der Patienten mit Postcholezystektomiesyndrom Anhaltspunkte für eine psychosomatische Affektion zeigen (Christiansen u. Schmidt 1971; Kakizaki et al. 1976). Eine solche Genese sollte allerdings erst nach Ausschluß aller organischen Affektionen diskutiert werden.

3. Residual- und Rezidivstein

a) Definition

Unter Residualstein versteht man einen anläßlich einer Gallenwegsoperation vergessenen Stein im Hauptgallengang, unter Rezidivstein einen nach Gallenwegsoperation neu entstandenen Stein im Hauptgallengang. Der *Residualstein* kommt wesentlich häufiger als der Rezidivstein vor. Generell handelt es sich um einen sekundären Gallengangsstein, d.h. einen Stein, der in der Gallenblase gebildet worden ist. Er besteht deshalb in den meisten Fällen aus Cholesterin. *Rezidivsteine* sind immer primäre Gallengangssteine, d.h. im Gallengang entstanden und größtenteils aus Gallenpigment zusammengesetzt. Während der Residualstein bei der Erstoperation selbst nicht erkannt wurde, ist beim Rezidivstein vorwiegend ein unbemerkt gebliebenes Abflußhindernis die Hauptursache. Die übersehenen Abflußhindernisse liegen gewöhnlich in Form einer Papillenstenose, einer Gallengangsstriktur oder einer geschrumpften bilio-digestiven Anastomose vor.

Tabelle 36

Behandlungsart	Erfolg (%)	Letalität (%)	Hospitalisation	Autor
1. Abwarten eines spontanen Steinabgangs[a]	10	0	Nein	Way u. Motson (1976)
2. Prograde Steinextraktion via T-Drain-Kanal[b]	95	0	Nein	Burhenne (1976a, b)
3. Endoskopische Papillenspaltung und retrograde Steinextraktion[a, c]	~80	1	Ja	Koch et al. (1977) Safrany (1977)
4. Spülung und lokale medikamentöse Behandlung[b]	~70	0	Ja	Way u. Motson (1976)
5. Systemische medikamentöse Behandlung[a]	~50	0	Nein	Barbara et al. (1976) Thistle et al. (1978)
6. Reoperation[a, c]	~95	5	Ja	Baumann (1969) Grill (1974)

[a] Immer durchführbar
[b] Nur bei liegendem T-Drain durchführbar
[c] Gleichzeitige Beseitigung eines Abflußhindernisses möglich

b) Therapie

Besser als die Behandlung der Residual- und Rezidivsteine ist ihre Vermeidung. Alle Bemühungen müssen dahin gehen, während der ersten Gallenwegsoperation eine vollständige Steinentfernung und eine Beseitigung eines Abflußhindernisses vorzunehmen. Hier gewinnen die intraoperativen Untersuchungsmethoden wesentlich an Bedeutung: Cholangiographie, Druck- und Durchflußmessung sowie Cholangioskopie. Trotz sorgfältigster Exploration sind allerdings Residualsteine bzw. Rezidivsteine nicht immer zu vermeiden.
"If any surgeon tells you that he has a huge experience in biliary tract surgery and that he has never in his life left a stone behind in the common bile duct, you know that that man is lying about one of these things and possibly about both" (Smith 1976, persönliche Mitteilung).
In der Behandlung geht es darum, beim Residualstein das zurückgebliebene Konkrement zu entfernen, beim Rezidivstein das Konkrement und zusätzlich das Abflußhindernis zu beseitigen, um einem neuen Rezidiv vorzubeugen. In den letzten Jahren haben nicht-chirurgische Maßnahmen zur Entfernung der Konkremente einen festen Platz im Behandlungsplan

neben der Reoperation erhalten. Die Behandlungsmöglichkeiten und ihre Resultate sind in Tabelle 36 aufgeführt. Bei der Verfahrenswahl sind zwei Kriterien zu berücksichtigen:

1. Einige Therapiemaßnahmen sind an einen liegenden T-Drain gebunden. Wir empfehlen aus mehreren Gründen, nach einer Gallengangsrevision einen T-Drain einzulegen, u.a. ist damit eine postoperative Röntgenkontrolle möglich, außerdem ein Weg für die Behandlung von Residualsteinen offen.
2. Nur einige der aufgezählten Möglichkeiten erlauben die gleichzeitige Beseitigung eines Abflußhindernisses und sind damit für die Therapie der meisten Rezidivsteine geeignet.

Abwarten eines spontanen Steinabgangs

Mit einem spontanen Steinabgang kann nur bei kleinen Konkrementen gerechnet werden. Die Angaben in kontrollierten Serien variieren zwischen 10% (Way u. Motson 1976) und 35% (Bergdahl u. Holmlund 1976). Der Abgang findet in 50% innerhalb des ersten postoperativen Monats statt (Bergdahl u. Holmlund 1976). Wir halten in der Regel das Abwarten eines spontanen Steinabgangs über einen Monat für

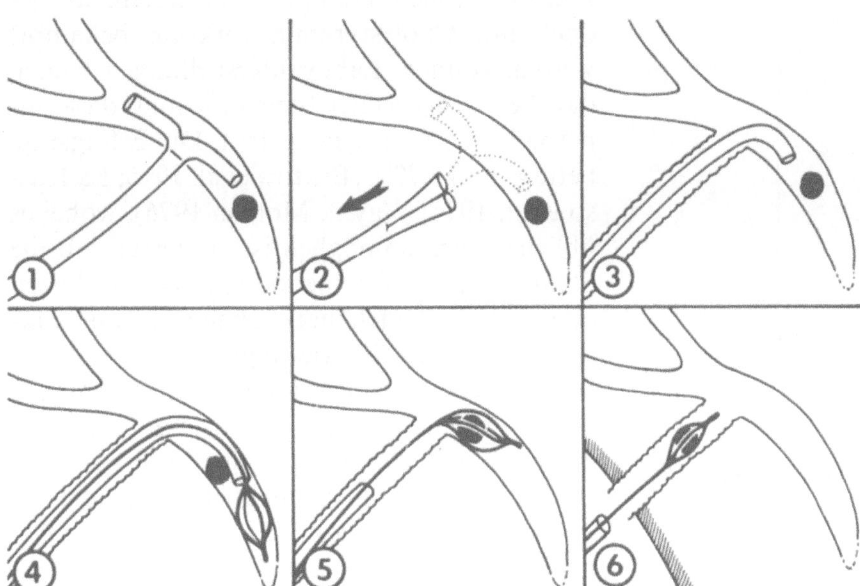

Abb. 75. Prograde Steinextraktion via T-Drain-Kanal nach Burhenne (1973)

falsch, da die Risiken einer Komplikation nicht unbeträchtlich sind.

Prograde Steinextraktion via T-Drain-Kanal

Der erste Bericht über die Möglichkeit einer Steinextraktion via T-Drain kam 1962 von Mondet. Über Erfolge in einer größeren Serie berichtete dann Mazzariello 1970 und 1973. Den entscheidenden Schritt für eine breite Anwendung dieser Methode machte Burhenne 1972, indem er ein einheitliches und praktisches Instrumentarium [1] entwickelte; dazu zählt als wichtigstes Instrument ein Katheter mit steuerbarer, flexibler Spitze (Burhenne 1972, 1973, 1974). Die Technik im Detail ist wie folgt (Abb. 75):
Entfernung des T-Drains. Einführen des Spezialkatheters unter Bildwandlerkontrolle durch den Kanal des T-Drains in den Choledochus. Über diesen Katheter wird dann eine Körbchensonde vorgeschoben, mit der der Stein eingefangen und extrahiert wird. Zu den großen Vorteilen dieses Verfahrens zählt die Möglichkeit der ambulanten Durchführung am wachen Patienten. Die Resultate sind erstaunlich. In einer Sammelstatistik hat Burhenne (1976a) 631 Fälle in den USA zusammengestellt. Die

---

1 Hersteller: Fa. Meditech, 372 Main Street, Watertown, Mass., USA

Morbidität betrug lediglich 5% mit Fieber, Sepsis, Pankreatitis. Nie trat eine Gallengangsperforation auf. Die Letalität war 0%. Seine eigenen Ergebnisse bei 223 Patienten sind: erfolgreiche Extraktion in 95% der Fälle (Burhenne 1976b).

Duodenoskopische Papillenspaltung und retrograde Steinextraktion

Seit ihrer ersten Beschreibung durch Classen u. Safrany 1975 und Kawai et al. 1975 wurde die endoskopische Papillenspaltung zunehmend in der Behandlung von Residual- und Rezidivsteinen verwendet (Demling et al. 1974 ; Nakajiama et al. 1975; Cotton et al. 1976; Rosseland et al. 1977; Safrany 1977). Zur Technik (Abb. 76): Mit dem Duodenoskop mit Seitenoptik wird die Papille aufgesucht und mit einer speziellen Diathermieschlinge inzidiert. Die endoskopische Papillenspaltung gelingt in etwa 90% der Fälle. Nach Spaltung kann entweder ein spontaner Steinabgang abgewartet oder aber das Konkrement mit Hilfe einer durch die erweiterte Papille eingeführten Körbchensonde retrograd extrahiert werden (Ikeda et al. 1977). Komplette Steinentfernung kann so in etwa 80–90% der erfolgreichen Papillenspaltungen erreicht werden. Blutung, Perforation, Pankreatitis und Cholangitis komplizieren das Ver-

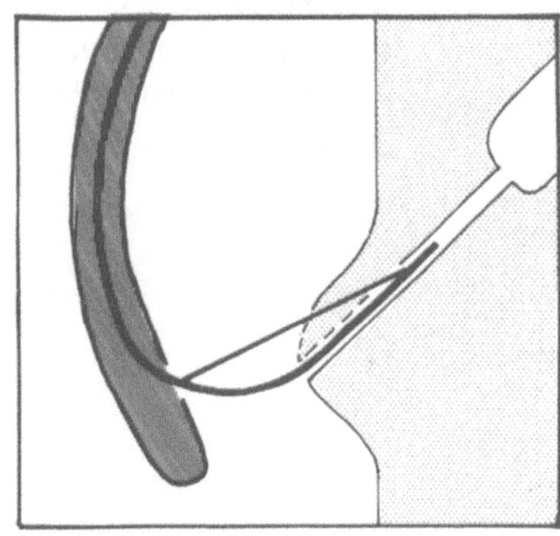

Abb. 76. Endoskopische Papillenspaltung (Schema-Längsschnitt)

fahren in etwa 10% (Cotton 1977; Safrany 1977). Die Letalität beträgt ca. 1% (Koch et al. 1977; Safrany 1977).

Spülung und lokale medikamentöse Behandlung

Für diese Behandlung wird ein „Lösungsmittel" via T-Drain in den Gallengang infundiert. Der Effekt besteht in einer Kombination von mechanischer Spülung (Golloway 1973; Catt et al. 1974), Steinfragmentierung und -auflösung. Wie die systemische kann auch die lokale Steinfragmentierung und -auflösung lediglich bei Cholesterinkonkrementen vorgenommen werden. Bei der lokalen Perfusion via T-Drain können aber auch systemisch toxisch wirkende Substanzen eingesetzt werden. So wurden Äther und Chloroform schon vor Jahren verwendet. Beide Substanzen haben wegen Nebenwirkungen heute keine Bedeutung mehr. Von der Klinik werden Steinauflösungen mit Heparin gemeldet (Gardner et al. 1973). Diese Erfolge müssen angezweifelt werden, da Heparin in vitro keinen Effekt ausübt (Romero u. Butterfield 1974), wahrscheinlich dürfte es sich um einen ausschließlich mechanischen Spüleffekt handeln. 1972 wurde erstmals über die augenblicklich wichtigste Substanz – die Desoxycholsäure bzw. ihr Natrium-Salz – und ihre klinische Anwendung berichtet (Way et al. 1972) (vgl. A.II.2). Sie ist gegenwärtig die Substanz der Wahl sowohl für die systemische als auch für die lokale Steinauflösung. Als Nebenwir-

kungen können Durchfälle auftreten, die jedoch mit Cholestyramin wirksam bekämpft werden können. Laboruntersuchungen zeigen, daß bei erfolgreicher Steinauflösung diese innerhalb von 14 Tagen auftritt. Die Erfolgsrate beträgt bis zu 70% (Brittow et al. 1975; La Russo et al. 1975; Way u. Motson 1976), wobei es üblicherweise unmöglich ist zu wissen, ob die Steine wirklich fragmentierten, sich auflösten oder ob sie lediglich intakt abgingen. Das praktische Prozedere ist wie folgt:
Infusion von Natriumcholat (200 mMol in 0,15 normaler Natriumchlorid-Lösung, gepuffert auf einen pH von 7,5 und mit Millipor-Filter sterilisiert) 30 ml/h, womöglich dauernd über 24 Std. Die Infusion muß über ein Zentralvenenbesteck erfolgen, um die Druckwerte kontrollieren zu können. Druckwerte über 30 cm Wasser sollten vermieden werden. Die Behandlung muß unter stationären Bedingungen durchgeführt und – wenn kein Erfolg eintritt – nach 14 Tagen abgebrochen werden.

Systemische medikamentöse Behandlung

Im Gegensatz zu der Behandlung von Gallenblasensteinen (vgl. A.II.2) ist der Erfolg der Behandlung von Gallengangssteinen mit Chenodesoxycholsäure noch nicht bewiesen. Nur wenige Arbeiten berichten über eine kleine Zahl von Patienten. Sie zeigen Verkleinerung oder Verschwinden von Gangsteinen nach einer Behandlungsperiode von 3–6 Monaten in ca. 50% der Fälle (Toouli et al. 1975; Barbara et al. 1976; Thistle et al. 1978). Es scheint, daß die Erfolgsrate jener von Blasensteinen gleichkommt – allerdings müssen größere Serien abgewartet werden.

Reoperation

In einigen Fällen ist die Reoperation nicht zu umgehen. Sie hat jedoch den Nachteil einer gegenüber der primären Choledochusrevision erhöhten Letalität: 4% im Vergleich zu 3% (Sterlin 1964). Ferner ist das Risiko, einen Stein bei der Operation erneut zurückzulassen, besonders groß (Way 1973). Eine Reoperation sollte, wenn möglich, entweder innerhalb von 2 Wochen oder aber frühestens nach 8 Wochen vorgenommen werden, da in der Zwischenzeit kaum lösbare Verwachsungen den Eingriff ganz wesentlich erschweren. Wartet man 8 Wochen, so kann der Patient ambulant mit dem T-Drain behandelt werden, wobei der T-Drain verschlossen oder bei Obstruktion offengelassen wird. Bei offenem T-Drain beträgt der tägliche Galleverlust 250–500 ml/Tag. Dann müssen die damit schlecht resorbierten Vitamine A, D und K substituiert werden (Schega 1974; Andreasson et al. 1976).

Wie soll bei Residual- bzw. Rezidivstein vorgegangen werden?

Obwohl für den Einzelfall keine allgemeingültigen Richtlinien anzugeben sind, empfehlen wir aufgrund der Erfolgs- bzw. Komplikationsraten der verschiedenen Behandlungsmöglichkeiten das folgende Prozedere:

1. *Bei im Gallengang liegendem T-Drain* (Abb. 77) (Residualstein auf postoperativem Kontrollcholangiogramm durch T-Drain entdeckt):
– *Abwarten* während 4 Wochen. Diese Zeit muß man verstreichen lassen, damit sich um den T-Drain ein fester Kanal bilden kann. Nur dann kann ohne Gefahr die prograde Extraktion bzw. die Spülung mit lokaler medikamentöser Behandlung ausgeführt werden. Andernfalls verbindet sich damit das Risiko einer Verletzung von anliegenden Organen bzw. das Auslaufen der Spülflüssigkeit in das freie Abdomen. Während dieser Zeit ist es möglich, daß ein *Konkrement spontan abgeht.*
– Anschließend empfehlen wir einen *prograden Extraktionsversuch via T-Drain-Kanal.* In der Mehrzahl der Fälle kann der Stein so ambulant extrahiert werden.
– Gelingt der prograde Extraktionsversuch nicht, raten wir als nächstes zur *endoskopischen Papillenspaltung,* evtl. mit retrograder Steinextraktion.
– Schlägt auch dieses Verfahren fehl, dann ist unseres Erachtens nach 8–12 Wochen die *Reoperation* in allen Fällen mit akzeptablem Operationsrisiko, jedenfalls in jenen mit Symptomen von seiten des Residualsteins,

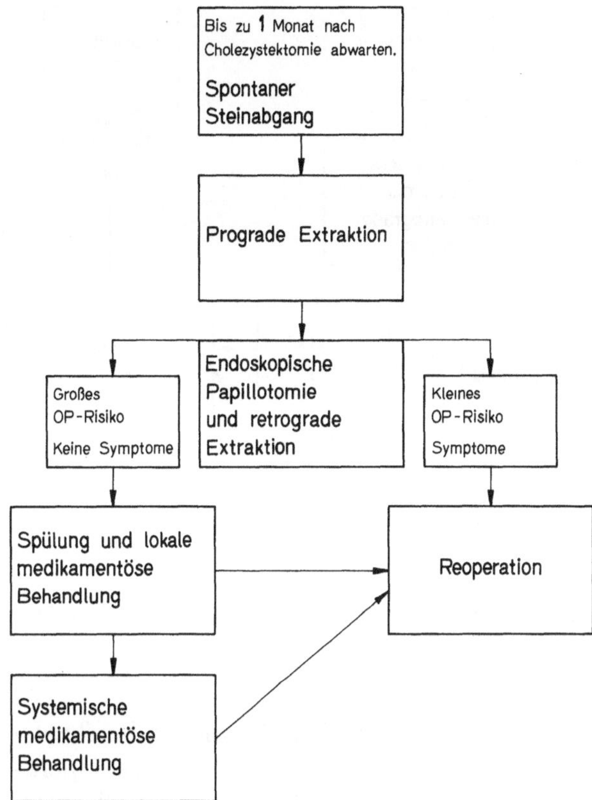

Abb. 77. Behandlung von Residualsteinen bei im Gallengang liegendem T-Drain

angezeigt. Besteht ein hohes Operationsrisiko und gleichzeitig Symptomfreiheit, ist zur Ausschöpfung der konservativen Behandlungsmöglichkeiten zunächst noch der Versuch einer *Spülung mit lokaler Steinauflösung mit Cholat* lohnend. Allerdings muß dabei eine erneute, evtl. vergebliche Hospitalisation von 14 Tagen in Kauf genommen werden.

2. *Wenn kein T-Drain im Gallengang liegt* (Abb. 78) (Residual- bzw. Rezidivstein irgendwann nach Cholezystektomie festgestellt):
– Weisen die Konkremente einen Durchmesser >2 cm auf bzw. besteht eine anders nicht behebbare Ursache für Rezidivsteine (Gallengangsstriktur, Gallenblasenrest, langer Zystikusstumpf), so ist die *Reoperation* schon primär angezeigt.
– Andernfalls sollte zuerst die *endoskopische Papillenspaltung* evtl. mit retrograder Steinextraktion versucht werden. Gelingt diese Behandlung nicht, so ist wiederum bei vernünftigem Operationsrisiko und Sympto-

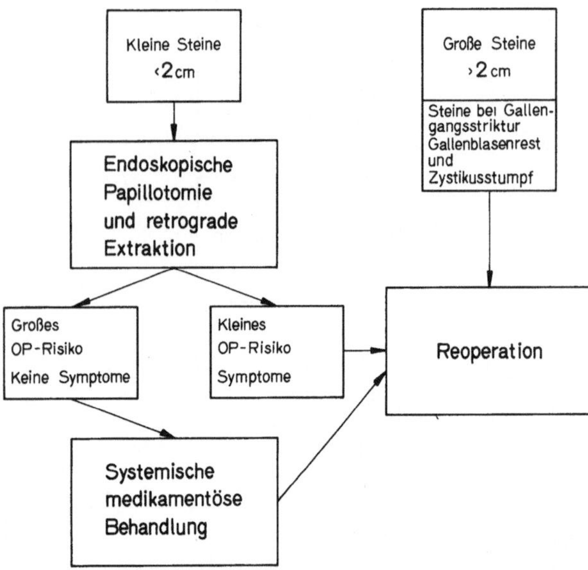

Abb. 78. Behandlung von Residual- und Rezidiv-steinen (kein T-Drain im Gallengang)

men von seiten der Konkremente die *Reope-ration* indiziert. Besteht ein hohes Opera-tionsrisiko und Symptomfreiheit, sollte vor-her eine *systemische medikamentöse Behand-lung* mit *Desoxycholsäure* vorgenommen werden.

4. Gallengangsstriktur

a) Vorkommen

97% aller benignen Gallengangsstrikturen sind Folge einer traumatischen iatrogenen Verlet-zung im Rahmen einer Gallenwegsoperation. Schätzungen gehen dahin, daß bei 0,2% sämtli-cher Cholezystektomien (1 auf 500) eine Gal-lengangsverletzung stattfindet. Wie eine Gal-lengangsverletzung während der Cholezystek-tomie entsteht bzw. wie man dieses Ereignis verhindern kann, ist in Kap. D.II.1 dargelegt. Wiederholt sei eines: Die wesentlichste Maß-nahme zur Vermeidung einer Gallengangsver-letzung ist die routinemäßige Anwendung der intraoperativen Cholangiographie. Sie zwingt zur Darstellung des Zystikus und seiner Ein-mündungsstelle in den Choledochus und zeigt anatomische Varianten rechtzeitig auf. Kommt es zu einer Gallengangsverletzung, wird sie lei-der nur in 10% während der Operation erkannt.

In diesem Fall ist die Sanierung meist relativ einfach und bei subtiler Technik die Aussicht auf endgültige Heilung recht groß. 90% der Gallengangsverletzungen werden jedoch wäh-rend der Operation übersehen und führen zur Striktur. In der Mehrzahl liegt die Stenose pro-ximal und erfaßt entweder den Hepaticus com-munis oder die Hepatikusgabel. Meist wird die Läsion schon primär hilusnah gesetzt, oder aber sie kommt sekundär nach erfolglosen Korrekturoperationen hoch zu liegen (Warren u. Jefferson 1973; Smith 1971, 1976; Hess 1974, 1977).

b) Klinik

Das klinische Bild ist gekennzeichnet durch al-ternierend auftretende Gallendrainage nach außen und Gallengangsobstruktion: Der Gal-lenfistel folgt der Verschlußikterus, oftmals mit Cholangitis, und umgekehrt. Diese Symptoma-tologie zeigt sich größtenteils bereits unmittel-bar postoperativ, kann aber auch langsam ein-setzen als Zeichen einer progredienten Narben-schrumpfung. Als Komplikationen der Strik-tur sind Steinbildung, Cholangitis, biliäre Zir-rhose und portale Hypertension zu erwähnen. Die Differentialdiagnose gegenüber einem Gal-lengangstumor ist in Anbetracht der typischen Anamnese mit vorausgegangener Operation und dem spezifisch klinischen Bild leicht. Für die Diagnose der Gallengangsstriktur ist die perkutan-transhepatische Cholangiographie, die gleichzeitig über die Lokalisation der Steno-se Auskunft gibt, wertvoll.

c) Therapie, Resultate

Allgemeines

Die Therapie ist in jedem Fall chirurgisch. Zu beachten ist eine gute präoperative Vorberei-tung mit Stützung der Leberfunktion, vor al-lem durch Vitamin K und Abschirmung mit Antibiotika im Hinblick auf den regelmäßig vorhandenen Infekt. Die Problematik der Strikturoperationen liegt einerseits in ihrer technischen Schwierigkeit, andererseits in der hohen Quote von Rezidivstenosen. Mißerfolge in bis zu 50% sind keine Seltenheit. Aber auch

in erfahrensten Händen ist mit einer Rezidivstenose in 20% der Fälle zu rechnen (Warren u.
Jefferson 1973; Hess 1974a; Wexler u. Smith
1975). Erweiterungsplastik (Abb. 79) und
Strikturresektion mit End-zu-End-Anastomose sind nur in Ausnahmefällen bei ganz um-
schriebener Läsion erfolgreich. Das Verfahren
der Wahl ist die Hepatiko-Jejuno-Anastomose
mit nach Roux ausgeschlossener Schlinge. Zur
Anastomosierung stehen eine Reihe von Techniken zur Verfügung, wobei unserer Meinung
nach die Mukosaplastik nach Rodney Smith
die beste ist (Smith 1969; Wexler u. Smith
1975). Nur ausnahmsweise kann sie nicht angewendet werden, nämlich dann, wenn bei schwerer biliärer Zirrhose mit portaler Hypertension
der Verschlußikterus mit Cholangitis zum so-
fortigen Eingreifen zwingt. In diesem Fall verhindert ein enormer Kollateralkreislauf jede
Präparation am Leberhilus, und die Operation
ist nur nach vorausgehendem portosystemi-
schem Shunt durchführbar. Muß jedoch die
Hepatiko-Jejuno-Anastomose umgehend erfolgen, dann bleibt allein die Hepato-Jejuno-
Seit-zu-Seit-Anastomose nach Longmire u.
Sandford (1948), um dem Hindernis auszuwei-
chen. Wenn die Hepatikusgabel durchgängig
ist, d.h. eine Kommunikation zwischen linkem
und rechtem Leberlappen garantiert ist, genügt
die linksseitige Drainage (Abb. 80a–c), andernfalls ist eine beidseitige Drainage notwendig
(Abb. 80d). Zur Behebung des Ikterus reicht
zwar die Drainage eines Leberlappens aus, die
undrainierte Seite weist jedoch häufig Cholangitis und Abszeßbildung auf (Hess 1974a).

Mukosaplastik nach Rodney Smith

Voraussetzung für jede gut durchgängige *bilio-
digestive Anastomose* sind u.a.:
1. Gallengang und Darm, die zur Anastomose
   verwendet werden, müssen entzündungsfrei
   und gut durchblutet sein.
2. Die Anastomose muß eine exakte Epitheladaptation zwischen Gallengang und Darm
   herstellen.

Diese Bedingungen sind bei der Operation von
Gallengangsstrikturen besonders schwer zu erfüllen. Der proximale Gallengang endet oft als

narbiges Rohr ohne Schleimhautauskleidung
oder aber blind im narbig veränderten Leberhilus. Unter diesen Umständen bringt eine Hepa-
tiko-Jejuno-End-zu-Seit-Anastomose nach der
Technik, wie sie für die Choledocho-Jejuno-
End-zu-Seit-Anastomose angegeben ist (vgl.
G.III), kaum Erfolg, sondern hat vielmehr eine
Rezidivstenose zur Folge. Mannigfaltige Methoden sind beschrieben worden, um diese
Schwierigkeit zu überbrücken. Die uns am an-
sprechendsten erscheinende Lösung bietet die
Mukosaplastik nach Rodney Smith, die ebenso
durch ihre Einfachheit wie auch ihre guten Resultate besticht. Mit Hilfe eines geraden transhepatischen Drains wird ein Mukosastück des
Jejunums in den proximalen Gallengang gezo-
gen und dort bis zur Anheilung gehalten (Smith
1969; Wexler u. Smith 1975).

Die wesentlichen *Vorteile dieser Technik* sind:
1. Wegfall der schwierigen Präparation des
   proximalen Gallengangs im narbigen Leberhilus, damit auch Verminderung der Gefahr
   einer zusätzlichen Beeinträchtigung der ohnehin prekären Durchblutung.
2. Wegfall der komplizierten Anastomose
   hoch im narbigen Leberhilus.
3. Erzielung einer idealen Epitheladaptation,
   wie sie mit einer Naht nie erreicht werden
   kann, und zwar auch dann, wenn der Gal-
   lengangsstumpf keine Epithelauskleidung
   mehr besitzt.

*Zur Schienung mit dem geraden transhepati-
schen Gallengangsdrain* (Smith 1964): Die
Schienung mit dem geraden transhepatischen
Gallenwegsdrain ist bei der genannten Technik
integraler Bestandteil, indem sie die Jejunum-
schleimhaut in den Gallengang hineinbringt
und dort bis zum Angehen hält. Dazu hat der
transhepatische Drain bei längerer Verweildauer, wie nach Strikturoperation, gegenüber dem
T-Drain, dem Y-Drain oder dem Y-T-Drain
(Warren u. Jefferson 1973) den großen Vorteil,
daß er sich in seiner ganzen Länge spülen läßt
und nicht, wie die anderen Drains, nur in jenem
Schenkel, der duodenalseits liegt und den ge-
ringsten Durchflußwiderstand aufweist.
Einige Autoren halten die Schienung der Anastomose nach Strikturoperation während min-

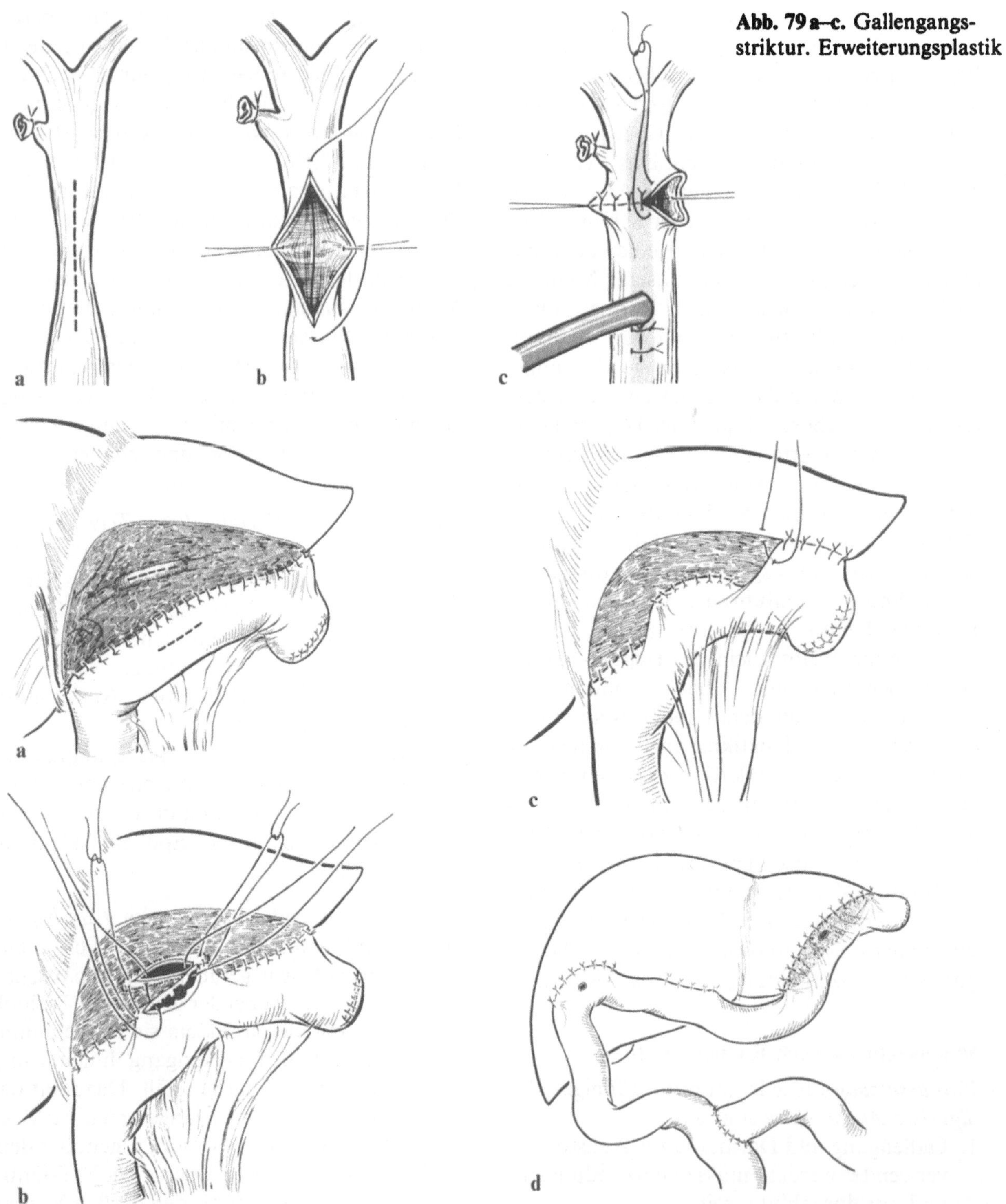

Abb. 80 a–d. Gallengangsstriktur. Hepato-Jejuno-
Seit-zu-Seit-Anastomose nach Longmire und Sandford.
a Resektion der vorderen Leberkante, Längs-
eröffnung des damit sichtbaren erweiterten periphe-
ren Gallengangs und des Jejunums.

b Zweireihige Anastomosierungstechnik.
c Anastomosierung des linken Leberlappens genügt
bei durchgängiger Hepatikusgabel.
d Andernfalls ist eine Drainage des linken und rechten Leberlappens notwendig

destens 1 Jahr für notwendig. Nach dieser Zeit
soll die Narbenschrumpfung abgeschlossen
sein (Warren u. Jefferson 1973). Bei dieser langen Schienungszeit treten allerdings Schwierigkeiten auf: Obstruktion des Drains durch
Galleinkrustation, Etablierung eines Infekts
mit Cholangitis, Fremdkörperreaktion. Andere betrachten die Langzeitschienung als überflüssig, ja aus den erwähnten Gründen für
schädlich. So empfiehlt Rodney Smith ein Belassen des Drains bei der Jejunum-Mukosaplastik für lediglich 3 Monate (Herter et al. 1973;
Wexler u. Smith 1975; Smith 1976).

Resultate

Wie eingangs angegeben, ist das Spätresultat
nach Strikturoperation nur in geübten Händen
gut, auch dann höchstens in ca. 90%. Die Resultate der zwei erfahrensten Strikturchirurgen,
nämlich K. Warren von der Lahey-Klinik in
Boston und Rodney Smith aus London, sind
aufschlußreich. Ersterer verwendet die Hepati-
ko-Jejuno-End-zu-Seit-Anastomose mit Naht,
letzterer die Hepatiko-Jejuno-End-zu-Seit-
Anastomose mit der Jejunum-Mukosaplastik.
Vergleich der Ergebnisse: Warren erzielt mit einer schwierigen und zeitraubenden Operation,
einer Schienungszeit von über 1 Jahr und einer
Reoperationsrate von 1/3 ca. 80% gute Spätresultate (Warren u. Jefferson 1973). Smith erreicht mit seiner relativ einfachen und kurzdau-
ernden Operation, einer Drainagezeit von lediglich 3 Monaten und einer Reoperationsrate
von 1/5 in nahezu 90% ein gutes Spätresultat
(Wexler u. Smith 1975).

II. Technik

1. Darstellung des Hauptgallengangs

Präparation der subhepatischen Loge: Die Verwachsungen mit der Leber liegen kulissenför-
mig in drei Schichten vor, von ventral nach
dorsal: großes Netz, rechtes Kolon bzw. Mesokolon, Duodenum bzw. Antrum. Präparation
immer lebernah von rechts nach links und von
ventral nach dorsal (Abb. 41).

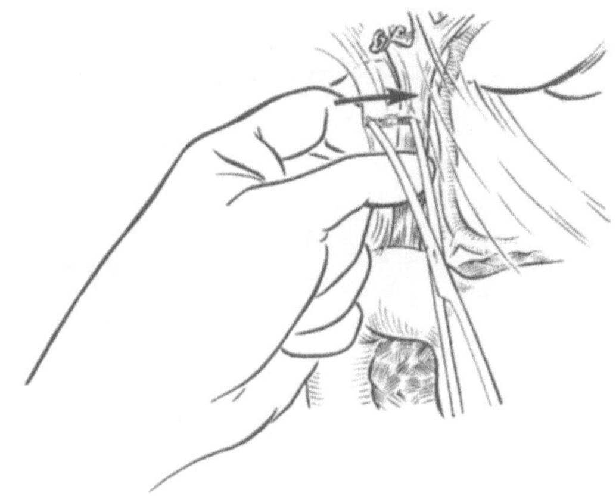

Abb. 81. Reoperation am Gallengang. Darstellung
des Choledochus: Präparation am Lig. hepato-duodenale von rechts nach links und von ventral nach
dorsal zur Vermeidung einer Verletzung der A. hepatica bzw. der V. portae

Präparation des *Duodenums* von distal lateral
her, entlang der Konvexität bis zum Lig. hepato-duodenale unter Freilegung des Foramen
Winslowi.

Erst jetzt Präparation des *Lig. hepato-duodenale*, wobei ein Finger im Foramen Winslowi die
Freilegung von dorsal her kontrolliert. Hier
wiederum von rechts nach links und von ventral nach dorsal vorgehen (Abb. 81). Damit
stößt man zuerst auf den Choledochus, der
rechts vorne liegt. Die A. hepatica ist links davon, die V. portae dahinter.

Gelingt die Sichtbarmachung des Choledochus
nicht, Identifikation durch Punktion. Oft läßt
sich keine Galle aspirieren, nach Herausziehen
der Nadel fließt jedoch Galle aus der Einstich-
stelle heraus.

Cholangiographie, Druck- und Durchflußmessung durch direkte Punktion des Choledochus
mit Metallkanüle bzw. Spezialkatheter.

2. Technik
der Hepatiko-Jejuno-End-zu-Seit-Anastomose
mit Mukosaplastik nach Rodney Smith

Darstellung der Leber und der Striktur: Mobilisation des rechten, dann des linken Leberlappens vom Diaphragma. Eventuell Einlage eines

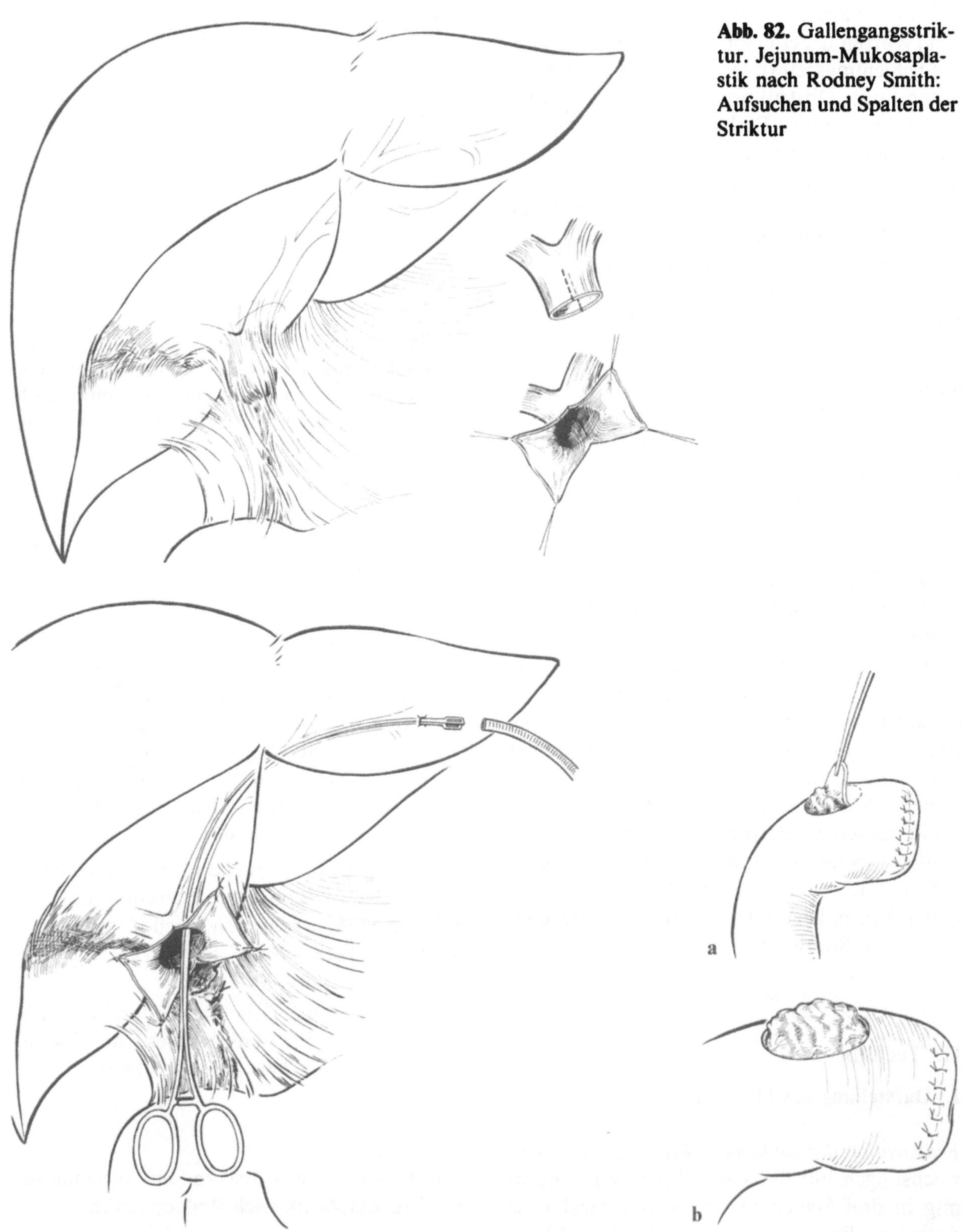

Abb. 82. Gallengangsstriktur. Jejunum-Mukosaplastik nach Rodney Smith: Aufsuchen und Spalten der Striktur

Abb. 83. Gallengangsstriktur. Jejunum-Mukosaplastik nach Rodney Smith: Einziehen des transhepatischen Drains

Abb. 84a, b. Gallengangsstriktur. Jejunum-Mukosaplastik nach Rodney Smith: Vorbereiten der Jejunumschlinge und des Schleimhautdivertikels

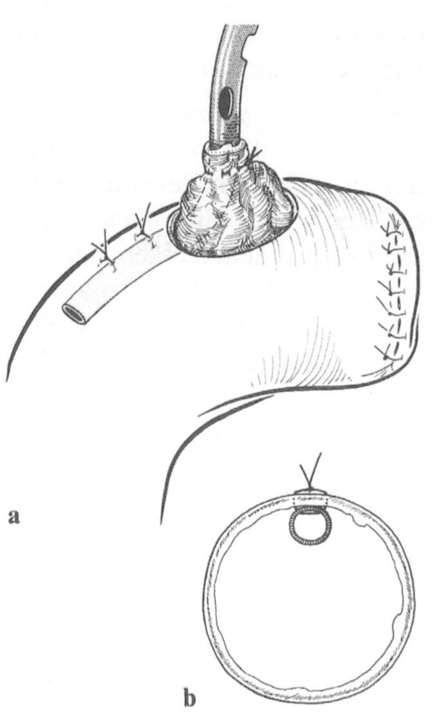

Abb. 85 a, b. Gallengangsstriktur. Jejunum-Mukosaplastik nach Rodney Smith: Fixation der Jejunumschlinge an den transhepatischen Drain

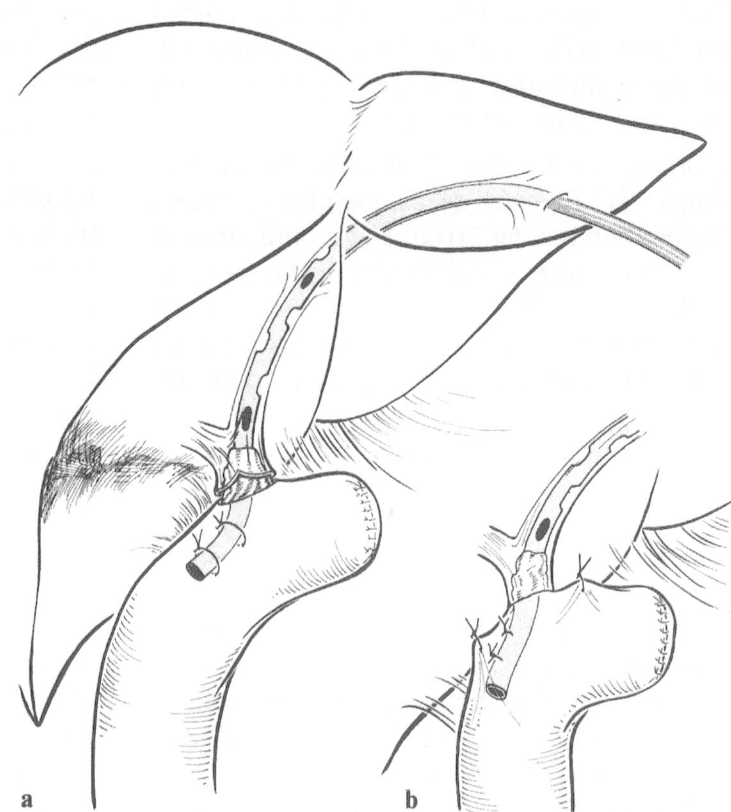

Abb. 86 a, b. Gallengangsstriktur. Jejunum-Mukosaplastik nach Rodney Smith: Einziehen des Schleimhautdivertikels in den Gallengang und Fixation der Jejunumschlinge

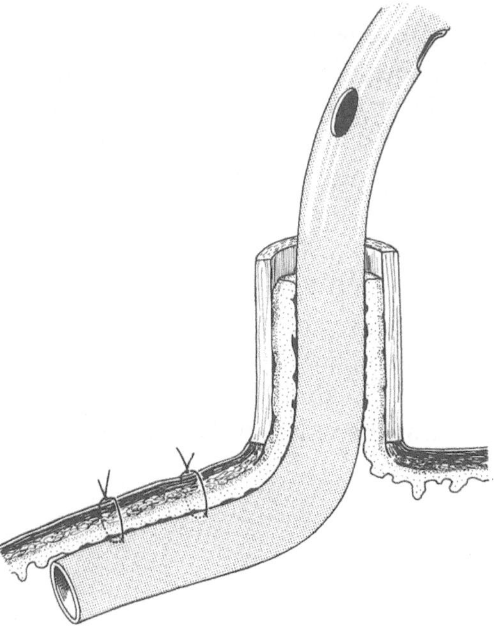

Abb. 87. Gallengangsstriktur. Jejunum-Mukosaplastik nach Rodney Smith: Schema-Längsschnitt

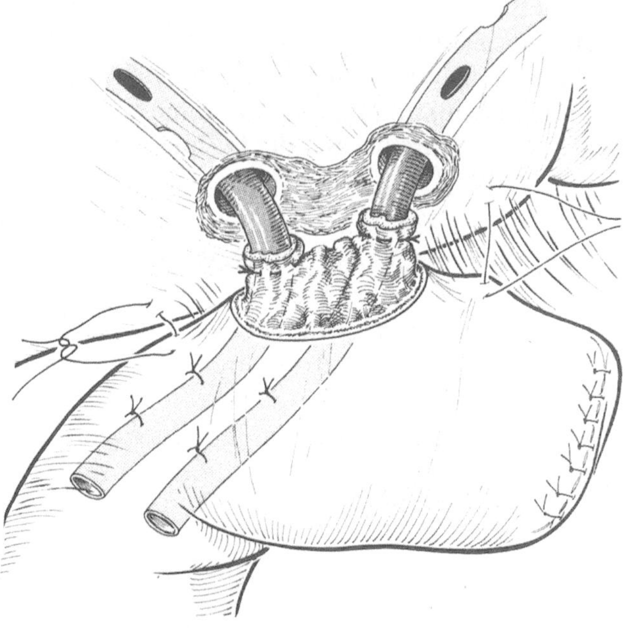

Abb. 88. Gallengangsstriktur. Jejunum-Mukosaplastik nach Rodney Smith: Vorgehen bei Striktur der Hepatikusgabel

Tuchs zwischen Leberkuppe und Diaphragma zur besseren Darstellung des Hilus. Präparation der subhepatischen Loge, des Duodenums und des Lig. hepato-duodenale.

Spaltung der Striktur: Aufsuchen des Gallengangs im Bereich der Leberpforte. Quere Durchtrennung der Striktur ohne Präparation oder Isolierung. Anschließend Längsspaltung nach proximal im Gebiet der Vorder- und der Hinterwand, bis die Striktur in ihrer ganzen Länge eröffnet ist. Naht der dadurch entstandenen vier Zipfel des Gallengangs an das umgebende Narbengewebe. Dadurch entsteht ein weiterer Zugang zum intrahepatischen Gangsystem (Abb. 82).
Entnahme von Galle zur bakteriologischen Prüfung. Sondierung der Gallenwege zum Nachweis, daß die Stenose ganz gespalten ist und zur Identifikation der Hepatikusgabel. Spülung des Gallengangssystems mit einem dicken okkludierenden Gummirohr nach der Distensionstechnik und damit Entfernung evtl. vorhandener Steine (Abb. 52). Gleiches Prozedere mit Kontrastmittel und Anfertigung eines Cholangiogramms, sofern nicht ein präoperatives Cholangiogramm vorhanden ist.

Einlage des transhepatischen Drains: Mit einer Gallensteinfaßzange Eingehen in den linken Hepatikus in Richtung Lebervorderfläche und Durchstoßen des Parenchyms. Einziehen eines geraden Silikon-Drains. Durchmesser etwas kleiner als Durchmesser der Öffnung im Leberhilus (Abb. 83).

Vorbereiten der Jejunumschlinge: Präparation einer Y-Jejunumschlinge nach Roux von 35 cm Länge. Blinder Verschluß des proximalen Endes, einreihig mit extramukösen Einzelknopfnähten. Ante- oder retrokolisches Hochziehen der Schlinge.
Entfernung einer 1,5 cm im Durchmesser messenden runden Scheibe von Seromuskularis

5 cm distal vom blind verschlossenen Ende auf der antimesenterialen Seite, wodurch ein Schleimhautdivertikel entsteht (Abb. 84).

Fixation des transhepatischen Drains an der Jejunumschlinge: Ausschneiden von mehreren Seitenlöchern am distalen Ende des transhepatischen Drains, so daß nach Einziehen in die Leber der Galleabfluß aus dem rechten Hepatikus und den Seitenästen des linken Hepatikus gewährleistet ist. Stichinzision in der Mitte des Schleimhautdivertikels und Einschieben des distalen Drain-Endes. Fixation des Drains an der Jejunumschlinge mit zwei durchgreifenden Einzelknopfnähten, die die Darmwand und den Katheter durchstechen mit 2-0 Dexon (Abb. 85). Die beiden Nähte müssen nahe am Rand des Schleimhautdivertikels gelegen sein, d.h. 1 bzw. 2 cm davon entfernt.

Anlegen der nahtlosen Anastomose: Zurückziehen des Drains durch die Leber, womit das Mukosadivertikel in den Gallengang hineingezogen wird und dort in engem Kontakt mit der Wand gehalten wird (Abb. 86a u. 87). Fixation der Jejunumschlinge durch zwei seitliche Einzelknopfnähte, die Narbengewebe im Hilus und Seromuskularis an der Jejunumschlinge fassen (Abb. 86b). Ausleiten des Drains durch eine Stichinzision im Oberbauch.

Vorgehen bei Striktur der Bifurkation: Analoges Vorgehen, aber Einziehen je eines transhepatischen Drains in den linken und rechten Hepatikus. Präparation eines größeren oder zweier kleinerer getrennter Schleimhautdivertikel an der Jejunumschlinge (Abb. 88).

Nachbehandlung: Transhepatischer Drain für 48 Std an Sog, dann 6 Tage ableiten, anschließend zunehmend verschließen, nach 8 Tagen vollständig abklemmen. Tägliches Spülen mit Kochsalzlösung. Nach 3 Monaten Röntgenkontrolle via transhepatischen Drain und Entfernung des Drains.

I. Eigene Resultate

I. Übersicht

1. Fragestellungen

Anhand des eigenen Patientenguts (Allgemein-chirurgische Klinik, Departement für Chirurgie der Universität, Kantonsspital Basel) untersuchten wir die folgenden Fragen:

Resultate der intraoperativen Diagnostik:
- Befunde der intraoperativen Untersuchungen
- Treffsicherheit der intraoperativen Untersuchungen

Resultate der Gallenwegschirurgie:
- Cholezystektomie: Frühresultate
- Gallengangsrevision: Frühresultate
- Papillenspaltung: Frühresultate, Spätresultate

2. Patienten

Je nach Fragestellung wurde ein Teil oder das Total der zwei folgenden Patientenserien – eine retrospektive und eine prospektive – ausgewertet:

Retrospektive Patientenserie (Tabelle 37)

Prospektive Patientenserie: In 1 ½ Jahren (1. Juli 1976–31. Dezember 1977) wurden insgesamt *401* Gallenwegsoperationen (alleinige Cholezystektomie, Gallengangsrevision ohne und mit Papillenspaltung) vorgenommen.

3. Fragestellungen und Patienten

Für die Untersuchung der genannten Fragestellungen wurde der folgende Teil oder das folgende Total der retro- oder/und prospektiven Patientenserie verwendet:

Resultate der intraoperativen Diagnostik: Hierzu wurde jener Teil der retro- und prospektiven Patientenserie berücksichtigt, bei dem alle intraoperativen Untersuchungen durchgeführt bzw. dokumentiert waren:

Retrospektive Patientenserie: *295* (388) Patienten mit Gallengangsrevision, ohne und mit Papillenspaltung

Tabelle 37. Gallenwegsoperationen bei gutartigen Erkrankungen in einem Zeitraum von 8 Jahren (1968–1975)

	Erstoperation n = 2003 (95%)[a]	Reoperation n = 103 (5%)	Total n = 2106 (100%)	Davon in der retrospektiven Serie ausgewertet n = 1082
Alleinige Cholezystektomie	1499	–	1499 (71%)	*694* (4 Jahre = 1972–1975)
Gallengangsrevision	317	47	364 (17%)[b]	*165* (4 Jahre = 1972–1975)[c]
Gallengangsrevision mit Papillenspaltung	180	43	223 (11%)[b]	*223* (8 Jahre = 1968–1975)[c]
Andere Gallenwegsoperation	7	13	20 (1%)	–

[a] Bei sämtlichen 2003 Ersteingriffen wurde immer auch eine Cholezystektomie vorgenommen

[b] Das Total der Gallenwegsrevisionen ohne und mit Papillenspaltung beträgt 587 oder 28% der 2106 Gallenwegsoperationen

[c] Das Total der ausgewerteten Gallengangsrevisionen ohne und mit Papillenspaltung beträgt 388

Prospektive Patientenserie: *213* (401) Patienten mit alleiniger Cholezystektomie sowie mit Gallengangsrevision ohne und mit Papillenspaltung

Resultate der Gallenwegschirurgie: Hierzu wurde das jeweilige Total der retrospektiven Patientenserie berücksichtigt:

Alleinige Cholezystektomie	*694* Patienten
Gallengangsrevision	*165* Patienten
Papillenspaltung	*223* Patienten

II. Resultate der intraoperativen Diagnostik

1. Befunde

a) Cholangiogramm (Tabelle 38)

Zu den Befunden bei Papillopathie: Papillenstein und Papillenstenose

Papillenstein: Das Röntgenbild ist in der Diagnose von Papillensteinen, insbesondere von kleinen Konkrementen, unsicher. Selbst bei Druckkontrolle kommen nur etwa die Hälfte als Kontrastmitteldefekte, typischerweise als „Kuppel", zur Darstellung. Auch eine Abflußbehinderung ins Duodenum findet sich nur bei etwa der Hälfte der Papillenkonkremente. Die Bildwandlerkontrolle läßt allerdings meist eine Papillenperistaltik vermissen. Der bilio-pankreatische Reflux hingegen kommt ebenso häufig vor wie bei der normalen Papille.

Papillenstenose: Das Röntgenbild zeigt bei Papillenstenose oft eine Abflußbehinderung ins Duodenum. Das Kontrastmittel tritt erst bei erhöhten Druckwerten von 30 cm KM in den Darm über. Dies ist das einzige objektive radiologische Kriterium für die Diagnose einer Papillenstenose.

Besonders täuschend auf dem Röntgenbild ist der *Papillendurchmesser.* Dies ergab eine separate, allerdings retrospektive Analyse an unserer Klinik: In 148 Fällen bezeichneten die je-

Tabelle 38. Befunde im Cholangiogramm (Röntgenbilder bei 14, 20, 30 cm KM, Bildwandler-Durchleuchtung)

Befund	Normaler Gallengang und normale Papille $n=161$	Choledochusstein $n=16$	Papillenstein $n=26$	Papillenstenose $n=10$
Röntgenbild: Kontrastmitteldefekt				
– fehlend	153 (95%)	0	12 (48%)	10
– vorhanden	8[a] (5%)	16[b]	14[b] (52%)	0
Abfluß ins Duodenum bei				
– 14 cm KM	14 } (100%)	10	11 } (48%)	1 } (30%)
– 20 cm KM	20	6	1	2
– 30 cm KM	0 } (0%)	0	3 } (52%)	3 } (70%)
– fehlend	0	0	11	4
Bildwandler-Durchleuchtung Papillenperistaltik				
– vorhanden	134 (85%)	13	3 (10%)	0 (0%)
– fehlend	27 (17%)	3	23 (90%)	10 (100%)
Bilio-pankreatischer Reflux				
– fehlend	140 (87%)	15	23 (90%)	9 (90%)
– vorhanden	21 (13%)	1	3 (10%)	1 (10%)

[a] Alle 8 Kontrastmitteldefekte durch Wandern entgegen der Schwerkraft als Luftblasen erkannt

[b] Kontrastmitteldefekte nur auf Röntgenbild bei 14 cm KM sichtbar, bei 20 und 30 cm KM verdeckt (je 1 Choledochusstein und 1 Papillenstein)

weiligen Operateure die Papille auf dem intraoperativen Cholangiogramm als eng und hielten u.a. daher die Gallengangsrevision für indiziert. Bei der nachfolgenden Sondierung erwies sich aber die Papille in 62(148) oder 42% der Fälle als weit durchgängig.

In der Bildwandler-Durchleuchtung fehlt die Papillenperistaltik regelmäßig. Da sie aber auch bei normaler Papille in 17% nicht nachweisbar ist, hat dieses Kriterium nur bedingten diagnostischen Wert. Umgekehrt kann jedoch gesagt werden, daß bei vorhandener Peristaltik eine Stenose ausgeschlossen werden kann. Die Frequenz des bilio-pankreatischen Refluxes ist gleich wie bei normaler Papille.

b) Residualdruck (RD) und Standarddurchfluß (SD)

Werte bei normalem Gallengang und normaler Papille (n = 161)

Residualdruck: 10 ± 3 cm KM (Umrechnung des Drucks: 1 cm KM = 1,16 × 1 cm NaCl 0,9% ~ 1,16 × 1 cm H_2O)

Addendum: *Residualdruck nach verschiedenen Ausgangsdrucken*

Bei 98(161) Fällen wurde der Residualdruck zusätzlich nach verschiedenen Ausgangsdrukken bestimmt:

RD_1 (nach 14 cm KM)	10±3 cm KM
RD_2 (nach 20 cm KM)	11±3 cm KM
RD_3 (nach 30 cm KM)	11±3 cm KM

Diese Werte zeigen, daß der Residualdruck vom Ausgangsdruck nicht beeinflußt wird. Eine Messung des Residualdrucks ist deshalb ausreichend.

Standarddurchfluß: 25 ± 10 ml NaCl 0,9%/min Der entsprechende funktionelle Papillendurchmesser beträgt 0,6–0,7 mm.

Werte bei Choledochusstein (n = 16)

Residualdruck und Standarddurchfluß zeigen bei frei flottierendem Choledochusstein normale, bei obstruierendem Konkrement pathologische Werte. In den 16 Fällen dieser Serie waren sie 7 mal normal und 9 mal pathologisch. Sie sind in der Diagnostik von Choledochussteinen unzuverlässig und nicht verwertbar. Einerseits erfassen sie frei flottierende Konkremente nicht, andererseits täuschen sie bei obstruierenden Steinen eine Papillopathie vor.

Werte bei Papillopathie: Papillenstein und Papillenstenose (n = 36)

Residualdruck: 22 ± 8 cm KM

Standarddurchfluß: 5 ± 6 ml NaCl 0,9%/min

Pharmakologische Beeinflussung der Standarddurchflußwerte (n = 146) (Tabelle 39)

Bei 146 der 213 prospektiv untersuchten Fälle wurde der Standarddurchfluß vor und nach Verabreichung der folgenden Substanzen gemessen:

Hyoscin-N-Bromatum = Buscopan (Boehringer) 0,04 g = 2 Ampullen i.v. (n = 86) bzw. Cholezystokinin = Pankreozymin (Boots) 100 E = 1 Ampulle i.v. (n = 60)

134(146) Patienten hatten eine normale Papille, bei 12(146) lag eine Papillopathie vor: 7 Papillensteine und 5 Papillenstenosen.

Tabelle 39

Zustand der Papille n = 146	Standarddurchfluß (ml/min)	
	Vor pharmakologischer Beeinflussung	Nach pharmakologischer Beeinflussung
Normal: 113 (78%)	26±9 Keine Obstruktion	30±9
Normal: Papillenspasmus: 21 (14%)	9±3 ⎱ Obstruktion	24±6 Funktionell
Papillopathie: Stein, Stenose 12 (8%)	3±3 ⎰	5±6 Organisch

Der Standarddurchfluß wird durch Buscopan und durch Pankreozymin bei normaler Papille erhöht, besonders ausgeprägt, wenn ein Papillenspasmus vorliegt. Bei Papillopathie bleibt er hingegen unbeeinflußt. Die pharmakologische Prüfung mit den beiden Substanzen erlaubt damit, bei pathologisch tiefem Standarddurchfluß zwischen einem funktionellen und einem organischen Abflußhindernis zu differenzieren. In dieser Serie konnte damit in 14% der Fälle eine Obstruktion als funktionell erkannt werden.

Werte bei postoperativen Messungen
via T-Drain
(Tabelle 40)

Bei 51 der insgesamt 401 prospektiv untersuchten Fälle – 24 mit Gallengangsrevision und 27 mit Revision und Papillenspaltung – wurden Residualdruck und Standarddurchfluß am 10. postoperativen Tag via T-Drain gemessen.
Der intraoperativ gemessene Residualdruck unterscheidet sich vom postoperativ gemessenen nicht. Ebenso besteht kein signifikanter Unterschied zwischen postoperativem Residualdruck nach alleiniger Revision und nach Revision mit Papillenspaltung. Hingegen liegt der postoperativ gemessene Standarddurchfluß mit über 30 ml NaCl 0,9%/min deutlich über den intraoperativen Werten. Der entsprechende funktionelle Papillendurchmesser mißt postoperativ zwischen 0,8 und 1,0 mm, intraoperativ zwischen 0,6 und 0,7 mm. Die Abweichung dürfte auf Narkoseeinflüsse zurückzuführen sein. Erwartungsgemäß besteht keine Differenz

zwischen dem postoperativen Standarddurchfluß bei nur revidierter und partiell gespaltener Papille, wo der proximale intakte Sphinkteranteil noch immer den funktionellen Durchmesser bestimmt.

c) Papillenhistologie

In 11 (36) Fällen mit Papillopathie wurde eine Exzision aus der Papille zur Histologie entnommen. Die Befunde waren wie folgt:

Bei Papillenstein:

Akute und chronische Entzündung	4
Fibrose	1
Sklerose	1

Bei Papillenstenose:

Normal	1
Fibrose	2
Sklerose	2

2. Treffsicherheit

a) Cholangiogramm, Residualdruck, Standarddurchfluß

Normalbefund und pathologischer Befund der intraoperativen Untersuchungen wurden wie in Tabelle 19 (S. 32) angegeben festgelegt.

Treffsicherheit bei Choledochusstein
(Tabelle 41)

Treffsicherheit bei Papillopathie:
Papillenstein, Papillenstenose (Tabelle 42)

Prospektive und retrospektive Serie zeigten, daß druckkontrolliertes Cholangiogramm und

Tabelle 40

	Postoperative Werte		Intraoperative Vergleichswerte bei normalem Gallengang und normaler Papille n = 161
	Nach Revision n = 24	Nach Papillenspaltung n = 27	
Residualdruck (RD) (cm KM)	11 ± 3	10 ± 4	10 ± 3
Standarddurchfluß (SD) (ml NaCl 0,9%/min)	37 ± 16	34 ± 13	25 ± 10

Tabelle 41

Intraoperative Untersuchung	Prospektive Serie n = 16		Retrospektive Serie n = 122	
	Falsch-normal	Treffsicherheit	Falsch-normal	Treffsicherheit
Anamnese und Operationssitus[a]	–	–	51	71 (58%)
Druckkontrolliertes Cholangiogramm	0	16[b] (100%)	2	120[b] (98%)
Residualdruck	7	9 (56%)	52	70 (57%)
Standarddurchfluß	7	9 (56%)	–	–

[a] Ikterus, Status nach Ikterus, Pankreatitis, Status nach Pankreatitis, kleine Gallenblasensteine, weiter Ductus cysticus, Durchmesser des Hauptgallengangs 12 mm, palpable Steine im Hepatocholedochus
[b] 1 (16) bzw. 8 (120) = Kontrastmitteldefekte nur auf Röntgenbild bei 14 cm KM sichtbar, bei 20 und 30 cm KM verdeckt

Tabelle 42

Intraoperative Untersuchung	Prospektive Serie n = 36		Retrospektive Serie n = 147	
	Falsch-normal	Treffsicherheit	Falsch-normal	Treffsicherheit
Druckkontrolliertes Cholangiogramm	10	26 (72%)	32	115 (78%)
Residualdruck	10	26 (72%)	27	120 (82%)
Standarddurchfluß	4	32 (89%)	–	–
Druckkontrolliertes Cholangiogramm + RD	7	29 (81%)	22	125 (85%)
Druckkontrolliertes Cholangiogramm + RD + SD	2	34 (94%)	–	–

Residualdruck sowohl allein als auch in Kombination mit einer Treffsicherheit bezüglich einer Papillopathie von 72–85% nicht ganz befriedigen können. Grund dafür sind kleine Papillenkonkremente und Papillenstenosen, die verpaßt werden. Als einzelne Untersuchung schnitt die Standarddurchflußmessung in Verbindung mit der Applikation eines Spasmolytikums mit einer Treffsicherheit von 89% am besten ab. Bemerkenswert ist jedoch, daß die Kombination von druckkontrolliertem Cholangiogramm und Residualdruck durch zusätzliche Standarddurchflußmessung in der prospektiven Serie 5 zusätzliche Abflußhindernisse entdecken ließ, nämlich 4 kleine Papillensteine und 1 histologisch untermauerte Papillenstenose, und damit eine Treffsicherheit von 94% erzielte. Der Diagnose entgingen so lediglich 1 kleiner flottierender Papillenstein und 1 mit Sondierung gefundene, histologisch aber nicht verifizierbare Papillenstenose.

b) Cholangioskopie

In der prospektiven Serie wurde 29 mal nach Gallengangsrevision mit dem Cholangioskop nach Residualsteinen gesucht. Das starre Instrument wurde 3 mal verwendet, das flexible 26 mal. Der Zeitaufwand betrug durchschnittlich 15 min. Komplikationen traten nie auf. In allen Fällen gelang die Besichtigung der Hepatikusgabel, während die Einstellung der Papille nur in 7 (29) = 24% möglich war. In 8 (29) Fällen konnte ein „potentieller" Residualstein gefunden werden. In 1(21) cholangioskopisch normalen Fällen zeigte das postoperative Kontrollcholangiogramm via T-Drain noch einen Residualstein. Die Treffsicherheit der Cholangioskopie in der Diagnostik von Residualsteinen betrug damit in dieser allerdings kleinen Serie 97% = 28(29) Fälle.

III. Resultate der Gallenwegschirurgie

1. Cholezystektomie

Die folgenden Angaben beziehen sich auf 694 alleinige Cholezystektomien in 4 Jahren (1972–1975).

Operationszeitpunkt:

Wahloperationen	527/76%
Notfalloperationen	167/24%
Total	694

Operationsletalität: 11(694) = 1,6%

2. Gallengangsrevision

Die folgenden Angaben beziehen sich – wenn nicht ausdrücklich anders erwähnt – auf 165 Gallengangsrevisionen in 4 Jahren (1972–1975).

a) Patienten

Geschlechtsverteilung:

Frauen	102/62%
Männer	63/38%
Total	165

Altersverteilung: Durchschnittsalter 61 Jahre (24–88 Jahre)

Operationszeitpunkt:

Wahloperationen	142/86%
Notfalloperationen	23/14%
Total	165

Erstoperationen, Reoperationen:

Erstoperationen	148/90%
Reoperationen	17/10%
Total	165

b) Operationsindikation

Die Indikation zur Gallengangsrevision wurde in der Regel aufgrund der intraoperativen Untersuchungen (druckkontrolliertes Cholangiogramm und Residualdruckmessung) gestellt. Ausnahmsweise wurde ohne intraoperative Untersuchung oder trotz normalem Ergebnis aufgrund anamnestischer Kriterien (Ikterus, Pankreatitis) oder des Operationssitus (erweiterter Gallengang etc.) revidiert.

c) Häufigkeit

Berücksichtigt man die 587 Gallengangsrevisionen *ohne und mit* Papillenspaltung in 8 Jahren (1968–1975), ergibt sich die folgende Häufigkeit [beachte: die übrigen Angaben beziehen sich immer auf die 165 Revisionen ohne Papillenspaltung in 4 Jahren (1972–1975)]:

Erstoperationen	497/2003 = 25%
Reoperationen	90/103 = 87%
Total	587/2106 = 28%

Wir revidieren also bei einem Viertel aller Gallenwegsoperationen den Gallengang.

d) Operationsbefund (Tabelle 43)

Diskussion

28% vergebliche Revisionen sind zu hoch. Die Analyse der 47 Fälle zeigt, daß die Indikation zur Revision in 40% aufgrund eines abgeklungenen Ikterus, einer abgeklungenen Pankreatitis oder eines erweiterten Hepatocholedochus gestellt wurde. Nur in 7 Fällen gaben die intraoperativen Untersuchungen (druckkontrolliertes Cholangiogramm und Residualdruckmessung) Anlaß zur vergeblichen Revision. Routinemäßige Anwendung der intraoperativen Un-

Tabelle 43. Operationsbefund bei Gallengangsrevision (n = 165)

Steine des Hauptgallengangs	
Hepatocholedochus	77 (47%)
Papille	21 (13%)
Hepatocholedochus und Papille	13 (8%)
Anderes	7 (4%)
Normaler Befund	47 (28%)
Total	165

Tabelle 44

Komplikationen der Gallengangsrevision n = 165	Anzahl	Reoperationen	Todesfälle
Spezifisch			
Residualstein	10 (6%)	88	0
Subhepatischer Abszeß	1 (0,6%)	11	0
Sepsis, evtl. biliär	1 (0,6%)	11	1
Total	12 (7,2%)	10 (6,1%)	1 (0,6%)
Allgemein			
Pneumonie (mit respiratorischer Insuffizienz und Beatmung)	3 (1,8%)	0	1
Herzinsuffizienz, Herzinfarkt	2 (1,2%)	0	2
Zerebrovaskulärer Insult	1 (0,6%)	0	0
Magendarmblutung bei Antikoagulation (wegen Lungenembolie)	3 (1,8%)	0	0
Leberinsuffizienz bei Zirrhose	1 (0,6%)	0	1
Total	10 (6,0%)	0 (0%)	4 (2,4%)
Spezifisch + Allgemein	22 (13%)	10 (6%)	5 (3%)

tersuchungen und strenge Befolgung ihrer Ergebnisse sind entscheidend zu ihrer Vermeidung. So hätte die Frequenz in dieser Serie statt 28 nur 4% betragen.

e) Frühresultate (Tabelle 44)

3. Papillenspaltung

Die folgenden Angaben beziehen sich – wenn nicht ausdrücklich anders erwähnt – auf 223 Papillenspaltungen in 8 Jahren (1968–1975).

a) Patienten

Geschlechtsverteilung:
Frauen 148/66%
Männer 75/34%
Total 223

Altersverteilung: Durchschnittsalter 59 Jahre (10–88 Jahre).

Operationszeitpunkt:
Wahloperationen 215/96%
Notfalloperationen 8/4%
Total 223

Erstoperationen, Reoperationen:
Erstoperationen 180/81%
Reoperationen 43/19%
Total 223

b) Operationsindikation

Die Indikation zur Papillenspaltung wurde in der Regel aufgrund der intraoperativen Untersuchungen (druckkontrolliertes Cholangiogramm und Residualdruckmessung) gestellt. Bei Verdacht auf *Papillenstenose* wurde die Papille zusätzlich sondiert. Nur wenn eine Sonde bzw. ein Katheter von ≤ 3 mm Durchmesser schwierig oder gar nicht ins Duodenum vorgeschoben werden konnte, wurde die Diagnose einer Papillenstenose aufrechterhalten und die Indikation zur Papillenspaltung gestellt.

c) Operationstechnik

In der Regel wurden partielle Papillenspaltungen von 10–15 cm Länge ausgeführt. Die Inzisionslänge wurde „à mesure" gewählt, gerade so lang, um den Papillenstein befreien bzw. den stenotischen Papillenabschnitt in toto spalten zu können. Da über einer Treppensonde mit maximalem Durchmesser von 5 mm inzidiert wurde, betrug der Durchmesser des neuen Choledochus-Ostiums stets mindestens 5 mm, war jedoch meist für Sonden bis 9 mm durchgängig. Je nach Operateur wurde entweder eine einfache Papillenspaltung angelegt oder die Choledochus- und Duodenalschleimhaut im Sinne einer Papillenplastik vernäht. War die Pankreatikusmündung nicht zu identifizieren (Anwendung von Sekretin erst seit 1974) bzw. die Papille für eine Naht nur ungenügend einzustellen, verzichtete man immer auf eine Plastik.

Papillenplastik	129/58%
Einfache Papillenspaltung	94/42%
Total	223

d) Häufigkeit

Häufigkeit der Papillenspaltung bezogen auf alle 2106 Gallenwegsoperationen bei gutartigen Erkrankungen (vgl. I.I.2):

Erstoperationen	180 (2003) = 9%
Reoperationen	43 (103) = 41%
Total	223 (2106) = 11%

Häufigkeit der Papillenspaltung bezogen auf alle 587 Gallengangsrevisionen (vgl. I.I.2):

Erstoperationen	180 (497) = 36%
Reoperationen	43 (90) = 48%
Total	223 (587) = 38%

Bezogen auf die Erstoperationen nahmen wir also bei 9% aller Cholezystektomien und bei 36% aller Gallengangsrevisionen eine Papillenspaltung vor.

e) Operationsbefund (Tabelle 45)

In über einem Drittel nahmen wir die Papillenspaltung zur Entfernung eines inkarzerierten

Tabelle 45. Operationsbefund bei Papillenspaltung (n = 223)

Inkarzerierter Papillenstein	87 (39%)
Papillenstenose	97 (43%)
Normaler Papillenbefund	39 (18%)
(„Sicherheitsindikation")	
Verdacht auf Papillenstein	7
Verdacht auf Papillenstenose	25
Verdacht auf Papillentumor	7
Total	223

Konkrements und in mehr als einem Drittel zur Behandlung einer Papillenstenose vor. Die restlichen Papillenspaltungen wurden aus „Sicherheitsgründen" durchgeführt.

Diskussion

ad Papillenstein: 34 Papillensteine wurden in 4 Jahren bei 165 Gallengangsrevisionen ohne Papillenspaltung extrahiert. 87 Papillenkonkremente wurden in 8 Jahren bei 223 Papillenspaltungen herausgenommen, also schätzungsweise 40–50 in 4 Jahren. Mit anderen Worten: Wir entfernten über die Hälfte der Papillensteine mit Hilfe einer Papillenspaltung. Die Häufigkeit mag hoch erscheinen. Wir ziehen jedoch die übersichtliche Steinbefreiung mit Papillenspaltung der blinden, traumatisierenden Extraktion auf transcholedochalem Weg vor. In dieser Ansicht fühlen wir uns durch die Beobachtung bestärkt, daß in 4(223) = 1,8% Papillenspaltungen nach transcholedochaler Sondierung die Duodenotomie eine Via falsa aufzeigte. Dazu kommt, daß bei länger liegendem Papillenstein entzündliche Veränderungen im Sinne einer irreversiblen Papillenstenose sehr wahrscheinlich sind und nach alleiniger Extraktion zurückbleiben.

f) Papillenstenose

Häufigkeit

Häufigkeit der Papillenstenose bei Gallenwegsoperationen

Gallenwegsoperationen bei gutartigen Erkrankungen	97 (2106) = 4,6%
Gallengangsrevisionen	97 (587) = 17,0%

Vorkommen

Gliederung der 97 Papillenstenosen nach

1. *Gallensteine ja – nein*

Gallensteine	89/92%
Steine in Blase und Hauptgallengang	38
Steine nur in Blase	51
Keine Gallensteine	8/ 8%
Pankreatitis	7
Keine andere Erkrankung	1
Total	97

2. *Gallengangssteine ja – nein*
   Steine im Hauptgallengang   38/39%
   Keine Steine im Hauptgallengang   59/61%

   Total   97

3. *Vermutliche Pathogenese*
   Sekundäre Papillenstenosen   96/99%
   Primäre Papillenstenosen   1/ 1%

   Total   97

ad Papillenstenosen ohne Gallensteine: In 7 Fällen lag eine Pankreatitis vor. Es kann nicht entschieden werden, ob Pankreatitis oder Papillenstenose primär vorlagen. Einen Fall glauben wir, zur sog. primären Papillenstenose zählen zu dürfen, wobei wir nochmals auf die in Kap. F.II.2 diskutierte Problematik dieser pathogenetischen Klassifikation hinweisen möchten.

Histologie

Bei 19 von den 97 Papillenstenosen wurde ein Exzisat histologisch untersucht:

Fibrose   3
Sklerose   14
Adenomyomatose   2

Total   19

g) Frühresultate (Tabelle 46)

Anhang: Residualstein

Faßt man die 10 Residualsteine bei 165 Gallengangsrevisionen ohne Papillenspaltung und die 11 Residualsteine bei 223 Gallengangsrevisionen mit Papillenspaltung zusammen, ergibt sich eine Häufigkeit von 21 (388) = 5,4% bezogen auf alle Gangrevisionen.

Verlauf

Von den 21 Residualsteinen wurden 12 während der gleichen Hospitalisation reoperiert, 3 der 21, nämlich 3 nach Papillenspaltung, konnten durch Spülung entfernt werden, und 6 der 21 wurden belassen. Von diesen 6 sind uns 2 bekannt, die auswärts reoperiert wurden. Die Residualsteine führten bei keinem Patienten zum Tod.

Diskussion

Die Frequenz von 5,4% Residualsteinen bei Gallengangsrevision entspricht den meisten Literaturangaben; sie ist unseres Erachtens allerdings zu hoch. Selbst sorgfältigste instrumentelle Untersuchung und intraoperatives Cholangiogramm nach Revision werden das Zurücklassen von Konkrementen nicht immer vermeiden lassen. Die intraoperative Cholangioskopie scheint dieses unbefriedigende Resultat verbessern zu können, besonders wenn sie bei weitem Choledochus und multiplen Konkrementen routinemäßig angewendet wird (vgl. Kap. C).

h) Spätresultate

Patienten

Von den 223 Patienten mit Papillenspaltung kontrollierten wir 131 klinisch, 39 davon zusätzlich mit ERCP. Die Nachuntersuchungen wurden mindestens 1, höchstens 9 Jahre postoperativ vorgenommen.

Resultate

Klinische Resultate (Tabelle 47)

Von den 131 Patienten hatten 125 = 95,5% keine oder nur geringe Beschwerden. Lediglich 6 (131) = 4% klagten über starke Beschwerden. Die Abklärung dieser 6 Patienten mit ERCP ergab: 2 Rezidivsteine (davon 1 bei Papillenrezidivstenose), 2 Residualsteine, 1 pankreatitische Choledochusstenose, 1 mal keine biliäre Pathologie. Der Papillenspaltung per se können damit nur die 2 Rezidivsteine angelastet werden: Bei einem Fall mit Choledocho-Duodeno-Seit-zu-Seit-Anastomose war die Papillenmündung nach sekundär vorgenommener Spaltung stenotisch, beim anderen war die Pathogenese des Rezidivsteins nicht eruierbar, doch war wohl auch hier eine Galleabflußbehinderung Teilursache für die Konkrementbildung. Die Aufgliederung der klinischen Resultate nach der Operationstechnik ergab keinen Unterschied zwischen Papillenplastik und einfacher Papillenspaltung.

Tabelle 46

Komplikationen der Papillenspaltung n = 223	Anzahl	Reoperationen	Todesfälle
Spezifisch			
Pankreatitis (Klinik und Serumamylase)	2 (0,9%)	0	0
Duodenalnahtinsuffizienz	2 (0,9%)	2	2
Blutung aus Papille	1 (0,4%)	1	1
Retroduodenaler Abszeß	1 (0,4%)	0	0
Total	6 (2,7%)	3 (1,3%)	3 (1,3%)
Allgemein			
Residualstein	11 (4,9%)	4	0
Pneumonie (mit respiratorischer Insuffizienz und Beatmung)	2 (0,9%)	0	2
Intraabdominale Blutung	1 (0,4%)	1	0
Magendarmblutung (Ösophagitis, Gastritis, Ulkus)	4 (1,8%)	4	2
Diverses: Lungenembolie, Leberinsuffizienz bei Zirrhose	2 (0,9%)	0	2
Total	20 (9,0%)	9 (4,0%)	6 (2,7%)
Spezifisch + Allgemein	26 (12%)	12 (6%)	9 (4%)

Tabelle 47

Beschwerden	Papillenplastik n = 73	Einfache Papillenspaltung n = 58	Total n = 131
Keine	57 (78%)	46 (79%)	103 (78,5%) ⎫
Geringe	12 (16%)	10 (17%)	22 (17,0%) ⎬ 125 (95,5%)
Starke	4 (6%)	2 (8%)	6 (4,5%) ⎭

Tabelle 48

Befund	Papillenplastik n = 23	Einfache Papillenspaltung n = 16	Total n = 39
Mündungsform			
Überdeckt, schlitzförmig	8 (35%)	15 (94%)	23 (59%)
Klaffend, rund	15 (65%)	1 (6%)	16 (41%)
	$x^2 = 216,97 / FG = 1 / p < 0,001$		
Mündungszahl			
1 Öffnung	3 (13%)	8 (50%)	11 (28%)
2 Öffnungen	20 (87%)	8 (50%)	28 (72%)
	$x^2 = 6,36 / FG = 1 / p < 0,05$		

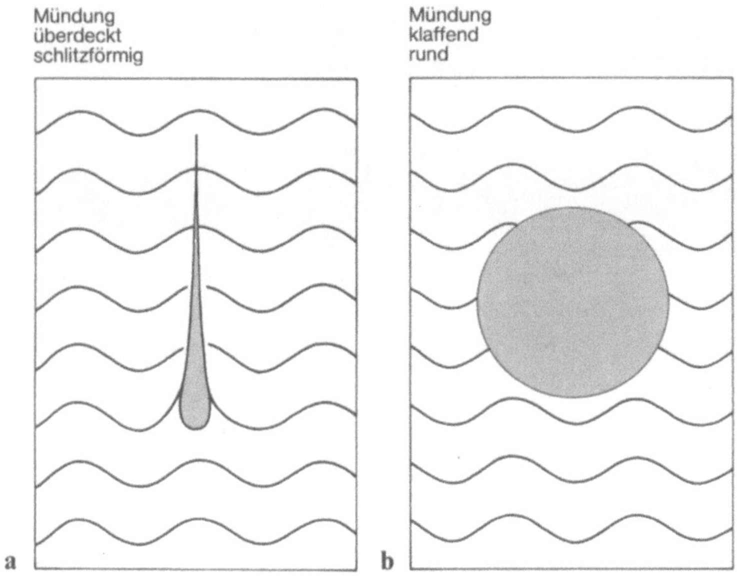

Abb. 89 a, b. Endoskopisches Spätresultat nach Papillenspaltung. Form der Papillenmündung

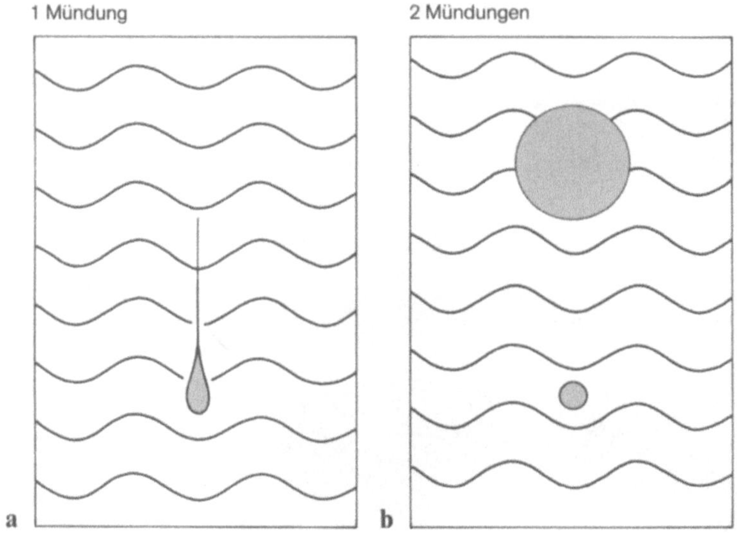

Abb. 90 a, b. Endoskopisches Spätresultat nach Papillenspaltung. Anzahl der Mündungen im Papillenbereich

Endoskopische Resultate

Von den verschiedenen Informationen, die die ERCP liefert (endoskopischer Aspekt, Kanülierbarkeit des Choledochus- und des Pankreatikus-Ostiums, Cholangiogramm und Pankreatikogramm) führen wir hier zwei an (Tabelle 48):

1. *Form der Papillenmündung* (Abb. 89): Zwei Varianten konnten auseinandergehalten werden: eine von Duodenalschleimhautfalten überdeckte schlitzförmige Mündung und eine klaffende runde Mündung. Berücksichtigt man die Operationstechnik, so zeigte sich, daß nach einfacher Spaltung die überdeckte, nach Plastik die klaffende Mün-

dungsform signifikant häufiger zu beobachten war.

2. *Anzahl der Mündungen im Papillenbereich* (Abb. 90): Auch hier konnten zwei Varianten unterschieden werden: Entweder fand sich 1 Mündung, durch die sich sowohl Choledochus als auch Pankreatikus kanülieren ließen, oder es konnten 2 Mündungen ausgemacht werden, in diesem Fall lag das Choledochus-Ostium 5–20 mm oral des Pankreatikus-Ostiums. Die Aufgliederung nach dem Operationsverfahren ergab, daß nach einfacher Spaltung 1 Mündung, nach Plastik 2 Mündungen signifikant häufiger vorkamen.

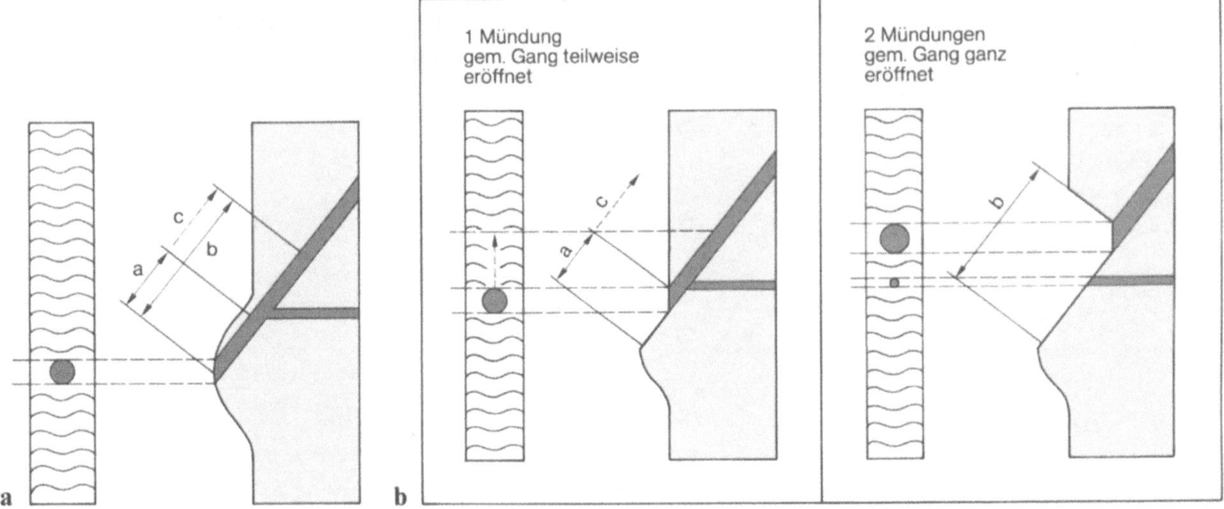

Abb 91 a, b. Endoskopisches Spätresultat nach Papillenspaltung. Schema von Aufsicht und Längsschnitt der Papillengegend zur Erklärung der unterschiedlichen Mündungszahl im Papillenbereich

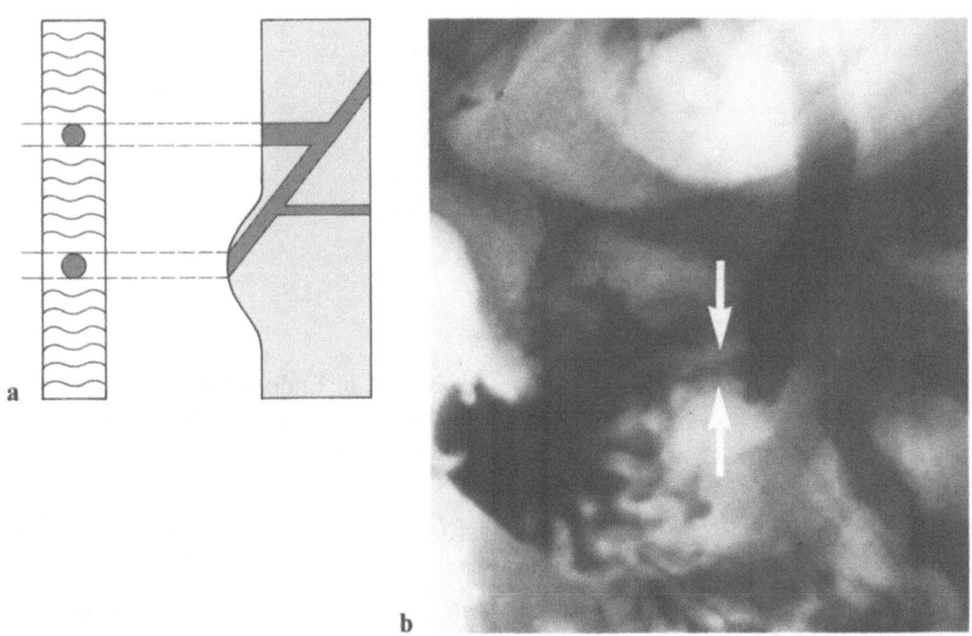

Abb. 92 a, b. Die Via falsa. Es finden sich wie bei Eröffnung des ganzen gemeinsamen bilio-pankreatischen Gangstücks 2 Mündungen im Papillenbereich; im Gegensatz dazu ist aber der Gallengang durch beide Öffnungen darstellbar.

a Schema von Aufsicht und Längsschnitt der Papillengegend.
b Mit ERCP angefertigtes Cholangiogramm

Tabelle 49

Autor	Patientenzahl	1 Mündung	2 Mündungen
Soehendra (1976)	36	18 (50%)	18 (50%)
Eigene Resultate	39	11 (28%)	28 (72%)
Rey et al. (1977)	16	0 (0%)	16 (100%)

Diskussion

Zur Diskussion der klinischen Resultate hilft das Verständnis der verschiedenen endoskopischen Befunde.

Einfache Spaltung und Plastik unterscheiden sich dadurch, daß beim einen Verfahren die Vereinigung von Choledochus- und Duodenalschleimhaut einer Per-secundam-Heilung überlassen wird, während beim anderen durch Naht eine Per-primam-Heilung angestrebt wird. Es kann deshalb vermutet werden – wurde aber nie bewiesen –, daß die inzidierte Duodenalschleimhaut nach einfacher Spaltung häufiger als nach Plastik wieder verwächst und die erweiterte Papillenmündung so erneut einengt. Unsere endoskopischen Befunde bezüglich Mündungsform und Mündungszahl bestätigen diese Ansicht. So wird das gespaltene Papillen-Ostium nach einfacher Spaltung zu einem überdeckten Schlitz, während nach Plastik meist ein klaffendes Loch bestehenbleibt. Ein Schema von Aufsicht und Längsschnitt der Papillengegend kann die Unterschiede in der Mündungszahl erklären (Abb. 91): Nur teilweise Eröffnung des gemeinsamen bilio-pankreatischen Gangstücks hinterläßt in der endoskopischen Aufsicht eine Mündung, ganze Durchtrennung hingegen führt zu einem Auseinanderrücken des Choledochus- und des Pankreatikus-Ostiums. Bei gleicher Spaltungslänge ist wohl auch dieser Unterschied dadurch bedingt, daß die Duodenalschleimhaut im oralen Abschnitt der Inzision nach Tomie, im Gegensatz zur Plastik, oft wieder verwächst.

Zwei andere Autoren fanden bei der endoskopischen Nachkontrolle nach Papillenspaltung eine unterschiedliche Verteilung der Mündungszahl (Tabelle 49).

Die in einer Arbeit vertretene Ansicht, der Aspekt mit zwei getrennten Ostien könnte durch eine *Via falsa* verursacht sein, können wir anhand unserer Resultate widerlegen. Es ist zwar nicht zu bestreiten, daß bei intraoperativer Papillensondierung vom Choledochus her leicht eine Perforation oberhalb der verlegten Papille erfolgen kann. Sie wurde in unserer Serie in $4\,(223) = 1,8\%$ der Papillenspaltungen intraoperativ entdeckt. Der Choledochus muß dann aber mit der ERCP von beiden Mündungen her darstellbar sein (Abb. 92). Dies war hingegen nur in $1\,(39) = 2,6\%$ der endoskopierten Fälle möglich. Damit kann jedoch eine Via falsa keinesfalls die $28\,(39) = 72\%$ der Endoskopiebefunde mit 2 Mündungen erklären.

Wie sind nun in Anbetracht dieser Lokalverhältnisse an der Papille unsere klinischen Resultate mit Beschwerdefreiheit sowohl nach einfacher Spülung als auch nach Plastik zu erklären? Eine definitive Antwort ist nicht möglich, doch muß man sich fragen, ob das subjektive Befinden durchschnittlich 4 ½ Jahre postoperativ ein genügend feines Kriterium ist, um evtl. Stauungsschäden an Leber und Pankreas zu erfassen. Solche Störungen können sich schleichend entwickeln und lange ohne klinisches Korrelat bleiben. Weitere Kontrollen, evtl. verbunden mit histologischen Untersuchungen, müssen diese Frage noch klären.

Literatur

Ackeren H von, Henning H, Soehendra N (1973) Erfahrungen über die Papillotomie. Zentralbl Chir 98:191

Acosta JM, Ledesma CL (1974) Gallstone migration as a cause of acute pancreatitis. N Engl J Med 290:484

Acosta JM, Nardi GL (1966) Papillitis. Arch Surg 92:354

Acosta JM, Civantos F, Nardi GL, Gastleman B (1967) Fibrosis of the papilla of Vater. Surg Gynecol Obstet 124:787

Adler GG (1971) Choledochussteinbildung durch nichtresorbierbares Nahtmaterial. Chirurg 42:508

Admirand WH, Small DM (1968) The physiochemical basis of cholesterol gallstone formation in man. J Clin Invest 47:1043

Akovbiantz A, Brühlmann W, Deyhle P (1975) Beitrag der endoskopischen retrograden Cholangiopankreatikographie für die Chirurgie von Gallenweg- und Pankreaserkrankungen. Schweiz Med Wochenschr 105:741

Albot G, Toulet J, Boisson J, Flamant J (1975) Foie et voies biliaires. L'Expansion Scientifique Francaise, Paris

Allgöwer M, Tondelli P (Hrsg) (1979) Gallenweg- und Pankreaserkrankungen. Huber, Bern

Alnor PC (1972) Die Papillitis stenosans Vateri. Bruns Beitr Klin Chir 219:229

Alnor PC (1973) Indikation und Technik der Papillotomie und Papillenplastik. Langenbecks Arch Chir 334:267

Alnor PC (1977) Operationen an der Vaterschen Papille. Med Klin 72:744

Andersson A (1976) Disease of the gallbladder in patients with normal cholecystograms. Am J Surg 132:122

Andreasson M, Holm-Bentzen M, Christiansen LA (1976) Principles in operative treatment of residual bile duct stones. Scand J Gastroenterol [Suppl] 37:7

Anseil G (1970) Adverse reactions to contrast agents. Invest Radiol 5:374

Apalakis A (1976) An experimental evaluation of the types of material used for bile duct drainage tubes. Br J Surg 63:440

Arianoff AA (1968) La sphinctérotomie de l'Oddi en chirurgie biliaire. Arscia, Bruxelles

Arianoff AA, Gélin A (1957) Les réinterventions sur les voies biliaires. Acta Chir Belg [Suppl] 1

Arianoff AA, Vielle G, Arianoff V, Nouzaradan J (1976) Place de la sphinctérotomie dans les réinterventions biliaires (abstr). 4th World Congress of the Collegium Internationale Chirurgiae Digestivae, Davos

Aust JB, Root HD, Urdaneda L, Varco RL (1967) Biliary stricture. Surgery 62:601

Baer E (1976) Die Verläßlichkeit der Cholangiomanometrie für Stein- und Papillendiagnostik. Dissertation, Universität Basel

Baker JW (1972) Diskussionsbeitrag. In: Way LW, Admirand WH, Dundhy JE (1972) Management of choledocholithiasis. Ann Surg 1976:347

Barbara L, Roda E, Roda A, Sama C, Festi D, Mazella G, Aldini R (1976) The medical treatment of cholesterol gallstones: experience with chenodeoxycholic acid. Digestion 14:209

Bardenheier JA, Kaminski DL, Willian VL, Hanlon CR (1969) Ten year experience with direct cholangiography. Am J Surg 118:900

Bartlett MK (1972) Retained and recurrent common duct stones. Am Surg 38:63

Bartlett MK, Warshaw AL, Ottinger LW (1974) The removal of biliary duct stones. Surg Clin North Am 54:599

Baumann J (1969) Gallengangsnachoperationen. Langenbecks Arch Chir 324:183

Becker H, Brandt P, Ungeheuer E (1977) Die Choledochoduodenostomie, Indikationen und operationstechnisches Vorgehen. Med Klinik 72:1972

Bell GD, Whitney B, Dowling RH (1972) Gallstone dissolution in man using chenodeoxycholic acid. Lancet II:1213

Belzer FO, Watt J McK, Roos HB, Dunphy JE (1965) Auto-reconstruction of the common bile duct after venous patch graft. Ann Surg 162:346

Bengolea AJ, Negri A (1947) La maladie du cho1édoque terminal. Rev Chir 66:65

Bennion LJ Grundy SM (1974) Obesity and lithogenic bile: improvement with weight loss. Clin Res 22:354 A

Berchtold R, Ghielmetti C (1974) Zur peroperativen Cholangioskopie. Helv Chir Acta 41:601

Bergdahl L, Holmlund DEW (1976) Retained bile duct stones. Acta Chir Scand 142:145

Berk JE, Kaplan AA (1976) Cholelithiasis. In: Bockus HL (ed) Gastroenterology, vol 3. Saunders, Philadelphia

Berk JE, Monroe LS (1976) Acute cholecystitis, medical aspects. In: Bockus HL (ed) Gastroenterology, vol 3. Saunders, Philadelphia

Berk RN (1973) Radiology of the gallbladder and bile ducts. Surg Clin North Am 53:973

Besançon F, Pironneau A, Lopez-Macedo L, Longuet YJ, Debray C (1969) Le débimètre à flotteur perfusé sous pression constante et élevée. Arch Mal App Dig 54:59

Bilbao MK, Dotter CT, Lee TG, Katon RM (1976) Complications of endoscopic retrograde cholangiopancreaticography. Gastroenterology 70:314

Biss K (1971) Some unique biologic characteristics of Masai of East Africa. N Engl J Med 284:694

Block MA, Schuman BM, Weckstein ML (1975) Interpretative problems in endoscopic retrograde cholangiopancreaticography. Am J Surg 129:29

Bluestone L, Freed JS, Szuchmacher PH (1978) The interneural incision for biliary tract operations. Surg Gynecol Obstet 147:21

Bockus HL (ed) (1976) Gastroenterology, vol 3. Saunders, Philadelphia

Bodner E (1972) Ergebnisse postoperativer Cholangiometrie: Untersuchungen zur Frage der primären Gallengangsnaht. Langenbecks Arch Chir 330:316

Bodner E, Platzer S, Födisch HJ, Schwamberger K (1974) Über den duodenobiliären Reflux nach totaler Sphinkterotomie. Zentralbl Chir 99:788

Bodvall B (1973) The postcholecystectomy syndroms. Clin Gastroenterol 2:103

Bodvall B, Oevergaard B (1967) Computer analysis of postcholecystectomy biliary tract symptoms. Surg Gynecol Obstet 124:723

Böckl O (1969) Objektivierung der Indikation zur Sphinkterotomie durch Elektromanometrie. Langenbecks Arch Chir 325:1144

Böckl O, Hell E (1970) Ist die Manometrie zur Vermeidung von Indikationsfehlern bei Eingriffen an den tiefen Gallenwegen geeignet? Langenbecks Arch Chir 327:469

Böhmig HJ, Fritsch A (1966) Die Bedeutung der Cholangiometrie für die intraoperative Gallenwegsdiagnostik. Chirurg 37:446

Böhmig HJ, Garbsch H (1965) Funktionelle Resultate nach totaler Sphinkterotomie. Langenbecks Arch Chir 312:168

Böhmig JH, Fritsch A, Kux M, Stacher G (1969) Indikationen und Ergebnisse der transduodenalen Sphinkterotomie. Langenbecks Arch Chir 323:173

Bordley J, White TT (1979) Causes for 340 reoperations on the extrahepatic bile ducts. Ann Surg 189:442

Boyden EA (1957) The anatomy of the choledochoduodenal junction in man. Surg Gynecol Obstet 104:641

Braasch JW, McCann IC (1967) Normal luminal size of choledochoduodenal junction as determined by probe at choledochostomy. Surgery 62:258

Braun B, Schwerk W (1978) Ultraschalldiagnostik der Cholelithiasis. Dtsch Med Wochenschr 103:1101

Brandstätter G, Kratochvil P, Wiedner F (1976) Die diagnostische Bedeutung der endoskopischen retrograden Cholango-Pankreatographie beim sogenannten Postcholezystektomiesyndrom. Wien Klin Wochenschr 188:906

Breitfellner G, Brücke P (1964) Neue Aspekte bei der sogenannten stenosierenden Papillitis. Ein Beitrag zur Histopathologie der Papilla Vateri. Langenbecks Arch Chir 306:191

Brittow DC, Gill BS, Taylor RMR, James O (1975) The removal of retained gallstones from the common bile duct: experience with sodium cholate infusion and the Burhenne catheter. Br J Surg 62:520

Brücke H (1961) Cholangiometrie. Chirurg 32:9

Brücke H (1968) Physikalische Meßmethoden in der Gallenchirurgie. Langenbecks Arch Chir 321:334

Brünner H, Schmidt HD, Ehlert CP (1974) Papillenbougierung oder transduodenale Papillotomie? Zentralbl Chir 99:783

Bülow S, Kronborg O, Lund-Kristensen J (1977) Reappraisal of surgery for suppurative cholecystitis. Arch Surg 112:282

Büttner D (1969) Der rezidivierende Gallensteinileus. Langenbecks Arch Chir 324:225

Burckharth F, Christiansen L, Efsen F, Nielbo N, Stage P (1977) Percutaneous transhepatic cholangiography in diagnostic evaluation of 160 jaundiced patients. Arch Surg 133:559

Burhenne HJ (1972) Extraktion von Residualsteinen der Gallenwege ohne Reoperation. ROEFO 117:425

Burhenne HJ (1973) Non operative retained biliary tract stone extraction: a new roentgenologic technique. Am J Roentgenol 117:388

Burhenne HJ (1974) The technique of biliary duct stone extraction. Radiology 113:567

Burhenne HJ (1975) Progress in radiology of the biliary tract. In: Najarian JS, Delaney JP (eds) Surgery of the liver, pancreas and biliary tract. Stratton Intercontinental, New York

Burhenne HJ (1976a) Complications of non operative extraction of retained common duct stones. Am J Surg 131:260

Burhenne HJ (1976b) Non operative extraction of retained common duct stones. In: Longmire WP (ed) Advances in surgery, vol 10. Year Book Medical, Chicago

Carlsen JE, Lauritzen T, Juul K, Hermann C, Hansen PH (1977) Common duct stones in patients with acute cholecystitis. Acta Chir Scand 143:47

Caroli J, Rosner D (1976) Cholangitis. In: Bockus HL (ed) Gastroenterology, vol 3. Saunders, Philadelphia

Caroli J, Bergeret A, Debouvrey JP (1940) La radiomanométrie biliaire. Rev Chir 59:210

Catt PB, Hogg DF, Clunie GJA, Hardie IR (1974) Retained biliary calculi: removal by a simple non operative technique. Ann Surg 180:247

Chande S, Devitt JE (1973) T-tubes, the surgical amulet after choledochotomy. Surg Gynecol Obstet 136:100

Change FC (1970) Intravenous cholangiography in the diagnosis of acute cholecystitis. Am J Surg 120:567

Chessick KC, Black S, Hoye SJ (1975) Spasm and cholangiography. Arch Surg 110:53

Cheung LY, Maxwell JG (1975) Jaundice in patients with acute cholecystitis. Am J Surg 130:746

Chinaglia A (1970) La papillosfinterotomia dell' Oddi in chirurgia biliare. Piccin, Padova

Christiansen J, Schmidt A (1971) The postcholecystectomy syndrome. Acta Chir Scand 137:789

Cirenei A, Hess W (1977) Chirurgie du foie, des voies biliares et du pancréas. Piccin, Padova

Classen M, Safrany L (1975) Endoscopic papillotomy and removal of gall stones. Br Med J 4:371

Cogbill CL, Song KT (1970) Acute pancreatitis. Arch Surg 100:673

Colcock B, Killen RB, Leach NG (1967) The asymptomatic patient with gallstones. Am J Surg 113:44

Confort NW, Gray HK, Wilson JM (1948) The silent gallstone; a ten to twenty year follow-up study of 112 cases. Ann Surg 128:931

Cooperman AM (1968) Changing concepts in the surgical treatment of gallstone ileus. Ann Surg 167:377

Corlette MB, Bismuth H (1973) Acute cholecystitis and jaundice. Arch Surg 106:829

Cotton PD (1977) ERCP. Gut 18:316

Cotton PD, Chapman M, Whiteside CG, Le Quesne LP (1976) Duodenoscopic papillotomy and gallstone removal. Br J Surg 63:709

Coyne MJ, Bonorris GG, Chung A, Goldstein LI, Lahana D, Schoenfield LJ (1975) Treatment of gallstones with chenodeoxycholic acid and phenobarbital. N Engl J Med 292:604

Crystal RF, Fink RL (1971) Acute acalculous cholecystitis in childhood. Clin Pediatr 10:423

Cuschieri A, Hughes JH, Cohen M (1972) Biliary-pressure studies during cholecystectomy. Br J Surg 59:267

Cuschieri A, Hughes JH (1973) Pancreatic reflux during operative cholangiography. Br J Surg 60:933

Custer MD (1970) Source of error in operative cholangiography. Arch Surg 100:664

Cynn WS, Pitt MJ, Hodes PJ (1976) Diagnostic studies in disorders of the gallbladder and bile ducts: roentgen examination. In: Bockus HL (ed) Gastroenterology, vol 3. Saunders, Philadelphia

Daniel O (1972) The value of radiomanometry in bile duct surgery. Ann R Coll Surg Engl 51:357

Danzi JT, Makipour H, Farmer RG (1976) Primary sclerosing cholangitis: a report of 9 cases and clinical review. Am J Gastroenterol 65:109

Danziger RG, Hofmann AF, Schoenfield LJ, Thistle JL (1972) Dissolution of cholesterol gallstones by chenodeoxycholic acid. N Engl J Med 286:1

Day SW, Wagner CL, Kranz JM (1975) An alternative to routine operative cholangiography. Am Surg 41:543

Delmont J (ed) (1977) The sphincter of Oddi. Karger, Basel

Del Valle D, Donovan R: Choledoco-odditis retractil cronica concepto clinica y quirurgico. Arch Argent Farm Ap Dig 1:605

Demling L, Koch H, Classen M, Belohlavek D, Schaffner O, Schwamberger K, Stolte M (1974) Endoskopische Papillotomie und Gallenstein-entfernung. Dtsch Med Wochenschr 45:2255

Dineen P (1964) The importance of the route of infection in experimental biliary tract obstruction. Surg Gynecol Obstet 119:1001

Donald JD, Fitts WT (1949) Cholecystectomy: a study of patients 10 to 16 years later. Am J Surg 78:596

Doubilet H, Colp R (1937) Resistance of the sphincter of Oddi in the human. Surg Gynecol Obstet 64:622

Dowling RH (1972) Lithogenic bile in patients with ileal dysfunction. Gut 13:415

Dunn FH, Christensen EC, Reynolds J (1974) Cholecystokinin cholecystography. JAMA 228:997

Dyrszka H, Chen T, Salen G, Mosbach EH (1975) Toxicity of chenodeoxycholic acid in the rhesus monkey. Gastroenterology 69:333

Economou G, Ward-McQuaid JN (1971) A cross-over comparison of the effect of morphine, pethidine, pentazocine, and phenazocine on biliary pressure. Gut 12:218

Eikman EA, Cameron JL, Colman N (1975) A test for the patency of cystic duct in acute cholecystitis. Ann Intern Med 82:318

Elias E, Hamilyn AN, Jain S, Long RG, Summerfield JA, Dick R, Sherlock S (1977) A randomized trial of PTC with chiba needle versus ERCP for bile duct visualization in jaundice. Gastroenterology 71:439

Enderlin F, Nadjafi A (1967) Operative Indikation und Prognose beim Gallensteinileus. Praxis 56:541

Englehart GJ (1977) Postoperative Probleme nach Gallenwegs- und Pankreaseingriffen. Ther Umsch 34:905

Essenhigh DM (1968) Perforation of the gall-bladder. Br J Surg 55:175

Everett WG (1970) Suture materials in general surgery. Prog Surg 8:14

Fahrländer H (1973) Irritables Kolon. Klin Gastroenterol 1:516

HD Farha GJ, Pearson RN (1976) Transcystic duct operative cholangiography. Am J Surg 131:228

Faris I, Thomson JPS, Grundy DJ, Le Quesne LP (1975) Operative cholangiography: a reappraisal based on a review of 400 cholangiograms. Br J Surg 62:966

Faust H (1973) Zur Problematik des Gallensteinileus. Münch Med Wochenschr 115:1191

Faust H (1977) Radiologische Diagnostik des ableitenden Gallensystems und des Pankreas. Ther Umsch 34:855

Faust H, Burri C (1973) Nullpunktbestimmung bei der intra- und postoperativen Radiomanometrie der Gallenwege. Acta Chir Helv 8:251

Fernandez-Cruz L, Palacin A, Pera C (1977) Benign strictures of the terminal common bile duct. In: Delmont J (ed) The sphincter of Oddi. Karger, Basel

Fisch JC, Williams DD, Williams RD (1968) Jaundice with cholecystitis. Arch Surg 96:875

Flinn WR, Olson DF, Oyasu R, Beal JM (1977) Biliary bacteria and hepatic histopathologic changes in gallstone disease. Ann Surg 185:593

Födisch HJ (1972) Normale und pathologische Anatomie, Heft 24: Feingewebliche Studien zur Orthologie und Pathologie der Papilla Vateri. Thieme, Stuttgart

Foss DC, Laing RR (1977) Detection of gallbladder disease in patients with normal oral cholecystograms. Dig Dis 22:685

Fox PF (1970) Planning the operation for cholecysto-enteric fistula with gallstone ileus. Surg Clin North Am 50:93

Fräki O, Turunen M (1973) Ergebnisse nach 400 Papillenplastiken. Langenbecks Arch Chir 334:302

Freund H, Pfeffermann R, Durst A, Rabinovici N (1976) Gallstone pancreatitis, exploration of the biliary system in acute and recurrent pancreatitis. Arch Surg 111:1106

Freund H, Charuzi I, Granit G, Berlatzky Y, Eyal Z (1977) Choledochoduodenostomy in the treatment of benign biliary tract disease. Arch Surg 112:1032

Fritsch A (1965) Cholangiometrische Untersuchungen über die Wirkung der transduodenalen Papillotomie auf den Papillendurchfluß. Langenbecks Arch Chir 310:73

Fritsch A (1966 a) Diskussionsbeitrag. In: Lataste J, Docquier JC (1966) Les anastomoses biliodigestives extrahépatiques dans les affections non tumorales. Résultats et indications. J Chir 92:313

Fritsch A (1966 b) Die Wirkung der Durchschneidung des Sphinkter Oddi auf den Gallenfluß und die Papillenfunktion. Klin Med 21:50

Galloway SJ, Casarella WJ, Seaman WB (1973) The non operative treatment of retained stones in the common bile duct. Surg Gynecol Obstet 137:55

Galmiche JP, Gislon J, Bonfils S (1977) Postoperative biliary manometry. The effects of morphin and antispasmodic under various flow rates of intracholedochal infusion. In: Delmont J (ed) The sphincter of Oddi. Karger, Basel

Gamaklou R, Edlund Y (1966) Ductal factors in the pathogenesis of acute pancreatitis in the rat. Scand J Gastroenterol 1:94

Gardner B (1973) Factors influencing the timing of cholecystectomy in acute cholecystitis. Am J Surg 125:730

Gardner B, Dennis CR, Patti J (1975) Current status of heparin dissolution of gallstones. Am J Surg 130:293

Gillespie WJ (1973) Observations on acute pancreatitis. A retrospective clinical study. Br J Surg 60:63

Glenn F (1974) Retained calculi within the biliary ductal system. Ann Surg 179:528

Glenn F (1976a) Acute cholecystitis. Surgery. In: Bockus HL (ed) Gastroenterology, vol 3. Saunders, Philadelphia

Glenn F (1976b) Acute cholecystitis. Surg Gynecol Obstet 143:56

Glenn F (1977) Cholecystostomy in the high risk patient with biliary tract disease. Ann Surg 185:185

Glenn F, Johnson G (1955) The cystic duct remnant as a consequence of incomplete cholecystectomy. Surg Gynecol Obstet 101:331

Goldberg IM, Goldberg JP, Liechty RD, Buerk C, Eiseman B, Norton L (1975) Cholecystectomy with and without surgical drainage. Am J Surg 130:39

Golden GT, Sears HF, Wangensteen SL (1973) Posttraumatic cholecystitis. Am Surg 39:275

Goldstein F (1976) Motor disorders of the biliary tract: cystic duct syndrome. In: Bockus HL (ed) Gastroenterology, vol 3. Saunders, Philadelphia

Gordon AB, Bates T, Fiddian RV (1976) A controlled trial of drainage after cholecystectomy. Br J Surg 63:278

Gregg JA, Taddeo AE, Milano AF, McCartney AJ, Santoro BT, Frager SH, Capobianco AG (1977) Duodenoscopy and endoscopic pancreatography in patients with positive morphine prostigmine tests. Am J Surg 134:318

Grill W (1974) Reinterventionen an den Gallenwegen. Chirurg 45:163

Grill W, Pichlmaier H (1963) Untersuchungen über die instrumentelle Gallengangsexploration. Langenbecks Arch Chir 296:528

Grundy DJ, King PA, Lloyd G (1972) Comparative evaluation of preoperative and operative radiology in biliary tract disease. Br J Surg 59:205

Gyr K (1977) Klinik und Abklärung der Gallenwegs- und Pankreaserkrankungen. Ther Umsch 34:847

Härb H, Redtenbacher M (1974) Ein Catgutfaden als Ursache einer Gallensteinbildung. Acta Chir Aust 1:18

Hagenmüller F, Ossenberg FW, Classen M (1977) Duodenoscopic manometry of the common bile duct. In: Delmont J (ed) The sphincter of Oddi. Karger, Basel

Hand BH (1973) Anatomy and function of the extrahepatic biliary system. Clin Gastroenterol 2:3

Haubrich WS (1975) Getting rid of gallstones without surgery. JAMA 231:747

Hauman RL, Anderson MC (1970) Effect of specific pancreatic enzymes on the gallbladder. Surg Forum 21:388

Havard C (1970) Operative cholangiography. Br J Surg 57:797

Heimbach DM, White TT (1979) Immediate and long term effects of instrumental dilatation of the sphincter Oddi. Surg Gynecol Obstet 148:79

Herter NR, Wendell G, Hoerr SO, Hermann RE (1973) The use of T-tube splints in bile duct repairs. Surg Gynecol Obstet 137:412

Hess W (1961) Die Erkrankungen der Gallenwege und des Pankreas. Thieme, Stuttgart

Hess W (1967) Probleme der Operationswahl in der Gallenchirurgie. Chirurg 78:197

Hess W (1969) Aktuelle Probleme in der Chirurgie, Nr. 6: Die chronische Pankreatitis. Huber, Bern

Hess W (1974a) Akzidentelle und iatrogene Verletzungen der Gallenwege. Helv Chir Acta 41:639

Hess W (1974b) Intrahepatische Lithiasen. Helv Chir Acta 41:155

Hess W (1977) Praktische Chirurgie, Heft 91: Nachoperationen an den Gallenwegen. Enke, München

Hicken NF, McCallister AJ (1964) Operative cholangiography as an aid to reducing the incidence of "overlooked" common bile duct stones: a study of 1003 choledocholithotomies. Surgery 55:753

Hinshaw DB (1973) Acute obstructive supperative cholangitis. Surg Clin North Am 53:1089

Hoerr SO, Hermann RE (1973) Side-to-side choledochoduodenostomy. Surg Clin North Am 53:1115

Holgerson LO, White II, West JP (1971) Emphysematous cholecystitis. Surgery 69:102

Hopkins SF, Bivins BA, Griffen WO (1979) The problem of the cystic duct remnant. Surg Gynecol Obstet 148:531

Hopton D, White TT (1971) An evaluation of manometric operative cholangiography in 100 patients with biliary disease. Surg Gynecol Obstet 133:949

Horta A (1954) Aparelho para manometria biliar. Rev Paul Med 44:427

Howard RJ, Delaney JP (1972) Postoperative cholecystitis. Am J Dig Dis 17:213

Howard AJ, Delaney JP (1975) Acute acalculous cholecystitis. In: Najarian JS, Delaney JP (eds) Surgery of the liver, pancreas, and biliary tract. Stratton Intercontinental, New York

Humphries TJ, Cloutier CT (1978) The value of duodenal bile examination in the evaluation of persistent pain in the upper part of the abdomen. Surg Gynecol Obstet 147:177

Ikeda S, Tanaka M, Itoh H, Tamura R (1977) A newly devised cutting probe for endoscopic sphincterotomy of the ampulla of Vater. Endoscopy 9:238

Isch JH, Finneran JC, Nahrwold DL (1971) Perforation of the gallbladder. Am J Gastroenterol 55:451

Iser JH, Dowling RH, Mok HYI, Bell GD (1975) Chenodeoxycholic acid treatment of gallstones. N Engl J Med 293:378

Jönsson PE, Andersson A (1976) Postoperative acute acalculous cholecystitis. Arch Surg 111:1097

Jolly PC, Baker JW, Schmidt HM, Walker JH, Holm JC (1968) Operative cholangiography: a case for its routine use. Ann Surg 168:551

Jones SA (1973) Sphincteroplasty (not sphincterotomy) in the treatment of biliary tract disease. Surg Clin North Am 53:1123

Jutras AJ (1976) The cholecystoses. In: Bockus HL (ed) Gastroenterology, vol 3. Saunders, Philadelphia

Kakizaki G, Kato E, Fuijiwana Y, Hasegawa N (1976) Postbiliary surgery complaints. Psychosomatic aspects. Am J Gastroenterol 66:62

Kakos GS, Tompkins RK, Turnipseed W, Zollinger RM (1972) Operative cholangiography during routine cholecystectomy. Arch Surg 104:484

Kambouris AA, Carpenter WS, Allaben RD (1973) Cholecystectomy without drainage. Surg Gynecol Obstet 137:613

Kavlie H, White TT (1972) Flow rates and manometry in the assessment of the common bile duct. Acta Chir Scand 138:817

Kawai K, Nakajima M, Kimoto K, Sugaware K, Fukumoto K (1975) Endoscopic sphincterotomy of ampulla of Vater. Endoscopy 7:30

Keighley MRB, Burdon DW, Baddeley RM (1976) Complications of supraduodenal choledochotomy: a comparison of three methods of management. Br J Surg 63:754

Kern E (1965) Operationstaktik der Gallenwegsoperationen. Langenbecks Arch Chir 313:264

Kern E, Schott H (1970) Chirurgie des benignen Verschlußikterus. Chirurg 41:540

Kewenter J, Kock NG (1971) The effect of some spasmolytic drugs on the choledochoduodenal junction in man. Scand J Gastroenterol 6:401

Khalil GW (1971) Passive role of the bile duct system in the delivery of bile into the intestine. Surg Gynecol Obstet 133:826

Koch H, Rösch W, Schaffner O, Demling L (1977) Endoscopic papillotomy. Gastroenterology 73:1393

Köle W (1973) Das Cystikusstumpf-Syndrom. Langenbecks Arch Chir 334:293

Kozoll DD, Dwyer G, Meyer KA (1959) Pathologic correlations of gallstones. Arch Surg 79:514

Kozower M, Norton RA, Paul RE, Fawaz KA, Miller HH, Robbins AH, Schimmel EM, Sugarman HJ, Thomas JG (1973) Preoperative endoscopic cannulation of pancreatic and biliary ducts. Ann Surg 178:197

Krondl A, Vavrinkova H, Michalec C (1964) Effect of cholecystectomy on the role of the gallbladder in fat absorption. Gut 5:607

Kümmerle F (1972) Chirurgische Prinzipien zur Beseitigung von Gallenabflußstörungen. Kongreßbericht, 4. Freiburger Chirurgengespräche

Kune GA (1970) The influence of structure and function in the surgery of the biliary tract. Ann R Coll Surg 47:78

Kune GA, Schutz E (1974) Bacteria in the biliary tract, a study of their frequency and type. Med J Aust 1:255

Kusano T, Hamano K, Mikoschiba Y, Takada T, Takasaki T, Uchida Y, Watayo T, Hanyu F (1975) Our experience of transduodenal sphincteroplasty for biliary disease. Chir Gastroenterol 9:391

Kyösola K (1976) Structure and innervation of the choledochoduodenal junction. Ann Chir Gynaecol [Suppl] 65:192

Langenbuch C (1882) Ein Fall von Exstirpation der Gallenblase wegen chronischer Cholelithiasis-Heilung. Berl Klin Wochenschr 19:725

Larmy TKI, Mokka R, Kemppainen P, Seppala A (1975) A critical analysis of the cystic duct remnant. Surg Gynecol Obstet 141:48

La Russo NF, Thistle JL, Hofmann AF, Fulton RE (1975) Treatment of retained common bile duct stones by intraductal infusion of a cholate solution: a controlled trial. Gastroenterology 68:932

Laurent J, Floquet J, Guibal F, Watrin B, Vosse A (1977) Primary and secondary odditis. In: Delmont J (ed) The sphincter of Oddi. Karger, Basel

Lawson DW, Daggett WD, Civetta JM (1970) Surgical treatment of acute necrotizing pancreatitis. Ann Surg 172:605

Leborgne J (1971) Les anastomoses bilio-digestives pour lésions bénignes de la voie biliaire principale de l'adulte. Presse Méd 79:1785

Lennert KA (1976) Die intraoperative Choledochoskopie. Erfahrung mit einem neuen Choledochoskop. Chirurg 47:248

Letton AH, Wilson JP (1966) Routine cholangiography during biliary tract operations: technique and utility in 200 cases. Ann Surg 163:937

Ligvory C, Gouerou H, Chavy A, Coffin IC, Huguier M (1974) Endoscopic retrograde cholangio-pancreatography. Br J Surg 61:359

Lin Tsung-Min (1975) Actions of gastrointestinal hormones and related peptides on the motor function of the biliary tract. Gastroenterology 69:1006

Lindenauer SM (1973) Surgical treatment of bile duct stricture. Surgery 73:875

Lindner HH, Pena VA, Ruggeri RA (1976) A clinical and anatomical study of anomalous terminations of the common bile duct into the duodenum. Ann Surg 184:626

Lindskog B (1970) Evaluation of operative cholangiography in gallstone-surgery. Berlingska Baktryckeriet, Lund

Longland CJ (1973) Choledochoscopy in choledocholithiasis. Br J Surg 60:626

Longmire WP (1978) When is cholangitis sclerosing? Am J Surg 135:312

Longmire WP, Sandford MC (1948) Intrahepatic cholangio-jejunostomy with partial hepatectomy for biliary obstruction. Surgery 24:264

Lund J (1960) Surgical indications in cholelithiasis. Ann Surg 151:153

Lynen FK (1972) Tierexperimentelle Untersuchungen zur Motilität des Ductus choledochus und seine Beeinflussung durch den Nervus vagus. Langenbecks Arch Chir, Suppl Chir Forum 147

Mackie DB, Haynes S, May RE (1973) Unabsorbable suture material, a rare cause of recurrent stones in the common bile duct. Br J Surg 60:23

Madden JL (1973) Common duct stones, their origin and surgical management. Surg Clin North Am 53:1095

Madden JL, Chun JY, Kandalaft S, Parekh M (1970) Choledochoduodenostomy. An unjustly malignant surgical procedure? Am J Surg 119:45

Mättig H (1977) Abhandlungen moderner Medizin, Nr. 7: Papilla Vateri. Barth, Leipzig

Mallet-Guy P (1945) La chirurgie biliare sous contrôle manométrique et radiographique. 48ᵉ Congrès Francais de Chirurgie

Mallet-Guy P, Jeajean R, Feroldi J (1945) La maladie du sphincter d'Oddi. Lyon Chir 40:553

Mallet-Guy P, Kestens PJ, Gignoux M, Murat J (1970) Syndrome post-cholécystectomie. Masson, Paris

Man B, Kraus L, Motovic A (1977) Cholecystectomy without drainage, nasogastric suction and intravenous fluids. Am J Surg 133:312

Marinovic I (1972) Incidencia de litiasis biliar en material de autopsyas y analysis de composicion de los calculos. Rev Med Chile 100:1320

Marth W (1968) Über das Adaptationsphänomen der choledochoduodenalen Verbindung. Chirurg 39:464

Matsumoto Y, Uchida K, Nakase A, Honjo I (1977) Congenital cystic dilatation of the common bile duct as a cause of primary bile duct stone. Am J Surg 134:346

Mazzariello R (1970) Removal of residual biliary tract calculi without reoperation. Surgery 67:566

Mazzariello R (1973) Review of 220 cases of residual biliary tract calculi treated without reoperation: an eight-year study. Surgery 73:299

McArthur MS, Longmire WP (1971) Peptic ulcer disease after choledochojejunostomy. Am J Surg 122:155

McArthur P, Cushieri A, Sells RA, Shields R (1975) Controlled clinical trial comparing early with interval cholecystectomy for acute cholecystitis. Br J Surg 62:850

McBurney CL (1898) Removal of biliary calculi from the common duct by the duodenal route. Ann Surg 24:481

McCarthy JD (1970) Radiomanometry during biliary operations. Arch Surg 100:424

McClenahan JE, Evans JA, Braunstein PW (1959) Intravenous cholangiography in the postcholecystectomy syndrome. JAMA 159:1353

McCormick JStC, Brenner DN, Thomson JWW, McNair TJ, Philp T (1974) The operative cholangiogram. Ann Surg 180:902

McEvedy BV (1970) Routine operative cholangiography. Br J Surg 57:277

McIver MM (1941) An instrument for visualizing the interior of the common duct at operation. Surgery 1:112

McLaughlin CW, Coe JD (1970) Reliability of conventional indications for common bile duct exploration. Arch Surg 100:421

Meier zu Eissen P, Fuchs CG, Hirsch HC (1977) Morphologische und bakteriologische Befunde zur Problematik Intervallzystektomie oder akute Cholezystektomie. Akt Chir 12:255

Meissner K (1975) Beitrag zum Thema: Die Gallenblase als Schockorgan. Nachweis von Fibrinoidthromben im Vorstadium von reaktiver Cholezystitis. Langenbecks Arch Chir 340:59

Meissner K (1976) Gallensteinneubildung durch Nahtmaterial – ein vermeidbares Problem. Chirurg 47:231

Meissner K (1977) Resorbierbares Nahtmaterial für die Chirurgie der Gallenwege. Zentralbl Chir 102:156

Meyer KA, Capos N, Mittelpunkt A (1967) Personal experiences with 1261 cases of acute and chronic cholecystitis and cholelithiasis. Surgery 61:661

Middendorp UG (1976) Aktuelle Probleme in der Chirurgie, Nr. 22: Klinische Aspekte des Verschlußikterus. Huber, Bern

Mikkelsen WP (1970) The pathogenesis and management óf acute cholecystitis. Nebr Med J 55:20

Mirizzi PL (1932) La colangiografia durante las operaciones de las vias biliares. Bol Soc Cir Buenos Aires 16:133

Mondet A (1962) Técnica de la extraccion incruenta de los calculos en la lithiasis residual del coledoco. Bol Soc Cir Buenos Aires 46:278

Moody FG (1975) Surgical implications of cholangitis. In: Najarian JS, Delaney JP (eds) Surgery of the liver, pancreas, and biliary tract. Stratton Intercontinental, New York

Mori K, Misumi A, Sugiyama M, Okare M, Matsvoka T, Ishii J, Akagi M (1977) Percutaneous transhepatic bile drainage. Ann Surg 185:11

Mouiel J, Burgeon R, Chauvin P, Bertrand JC, Giaume F, Rey JF (1977) Pancreatitis due to obstruction of Oddi's sphincter. In: Delmont J (ed) The sphincter of Oddi. Karger, Basel

Müller C, Allgöwer M (1975) Komplikationen des Bauchdeckenverschlusses und ihre Vermeidung. Helv Chir Acta 42:819

Müller-Beissenhirtz P, Berger HJ, Alnor PC (1967) Das Problem der Papillotomie im Rahmen der Erkrankungen der ableitenden Gallenwege. Langenbecks Arch Chir 318:217

Mullen JT, Carr RE, Rupnik EJ, Knapp RW (1976) 1000 cholecystectomies, extraductal palpation and operative cholangiography. Am J Surg 131:672

Munster AM, Goodwin MN, Pruitt BA (1971) Acalculous cholecystitis in burned patients. Am J Surg 122:591

Myren J (1975) Retrograde endoscopic cholangiopancreaticography. Scand J Gastroenterol 10:229

Myren J (1977) Acute pancreatitis. Pathogenetic factors as a basis for treatment. Scand J Gastroenterol 12:513

Najarian JS, Delaney JP (eds) (1975) Surgery of the liver, pancreas and biliary tract. Stratton Intercontinental, New York

Nakajiama M, Kimoto K, Fukumoto K, Ikehara H, Kawai K (1975) Endoscopic sphincterotomy of the ampulla of Vater and removal of common duct stones. Am J Gastroenterol 64:34

Nakayama FM, Miyaka H (1970) Changing state of gallstone disease in Japan: consideration of the stones and treatment of the condition. Am J Surg 120:794

Nardi GL (1970) Acute suppurative cholangitis due to ampullary fibrosis. Surg Clin North Am 50:1173

Nardi GL (1973) Papillitis and stenosis of the sphincter of Oddi. Surg Clin North Am 53:1149

Nardi GL (1974) Remediable chronic pancreatitis. Surg Clin North Am 54:613

Nathan MH, Newman A (1974) Cholecystokinin cholecystography in clinical practice. JAMA 228:1226

Newman H, Northup J, Rosenblum M (1968) Complications of cholelithiasis. Am J Gastroenterol 50:476

Niedner FF, Kief H (1965) Klinische und mikromorphologische Untersuchungen zur Pathogenese der Papillenstenose. Med Welt 16:26

Nielsen ML, Justesen T (1976) Anaerobic and aerobic bacteriological studies in biliary tract disease. Scand J Gastroenterol 11:437

Nora PF, Vanecko RM, Bransfield JJ (1972) Prophylactic abdominal drains. Arch Surg 105:173

Nora PF, McCarthy W, Sanex N (1974) Cholecystokinin cholecystography in acalculous gallbladder disease. Arch Surg 108:507

Nora PF, Berci G, Dorazio RA, Kirshenbaum G, Shore JM, Tompkins RK, Wilson SD (1977) Operative choledochoscopy. Am J Surg 133:105

Ochsner SF (1970) Performance and reliability of cholecystography. South Med J 63:1268

Oddi R (1887) D'une disposition à sphincter spéciale de l'ouverture du canal colédoque. Arch Ital Biol 8:317

One K, Watanabe N, Suzuki K, Tsuchida H, Sugiyama Y, Abo M (1968) Bile flow mechanism in man. Arch Surg 96:869

Orloff MJ (1973) Foreword in surgery of the biliary tree. Surg Clin North Am 53:961

Ortiz FE (1975) Functionning of the bilioduodenal junction subsequent to the sphincteropapillotomy made to measure (or tailored sphincter-papillotomy). Chir Gastroenterol 9:485

Ottinger LW (1976) Acute cholecystitis as a postoperative complication. Ann Surg 184:162

Ottinger LW, Washaw AL, Bartlett MK (1974) Intraoperative endoscopic evaluation of the bile duct. Am J Surg 127:465

Paloyan D, Simonowitz D, Skinner DB (1975) The timing of biliary tract operations in patients with pancreatitis associated with gallstones. Surg Gynecol Obstet 141:737

Peskin GW (1973) The treatment of silent gallstones. Surg Clin North Am 53:1063

Pironneau A, Besançon F, Lopez-Macedo L, Longuet YJ, Debray C (1965) Le diagnostic hydrodynamique peropératoire des odditis et des obstructions biliaires. Arch Mal App Dig 54:71

Pridgen JE, Aust JB, McInnis WD (1977) Primary intrahepatic gallstones. Arch Surg 112:1037

Raine PAM, Gunn AA (1975) Acute cholecystitis. Br J Surg 62:697

Ralston DE, Smith L (1965) The natural history of cholelithiasis. Minn Med 48:327

Reiss HD (1976) Schallwandler in der intraoperativen Gallensteinsuche. 93. Tagung der Deutschen Gesellschaft für Chirurgie

Review (1970) Cholecystectomy in Ohio: results of surgery in Ohio hospitals. Am J Surg 119:714

Review (1976) Treatment of acute cholecystitis. Lancet I:182

Rey JF, Harvey RF (1977) Hormonal control of the sphincter of Oddi. In: Delmont J (ed) The sphincter of Oddi. Karger, Basel

Rey JF, Pangtay TJ, Ljunggren B, Faure X, Delmont J (1977) Endoscopic control of surgical sphincteroplasty. In: Delmont F (ed) The sphincter of Oddi. Karger, Basel

Rigo M, Mosimann R, Ryncki P, Saegesser F (1974) Pathologie chirurgicale de la vésicule et des voies biliaires. Helv Chir Acta 41:533

Rösch W (1976) Billiges und praktikables Endoskopiemanometer. 9. Kongreß der Deutschen Gesellschaft für Endoskopie

Rohner A, Weibel MA, Kalfopoulos P, Squifflet JP, Moser G, Froidevaux A (1977) Operative dilatation of the sphincter of Oddi. In: Delmont J (ed) The sphincter of Oddi. Karger, Basel

Romero R, Butterfield WC (1974) Heparin and gallstones. Am J Surg 127:687

Rosoff L, Robbins FG (1973) Operative treatment of acute cholecystitis. Surg Clin North Am 53:1079

Rosseland A, Osnes M, Kruse A, Skrede M (1977) Endoscopic papillotomy (EPT) with removal of common bile duct stones. Acta Chir Scand 143:49

Rossetti M (1974) Die akute Cholezystitis. Helv Chir Acta 41:767

Roth JLA, Berk JE (1976) Symptoms after cholecystectomy. In: Bockus HL (ed) Gastroenterology, vol 3. Saunders, Philadelphia

Roux M (1965) Notre expérience de la sphinctérotomie oddienne. Rev Int Hép 15:783

Roux M, Le Canuet R (1948) Radiomanométrie pour chirurgie biliaire. Instruments nouveaux. Presse Méd 56:895

Roux M, Rettori R, Debray CH, Le Canuet R, Laumonier R (1959) Roentgen and pathologic appearance of chronic odditis. J Int Coll Surg 32:599

Roux M, Le Canuet R, Vayre P (1965) Estimation de la valeur fonctionelle de la voie biliaire principale par l'étude per-opératoire des corrélations radio-mano-débimétriques. J Chir 89:587

Rückert U, Trede M (1974) Zur Reoperation an den Gallenwegen. Bruns Beitr Klin Chir 221:281

Rutledge RH (1976) Sphincteroplasty and choledochoduodenostomy for benign biliary obstructions. Ann Surg 183:476

Ryncki PV (1974) Lithiase cholédocienne: progrès et perspective du traitement chirurgical. Schweiz Med Wochenschr 104:1684

Safrany L (1977) Duodenoscopic sphincterotomy and gallstone removal. Gastroenterology 72:338

Saharia PC, Ziudema G, Cameron JL (1977) Primary common duct stones. Ann Surg 185:598

Saik RP, Greenburg AG, Farris JM, Peskin GW (1975) Spectrum of cholangitis. Am J Surg 130:143

Salducci J, Naudi B, Pin G, Ranieri F, Monges H (1977) Papilla electromyography: endoluminal recording performed in man by perduodeno-scopic cannulation. In: Delmont J (ed) The sphincter of Oddi. Karger, Basel

Salembier Y (1976) Indications in 1032 lithiasis of the common bile duct. Chir Gastroenterol 10:83

Saltzstein EC, Evani SV, Mann RW (1973) Routine operative cholangiography. Arch Surg 107:289

Salzer GM, Hagleitner E (1971) Gallensteinvor-kommen – Gallensteinerkrankungen. Bruns Beitr Klin Chir 218:487

Sandblom P, Tabrizian M, Rigo M, Flückiger A (1975) Repair of common bile duct defects using the gallbladder or cystic duct as a pedicled graft. Surg Gynecol Obstet 140:425

Sarles JC, Devaux MA, N'Guyen R, Michel G (1974) Action of the chronic irritation of the sec-tion of vagosympathetic nerves upon the choledochal duodenal sphincter in the dog. 9 th Congress of the European Society of Experimen-tal Surgery, Salzburg

Schega W (1973) Indikation zur Sphincterotomie, T-Drain, Choledochoduodenostomie. Langen-becks Arch Chir 334:361

Schega W (1974) Reintervention in der Gallenchir-urgie. Chirurg 45:158

Schein CJ (1969) Biliary endoscopy, an appraisal of its value in biliary lithiasis. Surgery 65:1004

Schein CJ (1972) Acute cholecystitis. Harper and Row, New York

Schein CJ (1978) Postcholecystectomy syndrome. Harper and Row, New York

Schein CJ, Beneventano TC (1970) Biliary manometry: its role in clinical surgery. Surgery 67:255

Schmidt H, Creutzfeldt W (1976) Etiology and pathogenesis of pancreatitis. In: Bockus HL (ed) Gastroenterology, vol 3. Saunders, Philadelphia

Schmitt JC, Mathieu P, Seror J (1976) Notre expé-rience de la sphinctérotomie d'indication biliaire. A propos de 167 observations. Ann Chir 30:447

Scholz FJ (1975) Pseudobstruction of the common duct in operative cholangiography. Arch Surg 110:17

Schulenburg CAR (1969) Operative cholangiogra-phy: 1000 cases. Surgery 65:723

Schwartz SI (1973) Primary sclerosing cholangitis: a disease revisited. Surg Clin North Am 53:1161

Scott GW, Smallwood RE, Rowlands S (1975) Flow through the bile duct after cholecystec-tomy. Surg Gynecol Obstet 140:912

Scott J, Summerfield JA, Elias E, Dick R, Sherlock S (1977) Chronic pancreatitis: the cause of cholestasis. Gut 18:196

Shaffer EA, Small DM (1975) Biliary lipid secretion in cholesterol gallstone disease: the effect of cholecystectomy and obesity. Clin Res 23:622 A

Sherlock S (1975) Diseases of the liver and biliary system. Blackwell, Oxford

Shingleton WW, Gamburg D (1970) Stenosis of the sphincter of Oddi. Am J Surg 119:35

Shore JM, Berci G (1970) The clinical importance of cholangioscopy. Endoscopy 2:117

Shore JM, Berci G, Morgenstern L (1975) The value of biliary endoscopy. Surg Gynecol Obstet 140:601

Siffert G (1976) Motor disorders of the biliary tract: dyskinesia, dystonia, dyssinergia. In: Bockus HL (ed) Gastroenterology, vol 3. Saunders, Philadel-phia

Silvennoinen E (1970) Concrements resulting from suture material in the biliary tract, a clinical and experimental study. Ann Chir Gynaecol [Suppl] 59:169

Small DM (1968) Gallstones: current concepts. N Engl J Med 270:588

Small DM (1970) The formation of gallstones. In: Stallermann GH (ed) Advances in internal medicine, vol 16. Year Book Medical, Chicago

Small DM (1974) Gallstones: advantages of a varied and individualized approach. In: Ingelfinger FJ, Ebert RV, Finland M, Relman AS (eds) Contro-versy in internal medicine II. Saunders, Philadel-phia

Small DM (1976) The etiology and pathogenesis of gallstones. In: Longmire WP (ed) Advances in surgery, vol 10. Year Book Medical, Chicago

Smith R (1964) Hepaticojejunostomy with transhe-patic intubation. A technique for very high stric-tures of the hepatic ducts. Br J Surg 51:186

Smith R (1969) Strictures of the bile ducts. Proc R Soc Med 62:131

Smith R (1971) Strictures of the bile duct. Prog Surg 9:157

Smith R (1976) Traumatic strictures of the bile ducts. In: Bockus HL (ed) Gastroenterology, vol 3. Saunders, Philadelphia

Soehendra N (1976) Endoskopische und radiologi-sche Kontrolluntersuchungen nach transduode-naler Papillotomie. Langenbecks Arch Chir 341:39

Soehendra N (1977) Technik, Schwierigkeiten, Er-gebnisse der endoskopisch-retrograden Cholan-gio-Pankreaticographie (ERCP). Chirurg 48:98

Soehendra N, Werner B (1977) Wandlungen der chirurgischen Diagnostik und Taktik im Bereiche der Papilla Vateri durch die Endoskopie. Zentralbl Chir 102:839

Sosin H (1975) Should silent gallstones be treated by cholecystectomy? In: Najarian JS, Delaney JP (eds) Surgery of the liver, pancreas, and biliary tract. Stratton Intercontinental, New York

Spohn K, Müller-Kluge M (1965) Technik und Ergebnisse bei 2000 Operationen an den Gallenwegen. Langenbecks Arch Chir 313:300

Spohn K, Fux HD, Mehnert U, Müller-Kluge M, Tewes G (1973) Cholecystectomie und Choledochotomie, Taktik und Techniken. Langenbecks Arch Chir 334:249

Stalder GA (1977) Pathogenese der Gallensteine. Möglichkeiten der medikamentösen Steinauflösung. Ther Umsch 34:866

Stalport J (1964) Etude par débimétrie de la physiologie oddienne. J Chir 88:11

Stalport J (1977) Normal physiology of Oddi's sphincter: nervous regulation, pharmalogical studies. In: Delmont J (ed) The sphincter of Oddi. Karger, Basel

Stalport J, Nicolas E, Demelenne A (1957) Une nouvelle méthode d'évaluation fonctionelle du sphincter d'Oddi: la débitmétrie opératoire. Acta Chir Belg 3:255

Stauber R (1966) Neue Technik einer intraoperativen Elektromanometrie der Gallenwege. Chirurg 37:541

Stauber R (1968) Zur Frage der Druckmessungen an den Gallenwegen. Dtsch Med Wochenschr 93:687

Stauber R (1972) Intraoperative Untersuchungen an den Gallenwegen. Langenbecks Arch Chir 331:345

Stauber R, Cesnik H (1974) Über die Häufigkeit der entzündlich pankreatischen Choledochusstenosen. Wien Klin Wochenschr 86:406

Stefanini P, Sciacca F, Ermini M, Bressan GC (1967) La papillotomia: indicazioni e resultati. 69. Congresso di Chirurgia, Firenze

Stefanini P, Carboni P, Petrassi N, De Bernardinis G, Negro P, Loriga P (1974a) Transduodenal sphincteroplasty. Its use in the treatment of lithiasis and benign obstruction of the common duct. Am J Surg 128:672

Stefanini P, Carboni M, Petrassi N, Loriga P, De Bernardinis G, Negro P (1974b) Factors influencing the long term results of cholecystectomies. Surg Gynecol Obstet 139:734

Stefanini P, Carboni M, Petrassi N, Basoli A, De Bernardinis G, Negro P (1975) Roux-en-Y-hepaticojejunostomy: a reapraisal of its indications and results. Ann Surg 181:213

Stefanini P, Carboni M, De Bernardinis G, Negro P (1977) Long-term results of papillostomy. In: Delmont J (ed) The sphincter of Oddi. Karger, Basel

Sterlin JA (1964) The biliary tract. London University Press, London

Sutor DJ, Wooley SE (1971) A statistical survey of the composition of gallstones in eight countries. Gut 12:55

Tansy MF, Innes DL, Martin JS, Kendall FM (1974a) The role of the intramural common bile duct in the filling of the canine gallbladder. Surg Gynecol Obstet 139:585

Tansy MF, Innes DL, Martin JS, Kendall FM (1974b) Vascular influences on the dynamic stability of the choledochoduodenal junction. Am J Dig Dis 19:1124

Tansy MF, Salkin L, Innes DL, Martin JS, Kendall FM, Litwack D (1975) The mucosal lining of the intramural common bile duct as a determinant of ductal opening pressure. Am J Dig Dis 20:613

Thistle JL, Hofmann AF (1973) Efficacy and specifity of chenodeoxycholic acid therapy for dissolving gallstones. N Engl J Med 289:655

Thistle JL, Hofmann AF, Ott BJ, Stephens DH (1978) Chemotherapy for gallstone dissolution. I. Efficacy and safety. JAMA 239:1041

Thomas CG, Nicholson CP, Owen J (1971) Effectiveness of choledochoduodenostomy and transduodenal sphincterotomy in the treatment of benign obstruction of the common duct. Ann Surg 173:845

Thorbe CG, Olsen WR, Fischer H, Doust VL, Joseph RR (1973) Emergency intravenous cholangiography in patients with acute abdominal pain. Am J Surg 46:50

Thorbjarnarson B (1960) Carcinoma of the gallbladder and acute cholecystitis. Ann Surg 151:241

Thorbjarnarson B (1975) Major problems in clinical surgery, vol 16: Surgery of the biliary tract. Saunders, Philadelphia

Tompkins RK (1976) The systemic treatment of gallstones. In: Longmire WP (ed) Advances in surgery, vol 10. Year Book Medical, Chicago

Tompkins RK, Johnson J, Storm FK, Longmire WP (1976) Operative endoscopy in the management of biliary tract neoplasms. Am J Surg 132:174

Tondelli P (1979) Drainagen in der biliopankreatischen Chirurgie. Helv Chir Acta 46:573

Tondelli P, Allgöwer M (1974) Vereinfachte intraoperative Cholangiomanometrie und Debitometrie. Helv Chir Acta 41:609

Tondelli P, Allgöwer M (1977) Operationsindikationen und operative Verfahren bei Gallensteinerkrankungen. Ther Umsch 34:369

Tondelli P, Gyr K, Lüscher N, Schuppisser JP, Stalder GA, Allgöwer M (1978) Papillotomie oder Papillenplastik? Klinische und endoskopische Spätuntersuchungen nach chirurgischer Papillenspaltung. Helv Chir Acta 45:687

Tondelli P, Gyr K, Stalder GA, Allgöwer M (1979 a) Postoperative syndromes – cholecystectomy. Clin Gastroenterol 8:487

Tondelli P, Schuppisser JP, Lüscher N, Allgöwer M (1979 b) Treffsicherheit peroperativer Untersuchungen in der Diagnose von Gallengangsteinen und Papillenobstruktionen. Helv Chir Acta 46:795

Tondelli P, Gyr K, Stalder GA, Allgöwer M (1980) Postcholezystektomiesyndrom. In: Siewert JR, Blum AL (Hrsg) Postoperative Syndrome. Springer, Berlin Heidelberg New York

Toouli J, Jablovski P, Watts JM (1975) Gallstone dissolution in man using cholic acid and lecithine. Lancet II:1124

Torsoli A (1971) The function of biliary sphincters. J R Coll Surg Edinb 16:270

Torvik A, Hoivid B (1960) Gallstones in an autopsy serie: incidence, complications and correlations with carcinoma of the gallbladder. Acta Chir Scand 120:168

Trapnell J (1972) The natural history and management of acute pancreatitis. Clin Gastroenterol 1:147

Triger DR, McIver AG, Gamlen TR, Wilken BJ (1976) Liver abnormalities and gallstones: a prospective combined clinical histological and surgical study. Br J Surg 63:272

Trotman BW, Morris TA, Sanchez HM, Soloway RD, Ostrow JD (1977) Pigment versus cholesterol cholelithiasis: identification and quantification by infrared spectroscopy. Gastroenterology 72:495

Valberg LS, Jabbari M, Kerr JW (1971) Biliary pain in young woman in the absences of gallstones. Gastroenterology 60:1020

Vuori EE (1976) Treatment of cholecystitis: cholecystotomy or cholecystectomy. Am J Surg 132:75

Wagner GR, Passarro E (1971) Choledochoduodenal fistula due to ulcer. Arch Surg 103:21

Warren KW, Jefferson MF (1973) Prevention and repair of strictures of the extrahepatic bile ducts. Surg Clin North Am 53:1169

Warshaw AL, Bartlett MK (1974) Technique for finding and removing stones from intrahepatic bile ducts. Am J Surg 127:353

Watkin DFL, Thomas GC (1971) Jaundice in acute cholecystitis. Br J Surg 58:570

Watson JF (1969) The role of bacterial infection in acute cholecystitis: a prospective clinical study. Milit Med 134:416

Way LW (1973) Retained common duct stones. Surg Clin North Am 53:1139

Way LW, Dunphy JE (1972) Biliary stricture. Am J Surg 124:287

Way LW, Motson RW (1976) Dissolution of retained common duct stones. In: Longmire WP (ed) Advances in surgery, vol 10. Year Book Medical, Chicago

Way LW, Admirand WH, Dunphy JE (1972) Management of choledocholithiasis. Ann Surg 176:347

Wayne R, Cegielski M, Bleicher J, Saporta J (1976) Operative cholangiography in uncomplicated biliary tract surgery. Am J Surg 131:324

Weiner S, Gramatica L, Voegle LD (1970) Role of the lymphatic system in the pathogenesis of inflammatory disease in the biliary tract and pancreas. Am J Surg 119:55

Welch JP, Donaldson GA (1976) The urgency of diagnosis and surgical treatment of acute suppurative cholangitis. Am J Surg 131:527

Wen CC, Lee HC (1972) Intrahepatic stones. Ann Surg 175:166

Wenckert A, Robertson B (1966) The natural cause of gallstone disease. Gastroenterology 50:376

Wexler MJ, Smith R (1975) Jejunal mucosal graft. Am J Surg 129:204

Wheeler HO (1973) Pathogenesis of gallstones. Surg Clin North Am 53:963

Wheeler MH, Raksasook S, Alexander Williams J (1970) Operative cholangiography. Its effect on the practice of cholecystectomy. Br Med J 4:161

White TT (1971) Gallbladder stones in patients with negative gallbladder X-rays. Am Surg 37:518

White TT (1972) Radiomanometry, flow rates and cholangiography in the evaluation of common bile duct disease. Am J Surg 123:73

White TT (1973) Indications for sphincteroplasty as opposed to choledochoduodenostomy. Am J Surg 126:165

White TT (1975 a) Choledochal sphincteroplasty or choledochoduodenostomy. In: Najarian JS, Delaney JP (eds) Surgery of the liver, pancreas, and biliary tract. Stratton Intercontinental, New York

White TT (1975b) Manometry and physiology of the bile ducts. In: Najarian JS, Delaney JP (eds) Surgery of the liver, pancreas, and biliary tract. Stratton Intercontinental, New York

White TT (1977) The part that the sphincter of Oddi plays in the etiology of pancreatitis. In: Delmont J (ed) The sphincter of Oddi. Karger, Basel

White TT, Bourde J (1969) Secondary operations on the bile duct. A study of 168 patients. Northwest Med 68:644

White TT, Harrison RC (1973) Reoperative gastrointestinal surgery. Little Brown, Boston

Wiethoff CA, Wiethoff RA, Glover JL (1974) Operative cholangiography in a rural surgical practice. Arch Surg 109:254

Wilbur R, Bolt R (1959) Incidence of gallbladder disease in "normal" man. Gastroenterology 36:251

Wildegans H (1953) Endoskopie der tiefen Gallenwege. Langenbecks Arch Chir 276:652

Willenegger H, Müller J, Roth B, Kaiser Ch (1974a) Spätresultate nach transduodenaler Sphinkterotomie bei akuter biliär bedingter Pankreatitis. Zentralbl Chir 99:751

Willenegger H, Kaiser CH, Roth B, Müller J (1974b) Zur transduodenalen Papillenspaltung. Helv Chir Acta 41:803

Williams CB, Halpin DS, Knox JC (1972) Drainage following cholecystectomy. Br J Surg 59:293

Wittmann DH, Eggert A (1977) Zur Pathogenese des Gallensteinileus. Chirurg 48:678

Yvergneaux JP, Bauwens E, Yvergneaux E (1977) Biliary pancreatic reflux during peroperative radiomanometry. In: Delmont J (ed) The sphincter of Oddi. Karger, Basel

Zett RH, Pfeffer RB, Adams PX, Ruoff M (1976) Reoperation for amputation at the cystic duct. Am J Surg 131:369

Zimmermann-Nielsen C, Dyreborg U, Madsen CM (1975) Evaluation of peroperative cholangiography during cholecystectomy. Acta Chir Scand 141:526

Zimmon DS, Falkenstein DB, Kessler RE (1975) Endoscopic papillotomy for choledocholithiasis. N Engl J Med 293:1181

Zittel RX (1969) Leberschädigungen nach biliodigestiven Anastomosen. Langenbecks Arch Chir 325:430

Zollinger RM (1975) Experiences in operative cholangiography. In: Najarian JS, Delaney JP (eds) Surgery of the liver, pancreas, and biliary tract. Stratton Intercontinental, New York

Sachverzeichnis

K. A. Lennert

Die intraoperative Gallengangsendoskopie

1980. 25 zum Teil farbige Abbildungen, 2 Tabellen. VII, 78 Seiten
Gebunden DM 68,–
ISBN 3-540-09934-4

Inhaltsübersicht: Einführung. – Historischer Rückblick. – Anatomie des Gallenwegssystems. – Intraoperative diagnostische Möglichkeiten. – Cholangioskopie: Endoskopische Ausrüstung. Technik der intraoperativen Cholangioskopie. Indikationen zur Choledochoskopie. Komplikationen durch Choledochoskopie. Wertigkeit der intraoperativen diagnostischen Methoden. Eigene Erfahrungen. – Bildtafeln. – Literatur. – Sachverzeichnis.

Zur Erkennung von pathologischen Veränderungen an den extra-hepatischen Gallenwegen dienen als indirekte Methode die intraoperative Cholangiographie und die Radiometrie, als direkte Methode die Cholangiographie. Während die Cholangiographie als Basisuntersuchung für die Gallenwegsdiagnostik dient und die Radiomanometrie die Funktion der Papilla Vateri prüft, erbringt die Cholangioskopie den direkten Nachweis einer pathologischen Veränderung.

Die Indiaktion zur Cholangioskopie ergibt sich aus der Indikation zur Choledochusrevision. Die Untersuchungsmethode sollte stets dann eingesetzt werden, wenn im Gallengang Steine nachgewiesen wurden oder ein Steinverdacht besteht, wenn ein Verschlußikterus vorliegt und wenn es sich um einen Wiederholungseingriff handelt. In diesem Buch werden zunächst in einem ausführlichen methodischen Teil die verschiedenen Techniken des Endoskopierens anhand informativer Graphiken dargestellt.

Im zweiten Teil wird anhand von Befunden, die zum Teil durch farbige Abbildungen demonstriert werden, das Spektrum der Einsatzmöglichkeiten vorgestellt.

Das Buch gibt praktische Hilfen und Anleitungen, diese Technik rasch zu erlernen und pathologische Befunde richtig zu deuten.

Da die chirurgische Entfernung von Gallensteinen einen wichtigen Bestandteil im Klinik-Alltag bildet und die Gefahr, daß einige Steine bzw. Konkremente im Gallengang zurückbleiben, sehr groß ist, sollte dieses hervorragend illustrierte Buch in keiner chirurgischen Abteilung fehlen.

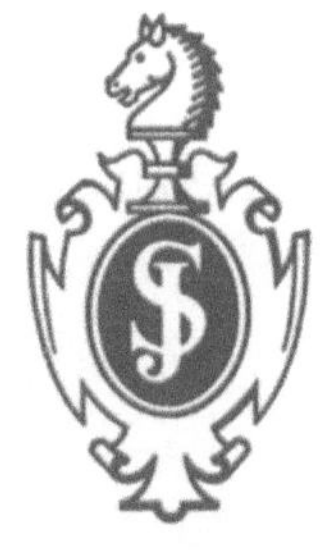

Springer-Verlag
Berlin
Heidelberg
New York